Jason G. Andrade

The Clinical Cardiac Electrophysiology Handbook

Second Edition

临床心脏电生理学手册

（第2版）

〔加〕杰森·G. 安德拉德　主　编

李广平　译

U0833584

天津出版传媒集团

天津科技翻译出版有限公司

著作权合同登记号:图字:02-2020-113

图书在版编目(CIP)数据

临床心脏电生理学手册 / (加)杰森·G.安德拉德 (Jason G. Andrade) 主编；李广平译. —天津：天津科技翻译出版有限公司，2022.10

书名原文：The Clinical Cardiac Electrophysiology Handbook

ISBN 978-7-5433-4280-4

Ⅰ.①临… Ⅱ.①杰… ②李… Ⅲ.①心脏-电生理学-手册 Ⅳ.①R331.3-62

中国版本图书馆 CIP 数据核字(2022)第 163144 号

授权单位：Cardiotext Publishing LLC.
出　　版：天津科技翻译出版有限公司
出 版 人：刘子媛
地　　址：天津市南开区白堤路 244 号
邮政编码：300192
电　　话：022-87894896
传　　真：022-87893237
网　　址：www.tsttpc.com
印　　刷：天津新华印务有限公司
发　　行：全国新华书店
版本记录：787mm×1092mm　16 开本　25.5 印张　450 千字
2022 年 10 月第 1 版　2022 年 10 月第 1 次印刷
定价:168.00 元

(如发现印装问题,可与出版社调换)

编者名单

主 编

Jason G. Andrade, MD
Montreal Heart Institute
Université de Montréal, Montreal, Canada
Vancouver General Hospital
University of British Columbia, Vancouver, Canada

编 者

Matthew T. Bennett, MD
Vancouver General Hospital
University of British Columbia, Vancouver, Canada

Marc W. Deyell, MD, MSc
St. Paul's Hospital
University of British Columbia, Vancouver, Canada

Nathaniel Hawkins, MD
Vancouver General Hospital
University of British Columbia, Vancouver, Canada

Andrew D. Krahn, MD
St. Paul's Hospital
University of British Columbia, Vancouver, Canada

Laurent Macle, MD
Montreal Heart Institute
Université de Montréal, Montreal, Canada

Stanley Nattel, MD
Montreal Heart Institute
Université de Montréal, Montreal, Canada

中文版前言

临床电生理学和介入电生理学快速发展,20世纪50年代至80年代初,电生理学主要是通过记录心腔内电位、希氏束电图和程序电刺激技术研究电生理现象和机制等,直到1985年前后射频消融治疗W-P-W综合征后,介入电生理学成为心血管疾病中第一个真正意义上的可根治一种疾病的学科。其后,临床介入心脏电生理学的发展远远超出了人们的预期,几乎所有的快速性心律失常患者均可以通过消融达到根治,从而使临床电生理学医生有了实实在在的成就感。20世纪90年代心脏起搏器技术日臻完备,随之而至的是心室同步化起搏(CRT)和植入式心脏电复律除颤器(ICD)拓宽了经典意义上的心脏起搏治疗。对心律失常中Brugada综合征、致心律失常性右心室心肌病(ARVC)、儿茶酚胺敏感性多形性室速(CPVT)和长QT综合征(LQTS)等疾病的认识和基因研究,使我们对获得性和基因突变相关的离子通道病有了新的治疗期盼。21世纪电生理学和起搏学的发展是临床心血管病学最耀眼的成果。

由主编杰森·G. 安德拉德博士与多位知名学者联袂编写的第2版《临床心脏电生理学手册》,是一本难得的有关临床电生理学和心律失常介入诊疗的案头书。正如主编在前言里说的,这本书对临床电生理学医生、接受电生理培训的医学生、心血管内科医生和从事临床电生理学工作的技术人员都很适用。很显然,这本书所介绍的内容既有理论深度,又有临床实用性,内容涉及了临床电生理和心律失常介入诊疗的各个方面,因此我非常愿意将此书推荐给心律失常和电生理学医生,以及在心血管内科学习的专科培训者,希望本书能为他们所用,成为他们的朋友和伙伴。

我愿意作为一个抛砖引玉者,让这本书为电生理学医生和技师引路,为致力于在电生理学临床上努力学习的人点上一根蜡烛,照亮探索和学习电生理学的黑暗小路,走进光明的电生理学殿堂。由于译者学识和经验所限,本书中如有不妥或疏漏之处,恳请各位读者和同道指正。

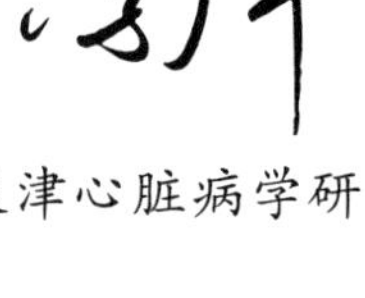

2022年8月1日于天津心脏病学研究所

第2版前言

心脏电生理学是快速、持续发展的领域。当编写《临床心脏电生理学手册》时，我们的目的就是为这个领域的临床医生和学习者提供一本完整的、简明的参考书。我们的目标是提供一本对在电生理科轮转的心脏内科医生、从事电生理工作的医生和在电生理实验室工作的电生理技师均有裨益而又简洁明了的工具用书。这本书将作为读者的临床知识库和其自主学习的指导用书。

在这本手册的第1版出版后的数年里，电生理领域又有了新的发展，新的技术和技术学进入了临床领域。《临床心脏电生理学手册》第2版较第1版的内容有所增加，同时对原有内容做了扩展，例如，包括常用切面解析图谱的心腔内超声；聚焦包括线性消融的肺静脉隔离技术、后壁隔离技术、瘢痕的均质化处理和上腔静脉/左心耳隔离术；希氏束起搏技术；CRT起搏技术，包括多部位起搏技术、多点起搏技术、左心室内膜起搏技术；左心耳封堵术等。最后，这本书增加了新的知识和自本书第1版出版以来发表的新证据。

我们希望读者能从本书汲取有价值的内容，并感谢大家的支持。

杰森·G. 安德拉德博士

第1版前言

介入性心脏电生理学是一门快速发展的学科。早些时候,由于电生理学仅仅是应用导管电极记录希氏束电位,并应用定性、定量的方式确定传导异常以决定是否需要心脏起搏器的植入治疗,因此早期的电生理学被认为是“希氏束电生理学”。然而,随着20世纪70年代程序电刺激技术的应用,以及其后80年代消融技术用于临床,包括更为现代(源自旁路电位记录)记录方法的临床技术应用等,传统的电生理学有了较大变化。复杂的侵入性和非侵入性的标测系统,以及复杂的技术/介入也得以逐步发展。由外科医生植入的简单右心室起搏器植入装置得到应用后,出现了植入式除颤器植入术,以及非常复杂的具有可获得完整数据的和记录功能的、可高水平程控和可查询能力的、结合智能除颤复律功能的复杂抗心动过速起搏装置,包括无导线植入装置等。基础科学的进展使我们认识了心律失常的机制,并创新了令人兴奋的治疗手段。大规模随机临床试验为制订临床治疗决策提供了坚实的基础。

这些巨大进步带来了挑战——需要掌握大量知识才能理解并应用临床介入心脏电生理学。掌握这些大量知识,对于从事医疗工作、需要获得高水平技能,但又缺乏强化训练、知识基础不足和缺少如成熟临床电生理医生经验的临床医疗受训者和医辅人员是具有相当难度的。

提供一本有助于理解微妙和宽泛电生理学问题与知识的简洁明了和实用的案头用书就是我们编写《临床心脏电生理学手册》的原因。这本书聚焦“如何去做”,以提供认识、诊断和处理大量心律失常问题的关键性知识为目标。读者也将发现本书含有“为什么这样做”的信息,这些信息可使读者理解制订电生理临床决策的基本临床科学基础。

希望这本书能够达到大家的预期,即从书中可以找到要成为一名优秀的电生理学医生所需要具备的在所有交流中或学术报告中获取的知识,包括完整的非常重要的信息。希望本书可以成为在电生理实验室或病房工作的医务人员的重要信息库和学习指导用书,使他们能够在处理患者前快速浏览基本知识,或在处理所遇到的病例过程中加强新的概念和实践。

总之,我们希望读者能够发现,《临床心脏电生理学手册》是一本有价值的案头工具书,可成为读者学习这个领域重要知识的资料。

斯坦利·纳特尔博士

缩略语

AAD	抗心律失常药
ACI	平均激动波间期
ACLS	高级心脏生命支持
ACT	活化凝血时间
AD	阿尔茨海默病
AERP	心房有效不应期
AF	心房颤动
AFL	心房扑动
AMVL	二尖瓣前叶
AP	旁路
APD	动作电位时程
ARP	心房不应期
ARVC	致心律失常型右心室心肌病
AS	主动脉狭窄
ASA	阿司匹林
ASD	心房间隔缺损
AT	房性心动过速
ATP	抗心动过速起搏
AV	房室(的)
AVBCL	房室阻滞周长
AVD	房室延迟
AVN	房室结
AVNERP	房室结有效不应期
AVNRT	房室结折返性心动过速
AVRT	房室反复性心动过速
BB	β-受体阻滞剂
BBB	束支阻滞
BC	血培养
BCL	基础周长
BBR-VT	束支折返性室性心动过速
BNP	脑钠肽
BSA	体表面积
CAD	冠状动脉疾病
CBC	全血计数
CCB	钙通道阻滞剂
CFAE	复杂碎裂心房电图
CHF	慢性心力衰竭
CIED	心脏植入式电子装置
CL	周长
CMC	环状标测电极
CMR	心血管磁共振成像
CO	心排血量
COPD	慢性阻塞性肺疾病
CPVT	对儿茶酚胺敏感的多形性室性心动过速
Cr	肌酐
CRT	心脏再同步化治疗
CS	冠状静脉窦
CTI	腔静脉三尖瓣峡部
DAD	延迟后除极
DAP	递减的心房起搏
DCCV	直流电心脏复律
DCM	扩张型心肌病
dCS	远端冠状静脉窦

DFT	除颤阈值
DI	糖尿病性尿崩症
DSM	动力基质标测
DVT	深静脉血栓
EAD	早期后除极
EAM	电解剖标测
EC	细胞外间隙
ECG	心电图
EDV	舒张末容积
EF	射血分数
EGM	电图
EHRA	欧洲心律学会
EP	电生理学
EPS	电生理检查
ERAT	房性快速心律失常的早期复发
ERI	择期置换指征
ERP	有效不应期
ESC	欧洲心脏学会
ESV	收缩末容积
FAT	局灶性房性快速心律失常
FPERP	快径路有效不应期
fQRS	滤过的 QRS 波
FRP	功能不应期
GA	一般性麻醉
HB	希氏束
HBE	希氏束电图
HCM	肥厚型心肌病
HF	心力衰竭
HPS	希氏束–浦肯野系统
HRA	高右心房
HR	心率
HRT	心率震荡
HRV	心率变异
HTLS	高危胸部左侧交感神经切除术
HTN	高血压
IART	心房内折返性心动过速
IC	细胞内间隙
ICD	植入式心脏电复律除颤器
ICE	心腔内超声
ICH	颅内出血
ICL	区间可信水平
IHR	固有心率
ILR	植入式心电记录器
INR	国际标准化比值
IST	不适宜窦性心动过速
IVCD	心室间传导延迟
JET	交界性异位心动过速
JT	交界性心动过速
JVP	颈静脉压
LAA	左心耳
LAC	局部激动时间
LACA	左心房环形消融
LAD	左前降支
LAO	左前斜位
LAS	低振幅信号
LAT	局部激动时间
LB	左传导束
LBB	左束支
LBBB	左束支阻滞
LCSD	左侧心脏交感神经去神经化
LDAC	致心律失常型左心室心肌病
LGE	延迟钆增强
LIPV	左下肺静脉
LLSB	左胸骨下缘

LOC	意识丧失
LQT	长 QT 间期
LSPV	左上肺静脉
LV	左心室
LVEF	左心室射血分数
LVH	左心室肥厚
LVOT	左心室流出道
LVSD	左心室收缩功能异常
MAAC	多相阵消融导管
MAD	平均绝对偏差
MAP	平均动脉压
MASC	多相阵间隔导管
MAT	多源性房性心动过速
MDP	舒张中期电位
MEA	多电极相阵
MI	心肌梗死
MIBG	间碘苯胍
MRAT	大折返房性心动过速
MRI	磁共振成像
MS	二尖瓣狭窄
MV	二尖瓣
MVC	二尖瓣关闭
MVP	二尖瓣脱垂
NAFAT	非自律性局灶性房性心动过速
NCT	窄 QRS 波心动过速
ND-CCB	非二氢吡啶类钙通道阻滞剂
NIDCM	非缺血性扩张型心肌病
NPV	阴性预测值
NSR	正常窦性心律
NSVT	非持续性 VT
OAC	口服抗凝药
ORT	顺向性折返性心动过速
P_1	舒张晚期浦肯野电位
P_2	收缩期前浦肯野电位
PA	肺动脉
PAC	房性期前收缩
PAVPB	心房后心室空白期
pCS	近端冠状静脉窦
PE	肺栓塞
PEA	电机械分离
PEI	预激性心动过速指数
PLAX	胸骨旁长轴
PMT	起搏器介导的心动过速
PMVT	多形性 VT
POTS	直立型心动过速综合征
PPI	起搏后间期
PPI-TCL	起搏后间期-心动过速周长
PPV	正压通气
PS	肺动脉狭窄
PSAX	胸骨旁短轴
PSNS	副交感神经系统
PSVT	阵发性室上性心动过速
PV	肺静脉
PVABP	心室后心房空白期
PVAC	肺静脉消融导管
PVARP	心室后心房不应期
PVC	室性期前收缩
PVD	周围血管疾病
PVI	肺静脉隔离
PVP	肺静脉电位
QOL	生活质量
QTc	校正的 QT 间期
RA	右心房
RBB	右束支

RBBB	右束支阻滞
RCA	右冠状动脉
RCM	限制型心肌病
RF	射频
RIPV	右下肺静脉
RR	相对风险
RRP	相对不应期
RRR	相对风险降低
RSPV	右上肺静脉
RV	右心室
RVEDV	右心室舒张末期容积
RVEF	右心室射血分数
RVH	右心室肥厚
RVOT	右心室流出道
SA	窦房结
SACT	窦房传导时间
SAECG	信号叠加心电图
SAM	收缩中期前移
SAVD	短 AV 延迟
SCD	心脏性猝死
SCI	最短的激动波间期
SEM	收缩期喷射性杂音
SN	窦房结
SND	窦房结功能障碍
SNRT	窦房结折返性心动过速
SNS	交感神经系统
SPERP	慢径路有效不应期
SR	肌浆网
SSRI	选择性 5-羟色胺再摄取抑制剂
ST	窦性心动过速
SVC	上腔静脉
SVT	室上性心动过速
TARP	总心房不应期
TCA	三环抗抑郁药
TCL	心动过速周长
TEE	经食管超声心动图
TIA	短暂性脑缺血发作
TRT	总恢复时间
TSH	甲状腺素刺激激素
TTE	经胸超声心动图
TV	三尖瓣
TVA	三尖瓣环
TVAC	头端多功能消融导管
TWA	T 波电交替
URL	上限频率
V	心室
VA	室房
VERP	心室有效不应期
VF	心室颤动
VRP	心室不应期
VSD	室间隔缺损
VT	室性心动过速
VUS	未知突变
WBC	白细胞
WCL	文氏 CL
WCT	宽 QRS 波心动过速
WMA	室壁运动异常

目　录

第 1 章

基础知识

心脏动作电位

心肌细胞和组织具有 5 种关键的电学特性和机械特性：

- **自律性**：心脏具有引发冲动或刺激的能力。在没有外界刺激的情况下，起搏细胞自发地产生除极。这个特性使心肌细胞产生满足人体需求频率的窦性心律。
- **兴奋性**：具有对脉冲或刺激发生反应的能力。心肌细胞可以对心脏传导系统经过除极和复极产生的脉冲发生反应。
- **传导性**：具有给相邻其他区域传递或传播脉冲的能力。在传导系统的传导性足够有效的情况下，传导系统和心肌细胞也具有这种特性。
- **不应性**：心脏自兴奋后至心脏组织能够再兴奋的一段时间具有不应的特性。这个特性防止心脏组织马上又可以再次兴奋，从而可以保护心脏免于危险的快速节律和折返性心律失常。
- **收缩性**：心肌对电刺激产生反应而发生机械动作（收缩）的能力。

"快通道"的心脏动作电位

在心房肌和心室肌均发现有动作电位的特性，包括由希氏束、右束支和左束支、分支浦肯野细胞和心内膜浦肯野细胞传导系统构成的快传导希氏束-浦肯野系统。

这些动作电位存在一个静息电位、一个快速除极期和一个长的平台期。

除极

当心肌细胞受到刺激时，细胞可以发生称为除极的电活动。

- 0 **位相：快速除极相（"快速上升支"）**
  - 随着刺激，快钠（Na）通道被激活，引起钠膜电导（G_{Na}）快速升高和钠电流（I_{Na}）快速内流进入细胞内。

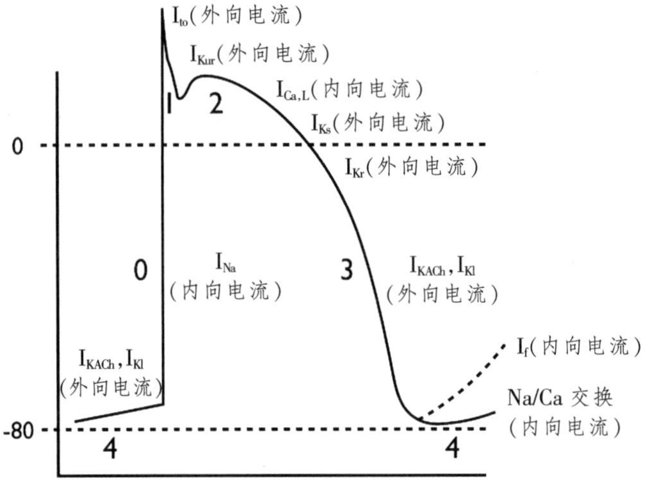

■ 正(电荷)的钠离子进入细胞导致细胞内部快速充电的变化，并提供脉冲快速扩布的能量。

复极

几乎在除极后迅速发生，快钠通道失活使 Na^+内流终止，并使细胞开始重建其(失活的)静息电位。

○ 1 位相：早期复极相

早期复极相随快速外向钾电流(I_{to})开始，该电流导致快速复极至 0 左右。

○ 2 位相："平台期"

由于经 L 型钙通道($I_{Ca,L}$)的内向钙离子流与外向钾离子流[经延迟整流(快速和缓慢成分：I_{Kr} 和 I_{Ks})和经内向整流钾离子通道(I_{K1})]达到相对平衡而致膜电位保持相对"稳定"。钠-钙交换电流($I_{Na/Ca}$)和钠-钾泵电流($I_{Na/K}$)在平台期电流的维持中也起一定作用，生理状态下细胞内钠、钾和钙浓度的维持发挥主要作用。

○ 3 位相：平台期结束后的快速复极

一开始，膜电位的净负向变化由 L 型钙通道的失活而驱动。延迟整流钾离子通道(I_{Kr})和内向整流钾离子通道(I_{K1})被快速激活，引起更快速地净外向电流而导致细胞复极到基线。该期在控制动作电位时程(APD)内处于不应期。钠电流(I_{Na})在正电压至-60mV 时失活，随后是动作电位的 0 位相上升支，在它恢复到动作电位第三相-60mV 之前，心肌细胞不能够被再次激活。动作电位时程到-60mV 决定了快通道组织的"有效不应期(ERP)"。

○ 4 位相：静息时相

静息时相构成了一个倾斜的、稳定的、极化状态的细胞膜(工作的心肌细胞为-90mV)。当膜电位回复至基线时，延迟整流钾离子通道关闭。电压调节内向整流钾离子通道(I_{K1})保持开放状态，调节静息膜电位。

心室肌动作电位

与心房肌比较，心室肌动作电位有以下特点：

○ 较长的动作电位时程。

○ 较高的 2 位相(没有 I_{Kur})。

○ 较短的 3 位相，伴随较快的复极。

希氏束–浦肯野系统的动作电位

与心肌细胞动作电位相比，希氏束–浦肯野系统的动作电位表现如下：

○ 具有更明显的(1 位相)早期复极。

○ 平台期(2 位相)更长。

○ 自律性：自发的 4 位相除极。

“慢通道”的心脏动作电位

这种动作电位存在于窦房(SA)结和房室(AV)结。这些动作电位的关键特性是自律性，包括更为缓慢的和较“快通道”动作电位更短的除极相。

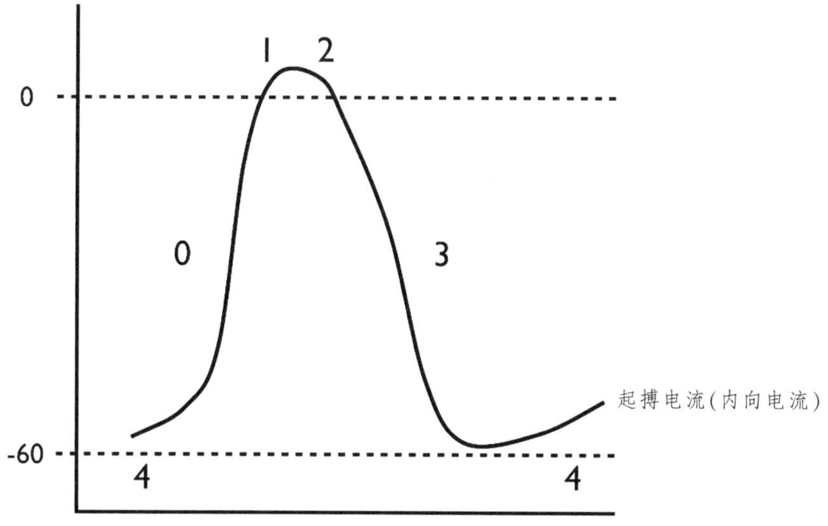

○ 0 位相：快速除极相(“快速上升支”)

由于控制激动(发自 $I_{Ca,L}$，而不是 I_{Na})的内向电流较小，该时相相对较慢(传导速度是 0.02~0.05m/s)。

○ 1 位相：早期复极相

因 I_{to} 较小且在相对正静息电位下失活，所以难于感知到慢通道组织的早期复极。

○ 2 位相：“平台期”

除 0 位相电流较小以外，该时相理论上与快通道阻滞相似，但对由 0 位相至 1 位相以及随后循序到 2 位相的移行所知甚少。

○ 3 位相：平台期结束后的快速复极

该时相与快通道的 3 位相离子机制相似。由于 $I_{Ca,L}$ 较小且较 I_{Na} 的恢复慢很多，因此决定慢通道组织 ERP 的主要因素是缓慢的时间依赖性 $I_{Ca,L}$ 的恢复。因此，与快通道组织不同，APD 不是主要的 ERP 决定因素，APD 的变化对 ERP 的影响较小。$I_{Ca,L}$ 的时间依赖性导致在快频率时电流降低，较大程度地限制了 AVN 最大跟随频率。这是重要的保护特性，可以防止在非常快速的室上性快速性心律失常，如心房扑动（AFL）和房颤（AF）中出现过快的心室率。

○ 4 位相：静息时相

自律性由几个因素共同引起：①自发舒张期除极主要以 4 位相起搏电流（一种选择性较差的、主要由 Na^+ 携载的、超极化激活的内向电流）、T 型 Ca^{2+} 电流（$I_{Ca,T}$）激活和延迟整流 K^+ 电流失活；②最大负"静息"电位["最大舒张电位"或舒张中期电位（MDP）]，其接近除极阈值（-60~-50mV 快通道电位对比-80mV 的快通道电位）。

心律失常的机制

心律失常机制的一般分类

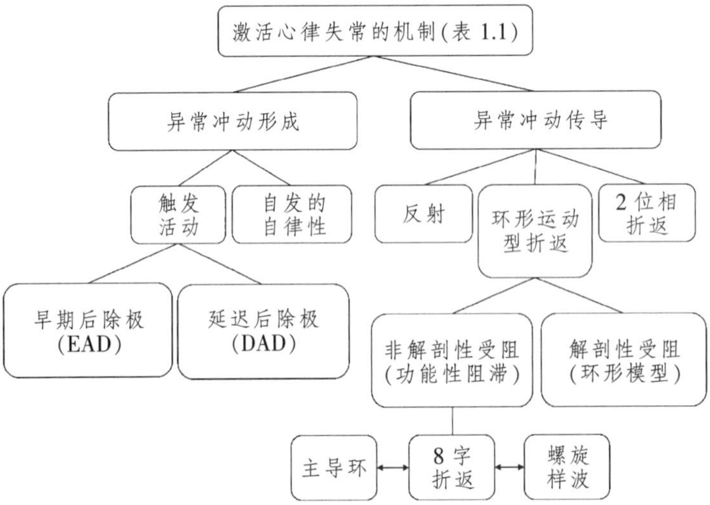

表 1.1　心律失常机制的特点

	大折返	局灶性		
		微折返	触发激动	自律性
程序刺激可诱发	是	是	是	否
程序刺激可终止	是(突发)	是	是(逐渐)	否(短时抑制)
重整	是	是	是	是
拖带	是	是	否	否
拖带位置的特异性	是	是	否	否
超速抑制	否	否	是(EAD)	是
超速加速	是	是	是(DAD)	否
腺苷敏感性	否	否	是(DAD) 否(EAD)	否(短时抑制)
儿茶酚胺敏感性	可能是	可能是	是(DAD) 不定(EAD)	是
全周长记录激动	100%	100%(50%局部 EGM)	<50%	<50%
大小	>2 个心房节段	≤2 个心房节段	1 个心房节段	1 个心房节段
消融靶点	跨越关键峡部的双向阻滞		起始部位	

不同的脉冲形成

自律性

细胞自身除极至阈电位和触发动作电位的能力。

- 由自发的 4 位相除极所驱动。
- 可以受神经体液(交感和副交感)传入的影响。
- 当全部心脏组织能够引发除极时,通常仅特定的细胞或组织类型具有起搏功能(重要上传指令):
  - 窦房结。
  - 特化的心房细胞,如房室结。
  - 希氏束。
  - 右束支和左束支。
  - 分支浦肯野细胞。
  - 心室内膜的浦肯野传导系统。
- **异常自律性**(加速的 4 位相上升斜率):可导致期前收缩或持续性心律失常。
  - 由于代谢,最常见这些心律失常:

- 急性心肌缺血或缺氧。
- 心肌的牵拉。
- 电解质异常(低血钾、低血镁、酸中毒)。
- 高交感张力。

■ 由异常自律性引发的心律失常。

- 可以表现为初始频率的加快("温醒")或终止时的频率降低("冷降")。
- 该心律失常不能由起搏诱发,因此一般无适宜的诱发电生理(EP)试验。

触发激动

在心脏组织受到刺激的区域,该刺激引起多个而不是一个传导性搏动的情况。

○ 心律失常具有独特的自律性和折返特征。

■ **自律性**:一个新的动作电位由正离子进入细胞的流动引发。

- 心律失常具有典型的"温醒"和"冷降"现象,可对钙或钠通道阻滞剂产生反应。

■ **折返**:可由期前收缩和程序起搏诱发。

- 与典型的折返不同,触发激动可能需要一个间歇进入起搏顺序("间歇依赖的"心律失常)。

○ 两种最常见的触发活动:

■ EAD 产生于整个细胞复极之前。

- EAD 由 $I_{Ca,L}$ 再激活和肌浆网(SR)钙自主释放引发。
- 平台期的 EAD 发生在 2 位相。
- 晚期的 EAD 发生在 3 位相,且由 I_{Na} 的再次激活或 SR 自发释放 Ca^{2+}引发。

■ DAD 发生在动作电位 4 位相细胞完全复极之后。

- DAD 是由细胞内的 Ca^{2+}超负荷或 RyR_2 功能异常引发,伴随由 SR 自发释放 Ca^{2+}引起的经过 Na^+/Ca^{2+}交换(NCX)电流的除极电流。当由细胞内向外移出过多的 Ca^{2+}时,NCX 介导的 1 个 Ca^{2+}和 3 个 Na^+的交换导致舒张期的细胞膜除极。

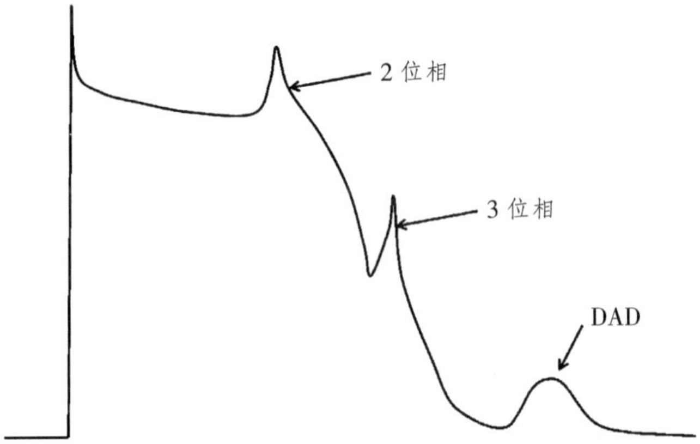

脉冲传导的改变

折返

不均一性传导引起脉冲进入刚刚除极和复极的区域而致折返。

○ 要求存在 2 个内在并行的传导“通路”：
- 连接近端和远端。
- 被解剖性和功能性屏障分开。
  - 解剖性屏障：瓣膜、血管、瘢痕。
  - 功能性屏障：可以连续被向心的主导波（主导环）除极，或可兴奋而不被兴奋（螺旋样波）的一个中心区。
- 包含不同的电生理特性。
  - 通路之一必须有潜在的较长于另一个通路（“快”β 径路）的不应期，且较短不应期的通路必须具有较另一通路慢（“慢”α 径路）的电脉冲传导速度。

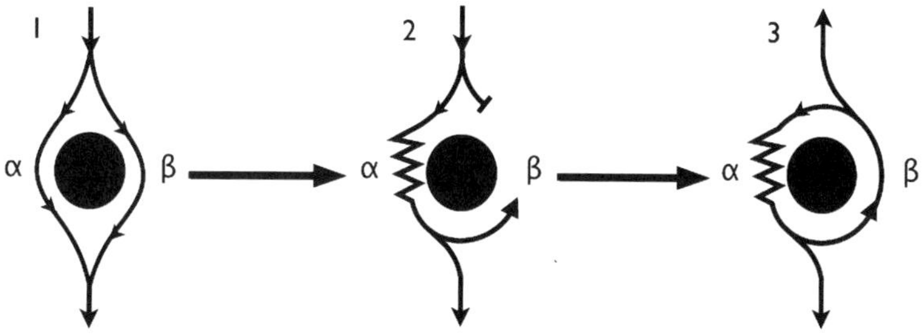

○ **折返的（解剖）机制**
- 在窦性心律，波前同步除极双径路（图中第 1 部分）。
- 由于不同径路的不同传导速度和恢复时间，一个（如房性或室性期前收缩）事件可以显露出多个径路。
  - 当 β（快）径路处于不应期且此时的 α（慢）径路已经恢复不应状态而可以接受脉冲侵入时（图中第 2 部分），期前收缩的脉冲进入环路。
  - 当 α 径路缓慢传导脉冲时，β 径路有机会恢复。
  - 当脉冲此时到达 α 径路的远端时，β 径路已经恢复并能够逆向传导激动至心房（图中第 3 部分）。
  - 如果 α（慢）径路已经恢复，则脉冲能再次进入 α（慢）径路并启动环形脉冲运动性心律失常。
- 注意：有非单一的激动起始点。
  - 折返激动能够在整个心动周长被记录到。
  - 围绕环路的心房肌由环路不同部分激动。

关于折返的术语

- **周长**(CL):完全环路除极和回到其空间起源点的时间。
- **波长**:能够支撑折返的最小路径长度,或夺获折返环路的最小联律间期。
  - 波长是传导速度和不应期的共同结果。
- **临时可激动间隙**:当环路可以被"激动"时在心动周长中的时间间期。
  - 临时可激动间隙在心动周长和不应期之间存在差异性。
- **空间可激动间隙**:可兴奋环路内的空间距离。
  - 在整个环路距离和波长之间存在差异性。

折返的分类

- **微折返**:折返环路太小以至于体表心电图(ECG)难于被识别[如房室结折返性心动过速(AVNRT)]。
- **大折返**:折返环较大以至于在体表 ECG 能够被识别(如心房扑动)。

拖带

拖带表现可证明心律失常是由在一个波前的尾端和下一个波前的头端之间存在可兴奋间隙的折返环路所致。

- 折返性心动过速可由期前额外刺激建立。
- 如果一串起搏刺激的起搏周长较心动过速的周长(TCL)短,心动过速可连续被每一个成功的起搏刺激引发。
  - 连续的重整被称为拖带。
  - 拖带是以同样的传导时间在至少 2 个连续正向刺激通过环路时的表现。

拖带的标准

- 在给予的起搏频率下有稳定的融合。
  - 激动形式表现为起搏和心动过速的结合。
- 最后的起搏波动是拖带的,而不是融合的。
  - 当起搏终止时,最后起搏的搏动是更早的(在起搏周长拖带),但不侵入其周围的环路(激动形式与自发的心律失常相似)。
- 在起搏频率加快时出现逐渐的融合:
  - 当起搏周长恰略短于心动过速周长时,起搏刺激可以非常小的程度侵入环路,并且激动主要与自发的行动过速相似(融合)。
  - 随着起搏的逐渐加快(起搏周长缩短),起搏刺激在更大程度上侵入环路,致起搏脉冲对心脏激动产生更大的影响。

- ○ 心动过速随着记录位置的阻滞而被打断，其后从不同的方向在同一个位置被再次激动。
- ○ 不同频率下起搏的传导时间和电图(EGM)形态学发生变化。
  - ■ 另一方面,当在较慢和较快的频率下起搏时(如低度和高度的融合),局部激动可发生变化或反转。

拖带的应用

- ○ 证明心律失常的机制是折返。
  - ■ 注意:不能重整或拖带不能排除折返机制。
- ○ 可以提示折返环路部分的定位。
  - ■ 由于可激动间隙可以较宽(大),拖带不能证明起搏位置在环路内,而拖带是可以在距离环路较远的起搏位置发生的。
  - ■ 典型的起搏位置在环路上的反应定义为 PPI-TCL<30ms。
- ○ 可以提示很好的消融靶点位置[如伴有延迟的隐匿融合和很好的起搏后间期(PPI)]。

拖带与特殊的心律失常

- ○ AFL
  - ■ 拖带用于完整的激动标测和评估。
- ○ 室上性心动过速(SVT)
  - ■ 心室的拖带可用于鉴别房性心动过速(AT)(VAAV 反应)与房室反复性心动过速(AVRT)和 AVNRT(VAV 反应)。
  - ■ 希氏束同步的室性期前收缩(PVC)可以重新引发 AVRT,而不是 AVNRT。
- ○ 室性心动过速(VT)
  - ■ 拖带标测用于完整的激动标测、基质标测和起搏标测。
  - ■ 舒张期径路是消融的靶点，它可以由隐匿性拖带缺失和 PPI-TCL<30ms 加以确认。

重整

拖带的生理学基础

- ○ 在持续性心律失常发作中,期前收缩脉冲可在分成 2 个波前之前进入环路的可激动间隙:
  - ■ 反向的/逆向的波前(与折返性心动过速的方向相反),其遇到先前的心动过速波前。
  - ■ 前向的/正向的波前经过折返环路传导,并在较早的时间出现(与心动过速的下一次预期心搏相比)。

- 重整定义为：
  - 心动过速的提速至少 20s。
  - 回落的心动过速具有相同的激动/形态和周长。

起搏后间期(PPI)

- 测量的返回周长是最后的刺激信号至起搏电极的返回电图。
- 代表脉冲由起搏位点至心动过速环路传播，激动围绕环路，并且返回起搏位点的时间。
  - 环路内的反应定义为 PPI-TCL<30ms。
- 注意：
  - 联律间期是由重整的起点至可激动间隙中心律失常终止的返折波的区间。
  - 重整反应可以与预设的联律间期相对的返回周长为特征。
    - 平坦，增加(增加返回周长，伴缩短联律间期)或混合(平坦、增加)曲线是典型的折返性心动过速。
    - 平坦或降低的曲线可见于触发激动。
    - 平坦的反应可见于自主性心动过速。
  - 源自不同位置的起搏可影响折返性心动过速的重整反应。
    - 重整的位置特异性不是自律性和触发性激动的特征。

融合

激动的两个波前(一个源自起搏刺激信号，一个源自折返环路的出口)发生在同一时间，并引发体表心电图形态波(如 P 波或 QRS 波)，或介于两个波前之间(完全起搏和折返性心动过速)的心腔内激动顺序。

- 显示融合(或在 ECG 上显示的融合)需要有：
  - 在起搏心律和折返性心动过速之间明显的不一致性。
  - 心肌的重要部分被两个波前(如足够改变 ECG)所激动。
  - 起搏周长较短，并足以重整心动过速。
- **局部融合**：是心动过速的重整。环路内的局部 EGM 在形态上是不变的，并且没有明显的 ECG 融合。
- **隐匿性融合**：发生在当起搏位点在环路内(或旁观者)时，此时在正常位点(P/QRS 形态，或心腔内激动不变)发出激动之前引致环路内的正向传导。

左侧入路:经主动脉和经间隔路径(表 1.2)

表 1.2　经主动脉(逆向)和经间隔(顺向)路径

	优点	缺点
经主动脉路径	避免了房间隔穿刺的危险	前侧和侧壁部位不稳定
	容易到达左后间隔区域	冠脉和主动脉瓣损伤危险
经间隔路径	容易导管操作	难于到达左后间隔区域
	塑弯的鞘有利于稳定的标测和消融	
	容易到达前侧和侧壁区域	

经主动脉(逆向)路径

- **并发症**
  - 主动脉或主动脉瓣损伤。
  - 冠状动脉损伤,心肌梗死。
  - 栓塞(主动脉粥样肿):卒中、外周血管栓塞。
  - 心肌动脉夹层或梗死。
- **禁忌证**
  - 明显的外周血管疾病。
  - 明显的主动脉瓣疾病或置换手术。
- **操作**
  - 在右前斜位投照下导管前送至主动脉瓣。
  - 导管在向后方向打小弯并经主动脉瓣进入(左心室)。
  - 一旦进入左心室(LV),导管旋成“J”形弯逆时针转动,以将导管尖端向后指向二尖瓣环。
  - 将导管弯打开以进入瓣环下区域。
  - 导管达到理想定位要经过:
    - 在瓣环接触部位轻轻移动导管。
    - 反复推送、打弯、转动,然后重新固定位置。

经间隔(顺向)路径

- **并发症**
  - 心包积液或心包压塞。
  - 主动脉根部或肺动脉穿破。
  - 右心房或左心房壁穿刺针穿破。

- ■ 胸膜性胸痛。
- ■ 栓塞：卒中、心肌梗死、外周血管栓塞。
- ■ 持续心房间隔缺损。
  - • 与卒中和偏头痛有关的潜在右向左分流。
- ■ 伴或不伴有胸痛的 ECG 下壁导联 ST 段短时抬高（占病例的 0.6%）：
  - • 由于①冠状动脉气栓；②迷走反射（由穿间隔装置引起的自主神经网的机械中断）。

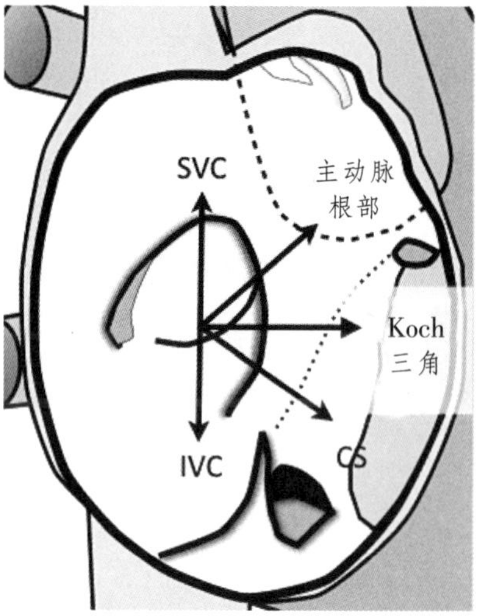

○ **解剖学**

- ■ 实际房间隔相对较小。
  - • 仅由中间的右心房（RA）壁构成。
- ■ 房间隔的解剖联系（顺时针）。
  - • 上方：上腔静脉（SVC）。
  - • 前上：主动脉根（无冠窦）。
  - • 前方：Koch 三角和隔侧三尖瓣环。
  - • 前下：冠状静脉窦（CS）开口。
  - • 下方：下腔静脉（IVC）。
  - • 后上：肺动脉（PA）。

○ **设备**

- ■ 穿刺针（标准长度 71cm）：机械针、射频（RF）针。
- ■ 鞘（标准长度 63cm，扩张器长度 67cm）：如 SL0 或 SL1。
- ■ 压力线：以检测左心房压（或主动脉压、肺动脉压）。

○ **操作**

- ■ 主动脉的解剖参照标志是根据术者的偏好放置。
  - • 直接参照：在主动脉根逆向放置猪尾导管。
  - • 间接参照：典型的希氏束位置比邻主动脉根。
- ■ 将经间隔鞘和扩张器沿 0.032~0.035 英寸（1 英寸=2.54 厘米）的 J 头（钢）导丝推送进入 SVC。
- ■ 导引钢丝撤出，鞘管的腔内回吸，并进行肝素盐水冲洗。
- ■ 房间隔穿刺针在透视指引下（避免 SVC 损伤）导入鞘管。
- ■ 取下内芯，并将房间隔穿刺针回吸后，连接压力换能器接头。
- ■ 整套房间隔装置（针–鞘–扩张器）固定一起。
  - • 以右手的手指把住穿刺针。
  - • 将鞘和扩张器装在一起并握于左手。
- ■ 在左前斜位（LAO）投照下，房间隔穿刺套装顺时针旋转（后中位至时钟 4~5 点位置），后撤套装由 SVC 至 RA。

- 在透视下连续观察导管,可以看到两次不同的“跳跃”:
  - 第一个跳跃是导管由 SVC 滑落进入 RA。
  - 第二个跳跃是导管由房间隔的肌部滑落到卵圆窝。
- 在卵圆窝,要轻轻推送房间隔穿刺套装。
  - 如果套装定位正确,它应该抵在卵圆窝的边缘。
  - 如果穿刺针不能抵住卵圆窝的边缘并滑入高位 RA,要轻轻顺时针或逆时针旋转整个套装,并再次后撤套装由 SVC 到 RA。
- 因套装紧靠房间隔,压力记录显示由 RA 压转换为逐渐增加的阻(压)力。
- **要在左前斜和右前斜位投照下确认定位**。

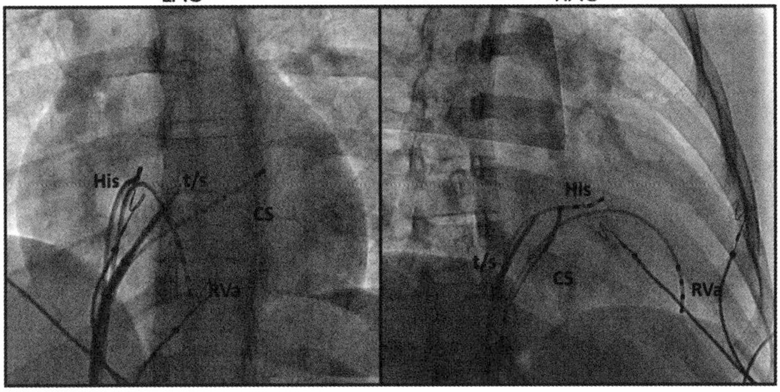

LAO:
- ○ 穿刺套装应该定位于:
  - 向上至冠状静脉窦近端。
  - 向下和向右至主动脉标志。

RAO:
- ○ 穿刺套装应该定位于:
  - 平行于冠状静脉窦。
  - 后方至冠状静脉窦和主动脉标志。

- 一旦位置确认,穿刺针要在 LAO 投照下穿刺。
  - 以术者的左手固定经间隔鞘和扩张器,以术者的右手推送穿刺针出鞘。
  - 当针尖穿过卵圆窝而进入左心房(LA)时可以感觉到突破感。
- 在推送扩张器和经间隔鞘穿过房间隔前,必须确保穿刺针在 LA 内。
  - **压力跟踪**:应该显示 LA 压。
    - 注意:心房压力记录可在心包穿刺时看到。
  - **动脉血**:鲜红的血液很顺畅地由穿刺针吸出。
    - 注意:动脉血可由主动脉抽出,但是压力记录是不同的,穿入心包应没有任何回血,并且如果针在 RA 或 PA,回血颜色是暗红色的。
  - **对比剂注射**:对比剂注射入 LA,可以显示 LA 的解剖和确认定位。
    - 注意:对比剂应向下由 LA 进入 LV;如果对比剂向上流动,应怀疑穿入了主动脉。

- **超声心动图所见**
  - 位于卵圆窝和 LA 的鞘直接显影可见。通过经鞘的盐水冲洗可致 LA 呈团注。
- 如果有任何有关经间隔定位的怀疑，穿刺针应后撤，再行尝试。
- 一旦左心房位置确认，应将穿刺针固定在右手的位置上，并以左手轻轻推送鞘和扩张器向前进入 LA。
  - 可以感觉到扩张器跨过间隔，并且其可在透视下观察到。
- 穿刺针和扩张器固定在右手，并以左手将鞘推送进入 LA。
  - 如果在整个过程使用压力换能器插头，那么当扩张器和鞘推送过去时，可以见到 LA 压。
  - LA 压力丢失提示套装顶在了左心房后壁或它又脱落到右心房。
- 最后，将扩张器和穿刺针慢慢撤出。
  - 经间隔鞘的侧臂(保证没有空气泡)抽吸，然后不间断地连接肝素盐水冲洗。

○ **经间隔困难问题的化解**

- **偏前的卵圆窝**
  - 卵圆窝定位靠近 3 点钟位置而不是 4~5 点钟的位置，有较高的主动脉穿入危险。
  - 在超声心动图指引下的穿刺可能更安全。
- **坚硬的房间隔**
  - 由于肌性间隔或纤维化间隔的穿刺(如从原先经间隔的穿刺位置)。
  - 穿刺入路可以用 RF 针或双头穿刺针。
- **鞘可以在间隔上下自由滑动**
  - 将鞘定位在解剖参照下 0.5cm 可易化入路，一旦到位可以慢慢推送针出鞘。
  - 针尖出鞘后应该抵住间隔和穿刺。然而，如果滑动比较大，应该放弃穿刺而在超声心动图引导下再操作。
- **鞘不能到达卵圆窝**
  - 由于 RA 扩大，经间隔针的标准弯度可能不能达到卵圆窝。
  - 穿刺针的弯更大一些易于达到(如 BRK-2 穿刺针或用手塑一个大弯)。

○ **在心腔内超声(ICE)指导下的房间隔穿刺**

- ICE 可被用来观察房间隔和指引房间隔穿刺。
- 经房间隔入路的最佳方案是以下这样的操作：
  - 以 AF 消融为目的的穿刺，在 ICE 影像上可见左肺静脉的切面（图的右侧部分）。避免在可见到右下肺静脉的切面穿刺，因为这样的穿刺位置太靠后(增加后壁穿破的危险)。
  - 以 VT 消融为目的，穿刺更靠前指向二尖瓣(MV)更好[保持二尖瓣和左心耳(LAA)可见]。避免在包含主动脉根的切面穿刺，因为这样的穿刺太靠前，此时增加主动脉穿破的危险(图的左侧部分)。

■ ICE 导管稍微向后偏移可能对卵圆窝影像是必要的。

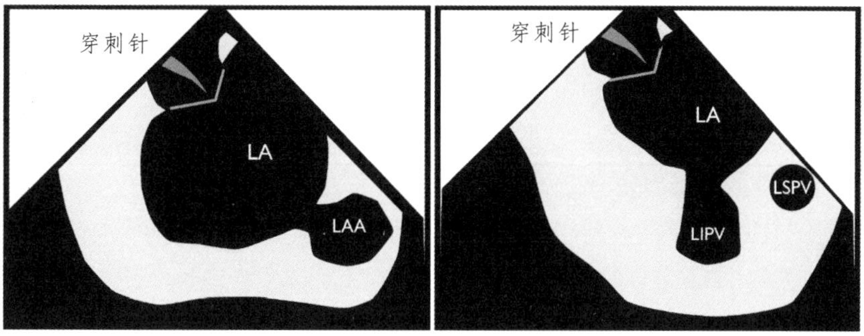

○ **经间隔鞘的处理**

■ 鞘一旦到位,应连续或间断地应用肝素化的盐水冲洗。

■ 导管的推送和后撤应缓慢并确保不能带有空气。

■ 当导管撤出后,要回吸血液以保证房间隔穿刺套装内没有空气。

心腔内电图(EGM)

○ 这是心脏腔内局部电活动的记录,由两个电极(阳极和阴极)间的电压差决定。

○ 这个信号经过滤波和增益调整。

■ **高通量滤过**:减小频率低于临界切值。

• 用以消除由呼吸、导管操作动作、复极和远场信号带来的低频震荡(随着起源点距离的增加,高频成分快速减弱,仅遗留下低频成分)。

• 通常设定:30~40Hz(单极 EGM 0.5Hz)。

■ **低通量滤过**:减小频率高于临界切值。

• 用以去除环境的和电的噪声。

• 如果滤波设置过高:丢失滤过的信号成分。

• 如果滤波设置过低:丢失噪声的信号成分。

• 一般的设置:250Hz 至 400~500Hz。

■ **顿挫切迹的滤波**

• 减小 50~60Hz 的信号[减小交流电(AC)噪声]。

• 用此功能可能导致滤过信号成分的丢失。

• 记录应以单极或双极(表 1.3)。

表 1.3 单极电图和双极电图的差异

单极电图	双极电图
• 形态学是非常重要的(QS 或 RS)	• 时间是更重要的(形态不那么重要)
• 受远场电位的影响	• 不受远场电位的影响
• 可用于激动标测	• 代表局部电位活动
• 较少用于瘢痕组织标测	• 能够在瘢痕区标测小的碎裂电图

单极电图

- **记录**:电图代表在心内电极(阳极)和患者背部的分散电极(阴极)之间的电流。
- **形态**:单极电图可用于确定波前扩布的方向和起源点的定位。
  - 最大负向的 QS 偏移可在位于起源点的电极观察到。
  - 等相(RS)至正向偏移的电图可以在电极移动至远离起源点时被记录到。
- **局部激动时间**(LAT)
  - 以固定位置的记录电极记录。
    - 当波前趋向电极时,表现为缓慢的(浅弱的)正向偏移。
    - 当波前经过电极头端时,表现为陡峭的负向偏移(-dV/dt)。
      注意:最大负向斜率与最大钠通道传导性一致(如激动波前的局部到达)。
    - 当波前远离电极位置移动时,表现为浅的负向偏移。
- **优点**
  - 便于局部激动时间测量更精确。
  - 可以得到关于激动方向的(未滤波的)更多信息。
- **缺点**
  - 信噪比较差,远场电位可能会使局部电位变得模糊。
    - 难于区别小振幅的局部 WGM(如瘢痕组织)。
  - 不能记录未干扰的围绕起搏的 EGM。
    - 不能有效地做拖带起搏。

双极 EGM

- **记录**:电图代表导管电极周边的电流。
  - 远端电极作为阴极,近端电极作为阳极。
- **形态学**
  - 电图是在所记录时间点的任意两电极的电位和(如两个单极电图的和)。
  - 双极信号的起始峰是对应电极下的除极。
- LAT

- 健康组织:第一个快速偏移的起始点。
  - 已滤过(30~300Hz 或 500Hz)信号的初始峰。
  - 绝对最大电图振幅。
- 异常组织:难于确定(选择双极信号结合单极单向 QS 电图)。
  - 碎裂电位:在最早激动的位置选择局部定时。
  - 双电位:在较大两个电图的位置选择局部定时。

○ **优点**

- 改良信噪比有利于高频成分的辨认(如在瘢痕部位的局部信号)。

○ **缺点**

- 形态学特征不足以提供激动方向性的信息。
- 在同一对电极不可能同步做起搏和记录。
  - 当第 2 极和第 4 极记录时,需要从第 1 极和第 3 极起搏。

EGM 的分类和解释

○ **低振幅**

- 定义:振幅<1.5mV。
- 解释:在纤维化/瘢痕区域;电极导管接触不良;远场信号。

○ **碎裂电位**

- 定义:多个峰的、延长的(>70ms)低振幅电位。
- 解释:梗死区周围或缓慢传导区;导管移动;分支连接。

○ **分裂电位**

- 定义:由等电位线区间(>60ms)分开的电位的两个成分。
- 解释:局部产道组织(解剖的/功能的);缓慢传导区。

○ **晚电位**

- 定义:发生在体表 QRS 波终末部分的电位。
- 解释:延迟的激动;局部传导阻滞(解剖的/功能的);缓慢传导。

○ **连续性电位**

- 定义:没有舒张期等电位线间期发作的贯穿整个心动周期的电位。
- 解释:缓慢传导区;工作元件的问题;电磁干扰。
  - 注意:疾病的心肌组织(可能不是环路的基本区域)在舒张期的连续激动代表缓慢的/碎裂的传导。

○ **舒张中期电位**

- 定义:发生于舒张中期的伴有等电位线间期的两端分离的电位。
  - 通常在明确的心室激动波偏移前 10~100ms 发生。
- 解释:代表舒张通路(缓慢传导区)的激动。

- 低频电位
  - 定义:小斜率(低的 dV/dt)的小振幅电位。
  - 解释:远场信号;元器件问题。
- 单相电位
  - 定义:似损伤电流所见的形状。
  - 解释:导管与心肌的接触压力过大;对局部组织的损伤。

3D 心脏标测

一般原理

- 什么时候使用 3D 心脏标测:
  - 持续的局灶性房性或室性心律失常。
  - 在原有心脏外科手术/心房瘢痕情况下的大折返。
  - 房颤消融后的房速。
  - 瘢痕介导的心内膜和心外膜的消融。
  - 用于无法标测(不稳定)VT 消融的基质标测。
- 3D 心脏标测的限度
  - 顺序点标测可以是耗时的(常需获得 30~40 个点以确定心律失常机制和环路)。
  - 非持续的或耐受较差的心动过速的标测非常困难。
  - TCL 和形态的变化需要新的心腔图。
- 电解剖数据可能显示为:
  - LAT 图:每一个记录的信号与选择参照的定时规定为特殊的颜色(最早的为红色,最晚的为紫色)。
    - 3D 心脏标测可显示激动顺序和心律失常路径。
  - 扩布图:如电影般生动地描述激动波前扩布的传播。
  - 等时图:与 LAT 相似,但每个颜色代表特定的间期(如 5ms),以至于较好辨识传导速度。
  - 电压图:将记录的信号振幅规定为不同颜色,并且标尺可手动调整以勾勒出异常心肌。
    - 动态基质图:电压图基于峰值最大的同步单极电压的百分率确定瘢痕区域。
  - 复杂碎裂心房电图(CFAE)标测:
    - CARTO——区间可信水平(ICL):在超过特定间期(如 2.5s)确定为 CFAE 的连续除极波之间,决定间期个数。观察到越多的重复波(较高的 ICL),越有把握确认 CFAE 的范围。
    - CARTO——最短的激动波间期(SCI)或平均激动波间期(ACI):超过特定间期

(如 2.5s)观察到的连续 CFAE 波(ms)之间的最短或平均间期。间期越短，越有把握确定 CFAE。

- EnSite—碎裂波指数：超过特定间期(如 1~8s)局部电激动电图的峰-峰 CL 间期的平均或标准的偏移。平均 CL 越短，电图越快和更易碎裂。

心律失常标测

接触(激动)标测

以固定的参照来评估心腔内脉冲的定时和定向。

- 用于：
  - 血流动力学稳定的心动过速。
  - 频繁的期前收缩。

步骤

- **确定电参照点**：稳定和恒定的来自全部定时判读的信号是基础。
  - 最佳：最早的体表 P 波(AT)或体表 QRS 波(VT)的起始。
  - 次选：稳定的心腔内电图标定至体表心电的起始。
- **确定感兴趣窗(诊断的路标)**：相较参照点做电图定时(如早的与晚的)。
  - 窗口的起始：应该提前体表 ECG 起始点(心动周长的 33%~50%)。
    - 注意：如果在起搏中做标测，则在起搏脉冲后有 10ms 的空白期。
  - 窗口期：应超过整个心动过速周长的 90%。
- **标测**
  - 用体表 12 导联 ECG 估计感兴趣区。
  - 同步确定心腔内标测 [如高右心房(HRA)、CS、希氏束、右心室心尖(RVa)]。
  - 最后使用非固定的导管相较参照点比较局部激动的定时。
- **信号获得**
  - 双极电图：
    - 健康组织：LAT=第一个快速偏移的起始。
      - 替代指标：滤过(30~300Hz 或 500Hz)的信号，或绝对最大电图振幅。
    - 异常组织：LAT=难于确定(选择与单极的单向 QS 电图相符的双极信号)。
      - 碎裂电位：选择在最早激动点局部定时。
      - 双电位：选择在两个电图较大的一个局部定时。
  - 单极电图：LAT=最大负向斜率(dV/dt)。
    - 与最大钠通道传导性一致。
    - 应该有单向 QS 波的形态。

- 数据分辨
  - 通常获取≥100个点以准确辨别出心律失常机制。
  - 通常获取≥100个点以关注感兴趣区。

解释

- 局灶性心动过速
  - 激动形式是离心的,起自固定的位置。
  - 一般仅有50%的心动过速周长(TCL)能够在腔内被标测到。
  - 目标:确定心律失常的起源位置。
- 折返性心动过速
  - 激动形式是圆周样的“早-遇到-晚”(首尾相接)激动。
  - 通常在腔内>90%的TCL中可以标测到。
  - 目标:确定关键的峡部。

非接触式激动标测

多电极相阵(MEA)设计以提供完整的、同时的心腔内点标测。理论上仅需获得一个激动就可以确定激动形式,实践中常以多个激动分析来保证恒定的数据。

- 用于:
  - 血流动力学稳定的心动过速。
  - 很少观察到如期前收缩(PAC或PVC)或非持续性心动过速。

步骤

- 将MEA通过0.035英寸(1英寸=2.54厘米)的导丝推送至目标心腔。
- 抗凝剂需要应用:活化凝血时间(ACT)的目标值>250(右侧操作)或>300(左侧操作)。
- 几何学
  - 传统的导管用于确定与MEA相关的心腔几何形状。
  - 从非固定导管至MEA两环电极经过的5.68kHz的低水平电流可以确定其定位。
- 设定
  - 低通滤过(25~300Hz):用于排除环境噪声。
  - 高通滤过(0.1~32Hz):用于消除复极伪影和远场(心外膜或邻近腔室)。
    - 始于2Hz:保留低振幅除极/慢传导区。
    - 如果寻找慢传导和舒张电位的区域,降至0.5~1Hz。
- 确定心动过速的机制和应用等电位标测的激动
  - 心腔内单极信号需要由MEA获得并放大,并以反数学重建3360个“近乎真实的”单极电图在几何学上做处理。
  - 激动顺序可以在缓慢回放几个心搏时回顾。

        • 激动或定时相差(>40ms)的区域提示传导阻滞。
    ■ 考虑在快扫描速度(如 400mm/s)时显示电图。
        • 最早的 QRS 波群视为激动的最早位置。
        • 起始 R 波可以提示来自相邻位置或心腔的激动。
    ■ 一旦确定电位消融区,应使用接触导管确认。

限度

- ○ 非接触式激动标测不太适合大的心腔,因为由 MEA 得到的心内膜>40mm,其准确性受影响。
- ○ 可以探测到低振幅信号(如碎裂电位和舒张电位)。
- ○ 不经意的心内膜或消融导管接触可以致数据饱和或伪差。
- ○ 等电位图依赖于滤过设置和电压阈值的手动调节。
- ○ 心腔表面的参与可致"假空间"。

拖带标测

- ○ 对拖带的描述:
    - ■ 确定折返机制。
    - ■ 定位特定心腔(位置)的折返环路位置。
    - ■ 定位持续性心动过速折返环路的关键部位(如慢传导的峡部或舒张通路)。

步骤

- ○ 以较 TCL 短 20~30ms 速率的起搏夺获感兴趣心腔,并使心动过速加速到起搏频率。

决定起搏位置是否在环路关键区域的几个重要问题。

- ○ 有没有隐匿拖带或表现融合?
    - ■ 当起搏的形态(QRS 波或 P 波)和心内激动与心动过速一致时即发生了隐匿性拖带。
    - ■ 隐匿拖带表明起搏位于心动过速环路内部[如舒张通路(缓慢传导带)或在旁观区]。
    - ■ 隐匿性拖带不同于融合,融合的起搏形态和心内激动形式与临床的心动过速不同。
        - • 融合可由在环路外起搏(环外面、邻近部分或旁观者)、双向传导或多个出口位置而产生。
- ○ 什么是起搏后间期(及 PPI–TCL)?
    - ■ PPI 是在起搏位置最后一个拖带刺激至下一个局部非刺激除极的时间。
    - ■ PPI 的变异性。
        - • 不一致的 PPI(PPI 变异>30ms):局部心房拖带(FAT)。
        - • 一致的 PPI(PPI 变异<10ms):折返(大折返或小折返)。
    - ■ PPI 定时(PPI–TCL)。
        - • 如位置在折返环内,PPI 应等于脉冲至整个环路所需要的时间(PPI–TCL≤20ms)。

    ▫ PPI=TCL 的隐匿性拖带：环路内的反应。
  • 如果该位置是旁观者，其后的 PPI 大于心动过速周长。
    ▫ 伴随融合和 PPI>TCL：在环路外的反应。
    ▫ 伴 PPI>TCL 的隐匿性拖带：旁观者的位置。
  • 注意：快速起搏可引起缓慢传导区的递减(a.k.a，频率依赖性的 PPI 延长)。

○ 什么是刺激时间和激动时间？
  ■ 如果起搏是在环路内给予，激动时间(由局部电图到其后 QRS 波：EGM-QRS)应等于(<25ms)刺激时间(由起搏电图到其后 QRS 波：Stim-QRS)。
  ■ 环路内的定位可由 Stim-QRS/TCL 估算。
    • <30%=出口；30%~50%=中心；50%~70%=近端；>70%=内环。
  ■ 如果是在旁观者的位置上，刺激信号时间将超过激动时间。

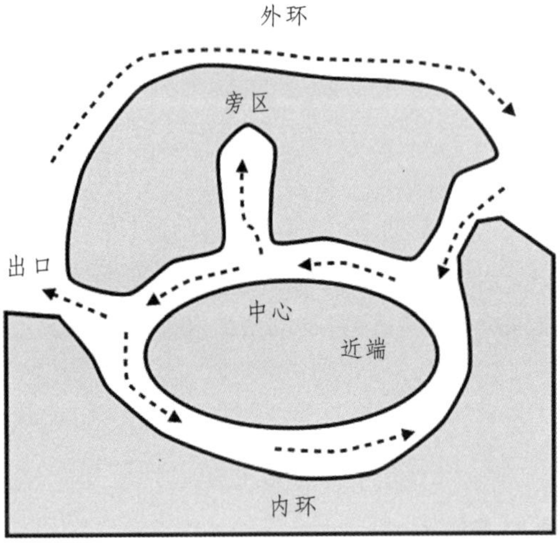

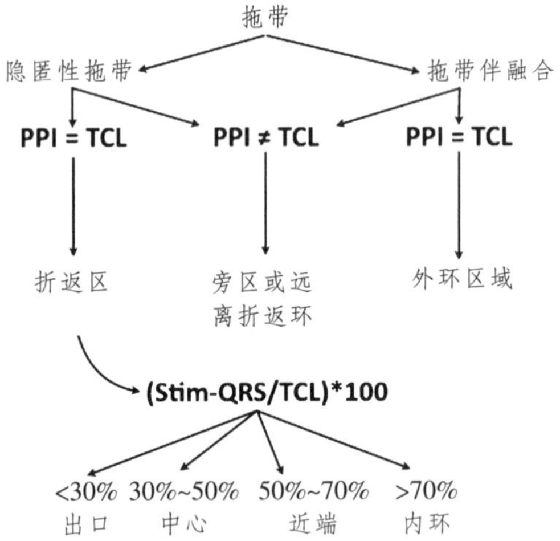

基质标测

基质标测的原理是：致密瘢痕和缓慢传导区能够与健康组织相区分。

○ 用于血流动力学不能耐受的、不可诱发的，或消融时非持续的瘢痕相关心动过速(如缺血性 VT、切口性 AT)。

心室的(接触性)电压标测

○ **致密瘢痕**
  ■ 双极电图<0.5mv。

○ **边界区域的瘢痕**
  ■ 心内膜的右心室(RV)。
    • 双极 0.5~1.5mV。

- 单极 0.5~5.5mV。
- 心内膜的左心室(LV)：
  - 双极 0.5 至 1.5~2.0mV。
  - 单极 0.7~8.3mV(或可以表现为心外膜或心肌中瘢痕的心内膜,又可成为“诡异”表现)。
- 心外膜的:0.5~1.0mV。

○ **正常组织**
- 双极>1.5mV。

心房的(接触式)电压标测

○ 双极振幅:
- >1.0mV,可认为正常。
- <0.5mV,可能是不正常的。
- <0.05mV,似乎是瘢痕。

非接触式基质标测

○ **动力基质标测(DSM)算法**:
- 用峰值负向腔内电压的百分率表示。

○ 由于 MEA 重建电压可能受强势大小和质量差异的影响,因此绝对的切点值不可用。
- 窦性心律:峰值负向电压<34%与心室瘢痕相关。
- 心室起搏:峰值负向电压<20%与心室瘢痕相关。

○ 高-低通滤过的设定:2~150Hz。

起搏标测

起搏标测基于起搏靠近心动过速起源点的位置并与心动周长相近的原则,将引起类似于心动过速的心肌激动。

○ 用于任何形式的心律失常。
- 最适用于局灶性心律失常(特别是特发性 VT),这里的 ECG 形态由心肌激动的顺序决定。
- 对于折返,起搏图通常是反映出口位置。

○ 通常用于确定激动图。
- 心律失常中的 12 导联 ECG 与以 TCL（或联律间期）起搏中得到的 12 导联 ECG 比较。
- 如果在心动过速中,起搏要较心动周长快 20~40ms。

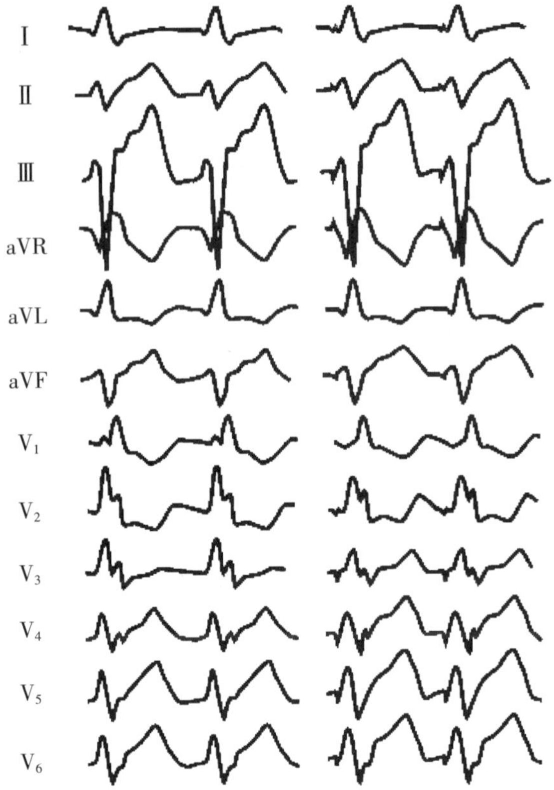

解释

- 匹配
  - 一致的或近似一致的全部 12 导联激动起搏图提示起搏位于起源位置上。
  - 主观的匹配：匹配≥10 个导联可认为适宜。
  - 客观的匹配（自动软件）：CORR（相关系数）是最广泛应用的，然而 MAD 计分（平均绝对偏移）用于区分波形振幅更为敏感。
    - MAD 的范围由 0（相同）到 100%（完全不同）。
    - 计分<12%，则有 93%的敏感性和 75%消融成功位置的特异性。
    - 计分 12%~15%，有 100%消融成功位置阴性预测价值，提示该定位不能用于消融。
- 起搏标测中的 Stim-QRS
  - 正常心肌部位的起搏，其 Stim-QRS<20ms。
    - Stim-QRS>40ms 与缓慢传导区或保护性的峡部有关。
  - Stim-QRS 可用于在窦性心律下和正在发作 VT 内的保护性峡部的标测。
    - 当起搏位置由出口向入口沿着峡部移动时，Stim-QRS 应该进行性延长。

限度

- **不精确的：**
  - 主观满意(12/12)起搏图可以达到一个大的区域(接近 1cm²)。
  - 在较短的距离(约 5mm)内可能看到小的差别(切迹、振幅变化)。
- **假的负向波(尽管起搏是在峡部，但起搏图的 QRS 波并不像 VT)。**
  - 双向传导：窦性心律下的出口与 VT 时相反，或有多出口的融合。
  - 功能性屏障仅在心动过速时存在：如 VT，尽管起搏是在关键性的峡部之内，但窦性心律下的 QRS 波形态可以完全不同。
  - 其他局部组织的夺获说明是在峡部起搏。

消融的能量

射频(RF)能量

- RF 能量是最常用的消融能量。
- 与直流电(DC)消融相比，RF 消融的优点：
  - 在消融释放能量过程中很少不适(可以在患者完全清醒的状况下完成消融操作)。
  - 无骨骼和心肌的刺激。
  - 相对局限地消融病变，且无气压伤。
  - 及早终止消融，有可能避免即将发生的消融并发症。

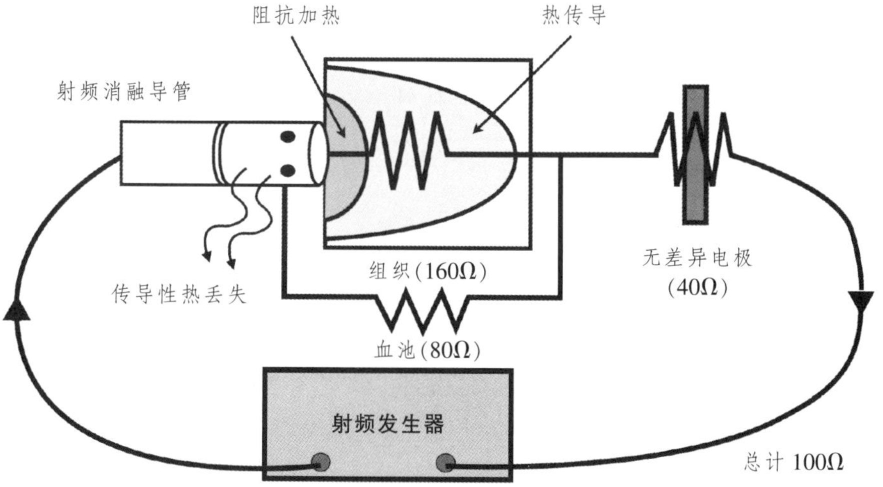

○ **消融的作用机制**

- RF 消融电路由 RF 发生器、消融导管和参照电极组成。
- 消融导管电极传递高频交流电(通常约为 500kHz),它在由参照电极发回 RF 发生器前经过组织(和患者)。
- 交流电由低电阻抗导管电极至高电阻抗身体组织通过时,引起发热(电阻热)心脏细胞离子加速。
  - 然而,随着远离 RF 电源的第 4 能量,电流密度快速降低,它意味着传递的大部分(90%)能量被快速吸收到紧贴导管电极尖端很小的组织中(约 2mm)。
  - 如此,由热能传递(热传导)的 RF 消融产生主要病变区,其通过微粒的微观碰撞放散状到达较深的、温度较低的组织层(传导的热)。

○ **病变形成**

- RF 病变形成需要 50%或以上心肌信号传递的组织温度。在阈值以上的组织温度导致组织干燥、血液凝固和蛋白变性而致细胞坏死。

○ **影响病变大小的因素**(表 1.4)

- 温度——RF 病变的大小随组织温度的升高而线性增加,直至导管-组织界面的血浆凝固点(约 100℃)。
- RF 功率、能量和电流——RF 病变的大小随 RF 能量(J)、功率(W)和电流线性增加。但重要的是,仅能量的传递部分在 RF 病变的形成中起作用。大部分能量经低阻抗的血池而被分流走(心肌组织和血池代表并行的限制电路),在返回的路径(患者的身体和系统中的参考电极片)上功率丢失。
- 消融电路阻抗——降低参考电极阻抗(如放置参考电极靠近消融位置)将导致功率增加至定位心肌组织。
- 消融电极的材料——黄金电极的热传导较白金电极大 4 倍。这导致传递至组织的有效能量增加。
  - 在温控模式下,改善热消散将会在所设定的温度和阻抗情况下导致更深层病变。
- 消融时程——作为从电极头至深部组织热传递功能,整个消融时程形成 RF 消融病变。
  - 因限制的热作用,在能量释放第一个 5~10s 内所产生的主要病变是单指数关系。
  - 由缓慢的热能量传递到深部组织层并直达稳定状态后发出病变提示(标准的 RF 消融为 60s,灌注 RF 消融>2min)。

○ **对流的冷却和血流**

- 在功率控制模式,对流冷却的增加将由于组织散热而导致病变范围的减小。
- 在温控模式,对流冷却的增加将随着周围冷却增加功率释放而使病变范围加大。
- 导管头端大小。

- 在功率控制模式，由于可用组织电流密度(增加了电流到血池的分散)降低的效能，用较大消融导管电极可导致较小的病变。
- 在温控模式，由于周围的冷却易于增加功率的传输，用较大的导管电极可致较大的病变。

■ 导管头端大小和方向。

- 在功率控制模式，大的成角指向、非灌注消融导管电极将由于电极–组织界面部分较少的接触而致较小的病变。
- 在温控模式，平行指向易于增加功率传输并由于组织接触和对流冷却间的关联问题而导致较大的病变。

■ 头端灌注导管。

- 闭环灌注在消融导管和组织界面聚焦冷却效应，并对病变表面积或深度的效应最小。
- 开放灌注冷却电极和其周围(组织表面和电极周围的血池)，导致最小的降低表面积和轻微的、较深的、最大的病变直径。
- 在相同的功率水平，由于增加功率丢失和增加电极和邻近组织的冷却，因此增加灌注流速将致较小的病变。

表 1.4　RF 消融病变大小的决定因素

变量		对病变大小的影响
功率		增加(线性的)
组织温度		增加(线性的，直到 100℃)
导管头端温度	功率控制	增加(参数关系)
	温度控制	增加(参数关系)
	灌注头端	不相关
消融时程	功率控制	增加(平台阶段 45~60s)
	头端灌注	增加(约 2min 后的平台阶段)
冷却(对流)	功率控制	较小
	温度控制	较大
	头端灌注	较大(如果非限制功率)
		较小(如果固定功率)
电极大小(增加)	功率控制	较小
	温度控制	较大
电极指向	功率控制	平行=较大
	温度控制	平行=较小
	头端灌注	平行=较小
接触力		增加

冷动能量(表 1.5)

- ○ **消融病变形成**
  - ■ 冷冻效应——逐渐降低温度可致：
    - • 细胞代谢减慢：离子泵转运能力丧失。
    - • 冰晶形成：首先在(组织温度低于-15℃)细胞外间隙(EC)，然后是(组织温度低于-40℃)细胞内间隙(IC)。相较细胞的等渗梯度，冰冻使 EC 间隙变得高渗。水由 IC 移动导致细胞缩水并促成弥散梯度(H^+向细胞外运动)。IC 增加的溶液浓度和酸化 IC 的 pH 值造成细胞的功能异常和死亡。
  - ■ 解冻和组织愈合：
    - • 被动的组织回暖通过以下机制导致细胞损伤：①再晶体化和细胞内外冰晶的共同作用，加剧了渗透性损伤；②微循环功能障碍和充血性血管损伤。
    - • 与回暖同时发生的是反应性炎症，并伴随组织修复和纤维化，结果是边界清晰、成熟的病变。
- ○ 影响损伤病变大小的因素：
  - ■ 温度和时间——达到稳态前的更低冷冻温度和延长冷冻时间，则增加损伤大小。
  - ■ 电极大小——随电极加大，冷冻损伤扩大。
  - ■ 电极指向——由于增加消融电极和心肌组织的接触，电极的平行指向增加损伤大小。
- ○ **冷冻消融与 RF 消融的比较**
  - ■ 可逆性的抑制：
    - • 对于冷冻消融，由于低温波前由导管头端向周围组织向心性的扩布，一定时间的可逆组织抑制肯定早于不可逆的组织破坏。应用较温和的冷冻温度和(或)较短的消融时间有利于评价靶病变(“有效性标测”)位置的临床效应，并且确认靶点并不引起临床不良结果(“安全性标测”)。
    - • 对于 RF 消融，尽管 RF 电流停止，温度的潜伏作用或连续的热扩散到较深层组织的作用限制了 RF 消融的“可逆性”。
  - ■ 导管的贴靠力：
    - • 冷冻消融与冷冻介导的导管贴靠到靶组织有关，它需要更多的精准导管定位而排除了由导管移位造成附带损伤的危险。
    - • RF 消融与“涂抹效应”有关，由于心脏和呼吸运动，其 RF 能量是加到靶点和其周围的非靶点组织的。它增加了消融病变的大小而引起较大的附带损伤的危险。
- ○ **消融病变的特征**
  - ■ 与 RF 消融比较，冷冻消融的病变是：
    - • 直径较小且病变深度一致。

表 1.5　冷冻能量的潜在优点

优点	临床作用
传导系统抑制的可恢复性	“安全性标测”具有较低的意外发生 AVB 的风险
	“有效性标测”可预示成功消融的靶点
心脏组织的贴靠	降低损伤相邻组织结构的风险
	在冷冻过程中可以给予程序刺激
界限清晰和均匀的消融病变	较少发生心律失常
超微结构完整性保留	降低血栓和栓塞风险
	降低心壁穿孔和肺静脉狭窄风险
减少患者在消融过程中的不适	较大的舒适性
	较少的镇静药

- 密度和纤维化均匀，与正常心肌有较好的分界。
- 由于成纤维细胞和胶原纤维对低温的恢复能力，超微结构完整性得到保留。
- 内皮表面的破坏程度较轻。

脉冲式电场的消融（电场分布）

- ○ 消融病变的形成
  - ■ 电场分布通常是由高电压区域通过直接电流在 2 个或多个电极间的传递而构成一个电场的过程。
  - ■ 暴露于脉冲式电场的组织诱导了横跨体液双层的充电，其引起气孔的形成。
  - ■ 依赖于所加的电场，其组织效应是变化的，其变化取决于脉冲持续时间、电压、频率和极性。
    - 低密度电场引起可逆性的短时气孔形成（可逆的电场分布），它可致药物或基因传递，但不损害细胞活性。
    - 较高强度的电场可致细胞膜弥散性的破坏性改变，它可因抗心动过速起搏（ATP）的缺乏和细胞内钙浓度的增加而引起凋亡式的细胞死亡。
    - 极高强度的电场引起磷脂双侧结构的碎裂和细胞坏死。
  - ■ 与 RF 和冷冻能量不同，电场分布效应是组织选择性的，并不依赖于与组织接触。
- ○ 消融病变的特征
  - ■ 在所有检查中，典型的脉冲式电场消融病变都是不可见的。
  - ■ 在显微镜下的病变边界是清晰的，伴有肌纤维的破坏和炎症，但是没有凝固性坏死。结构性的基质/结缔组织似乎已被保留，伴有仅限于肌肉破坏的损伤。

心腔内超声心动图

- 心腔内超声心动图(ICE)的优点：
  - 容许消融过程中实时评价心脏解剖。
  - 在相关解剖结构下指引导管操作。
  - 减少患者和医生的 X 线透视。
  - 利于较早发现并发症(如心包渗出)。
  - 可以在清醒的镇静状态下操作。
  - 排除了食管创伤的风险。
- 相共阵 ICE 系统
  - 临床上广泛使用的 ICE 系统大多数为相共阵系统(不是辐射状的)。
  - 单 64 晶体的探头镶嵌在 8-Fr 或 10-Fr 的导管上。
  - 产生 90°楔形成像,与经胸壁或经食管超声心动图相似,并由探头所在心腔发出。
  - 可用于近场和远场成像(投射深度达 15cm)。
  - 可调弯导管可以探查 4 个方向(右、左、前、后)。
  - 连接具有全范围成像能力的标准超声心动图机，包括多普勒（彩色、脉冲和连续)。
- ICE 成像
  - 一般习惯,成像指向探头的近端(如竖井般),并在成像切面的左侧,以及指向探头(头端)的远端,并在成像切面的右侧。
- 插入超声导管
  - 股静脉入路最常用,ICE 可用任何静脉入路。
  - 由于这些导管较大和硬度大，因此操作时要格外小心。在术者有足够的经验之前,导管插入应该在透视下进行;然而,定位只能由有经验的术者在无透视情况下操作。
  - 如果在非透视下,由股静脉推送导管到心腔时,保持静脉壁和管腔的可视很重要。
    - 如果在导管前端看到超声源(白色)空间,导管则不能向前推送。
    - 可以后撤和轻柔的回弯或反弯,直到可以看到静脉腔和静脉壁。
  - 特别注意,必须要给患者准备起搏和除颤导线。
- 由右心房得到的标准切面
  - “基本位”(最常用的基本切面)。
    - ICE 导管放置于右心房中部。
    - 置于中间位的探头(不打弯)面向三尖瓣。

- 该位置提供 RA、三尖瓣(TV)、RV 和主动脉瓣的成像。
  - 无冠瓣(NCC)紧靠近探头,并定位于膜部间隔和希氏旁区域。
  - 右冠瓣(RCC)距离探头最远,并且直接向后定位右心室流出道(RVOT)和肺动脉瓣。
- 多普勒。
  - 彩色血流可用于评估三尖瓣反流。
  - 连续波多普勒可用于评估 RV 收缩压。

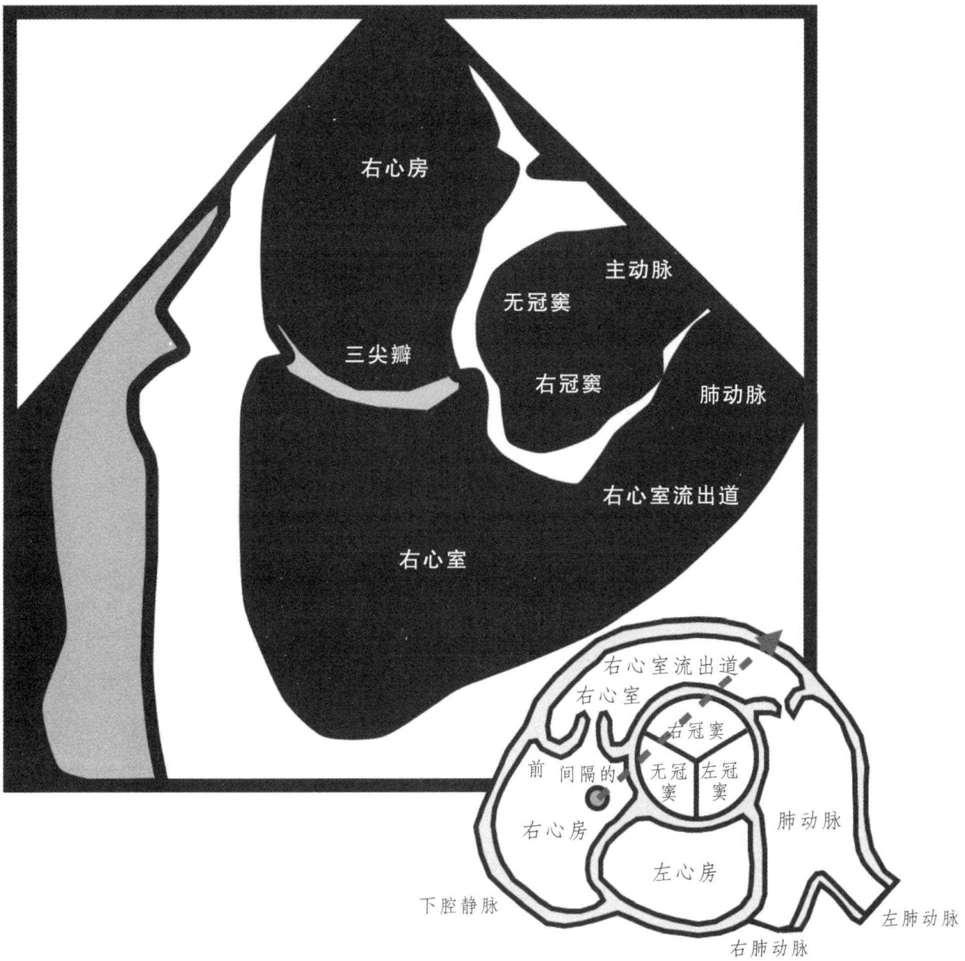

■ 通过“基本位”,不用导管打弯的顺时针旋转可用以评价靠近的其他心脏结构。

- 由“基本位”轻轻地顺时针旋转可以看到左心室(LV——NCC 以下的后面)、左心室流出道(LVOT,长轴)和冠状窦(CS)开口。
  - 彩色多普勒可以用来评估主动脉瓣狭窄或反流。
  - 连续顺时针旋转可见到房间隔、LA、MV、左心耳(LAA——前)和 CS(后)。
  - 彩色多普勒可用以评估二尖瓣反流。

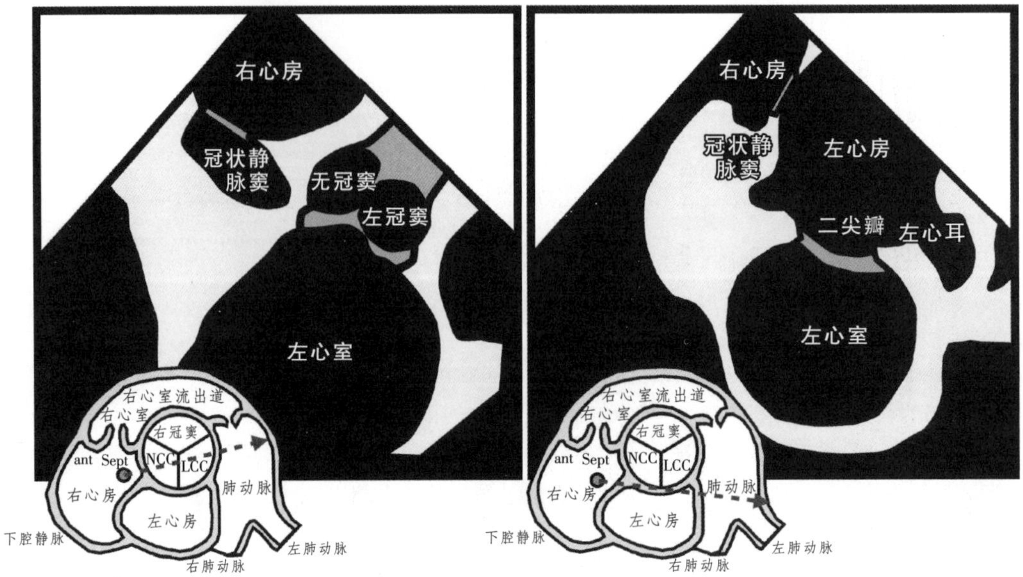

注:ant,前;Sept,间隔的;NCC,无冠窦;LCC,左冠窦。

- 进一步顺时针旋转可见到 LA 和肺静脉(PV),开始是左上 PV(上和前),然后是左下 PV(下和后),再后依次是 LA 后壁和食管、降主动脉、右下 PV(后和下,可以轻轻向前微微推送导管),最后是右上 PV(上和前)。

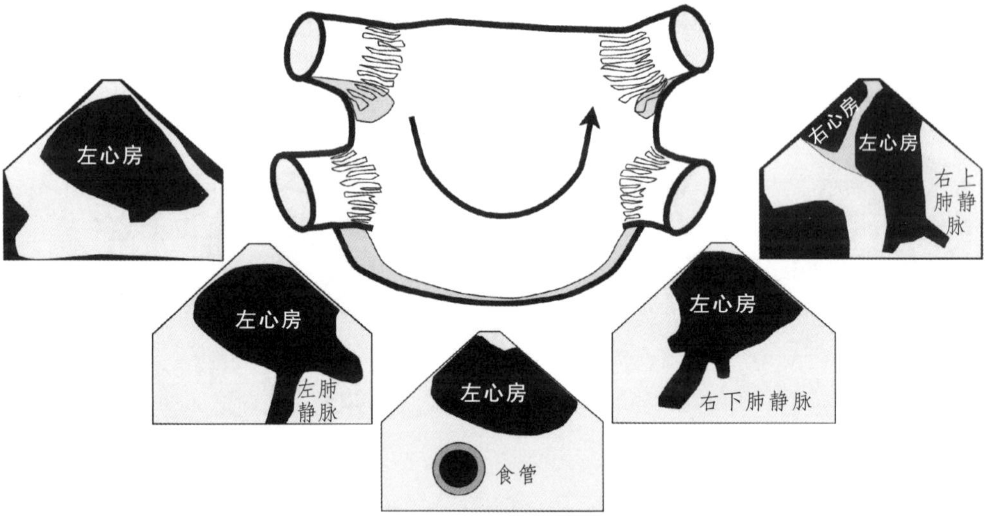

■ 进一步顺时针旋转可见RA结构，开始是RA后部。在此位置，轻轻向后偏移可见SVC。继续旋转可见界脊(CT)和右心耳(大多是RA侧的前面)。

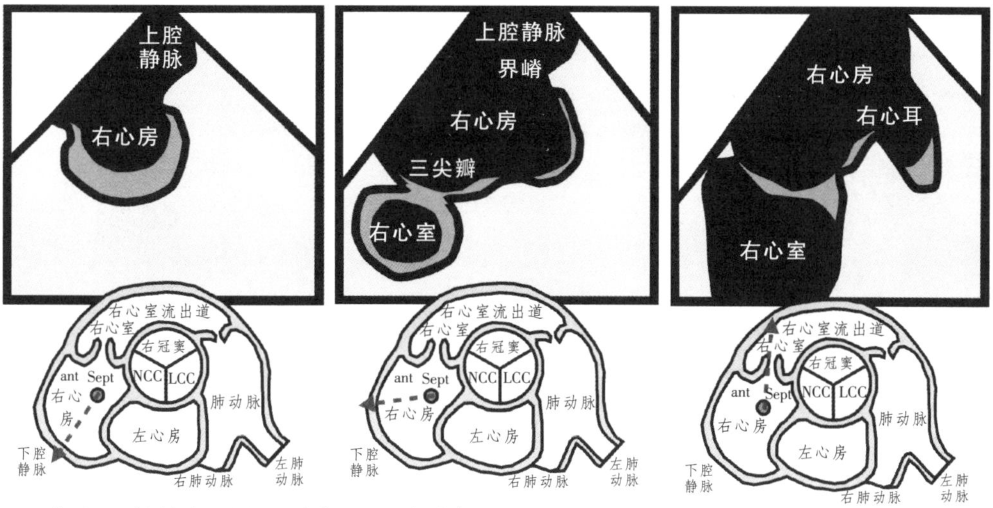

注：ant，前；Sept，间隔的；NCC，无冠窦；LCC，左冠窦。

○ **由右心室得到的标准切面**

■ 进入RV。
- 通过常规位切面观，当见到三尖瓣时导管向前打弯，然后轻轻推送导管进入RV。
- 注意：在操作者没有足够的经验之前，应该在透视观察下将ICE导管推入RV。
- 一旦导管进入RV，应该将导管弯放开。

■ 下部RV切面观可以见到RV腔内结构、节制带和RV乳头肌的特征(下图中1)。

■ 通过RV切面观，顺时针旋转可以显像LV。
- 首先，可获得间隔和LV心尖部的切面，它可用于发现LV心尖部血栓(下图中2)。
- 第二，获得LV长轴切面，则可见下壁和前壁，包括后中乳头肌(PM——下图中3)。
- 再度顺时针旋转可以见到间隔和侧壁，以及前侧乳头肌(AL——下图中4)。
- 继续顺时针旋转可见二尖瓣环结构装置，并可见LA(下图中5)。
- 其后，可见到左心室流出道切面，随之进一步旋转可见主动脉根部的短轴观(RCC、LCC、NCC)、LAA(肺动脉的前侧和左侧)和左上PV(下图中6)。
- 继续顺时针旋转可成像肺动脉和主动脉(下图中7)，随后可见RV侧壁并返回初始位(下图中8)。

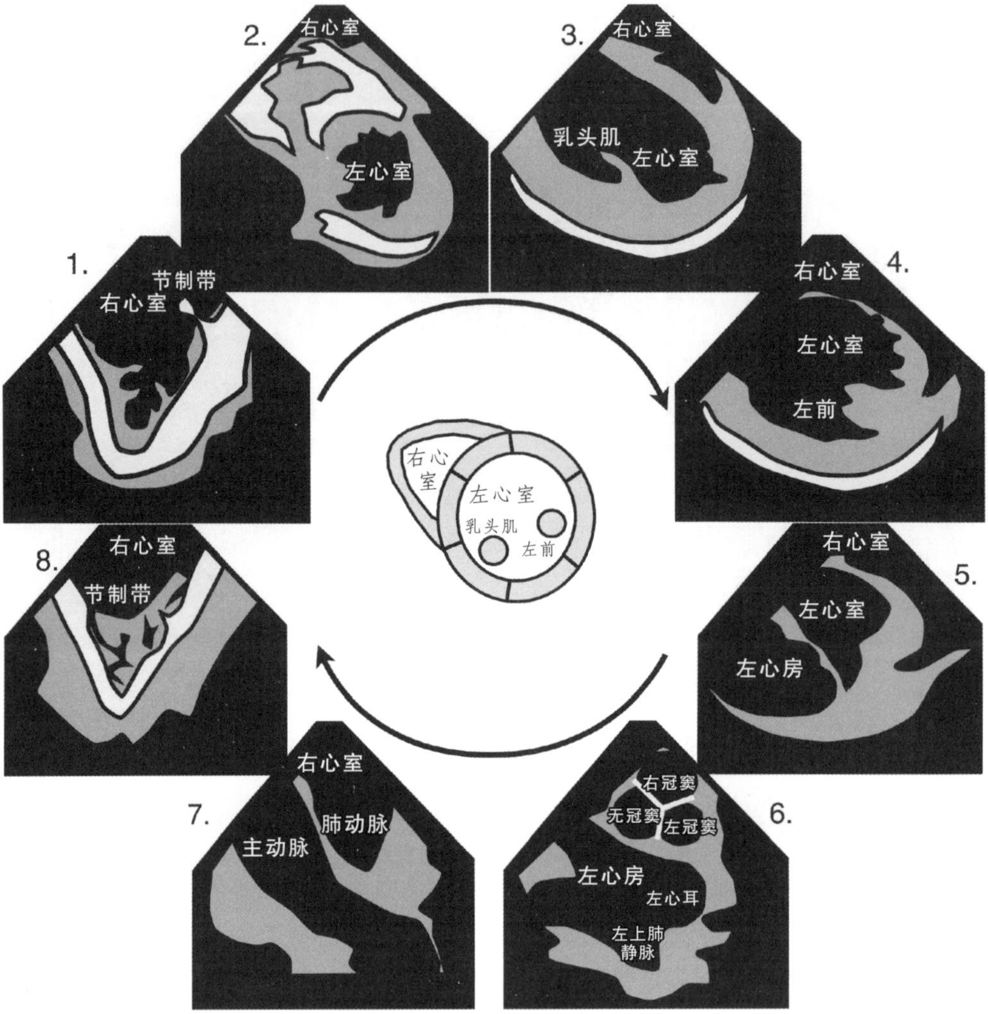

1.
节制带
右心室
2.
右心室
左心室
3.
右心室
乳头肌
左心室
4.
右心室
左心室
左前
5.
右心室
左心室
左心房
6.
右冠窦
无冠窦
左冠窦
左心房
左心耳
左上肺
静脉
7.
右心室
肺动脉
主动脉
8.
右心室
节制带
右心
室
左心室
乳头肌
左前

○ **左心耳显像**

- 可从 RA、RV、肺动脉、冠状静脉窦，或左上 PV 开始操作。
  - RA 和 RV 的成像在探头远离 LAA 时是受限制的。
  - CS 成像受穿孔风险和操控能力的限制。
  - 较好的可视成像质量(如较好的肌小梁梆节和血栓的分辨能力)使得 PA 和左上肺静脉(LSPV)的成像更为理想，包括可以对 LAA 长轴成像。
  - ICE 导管进入 PA 是比较困难的，应该由有经验的操作者进行。

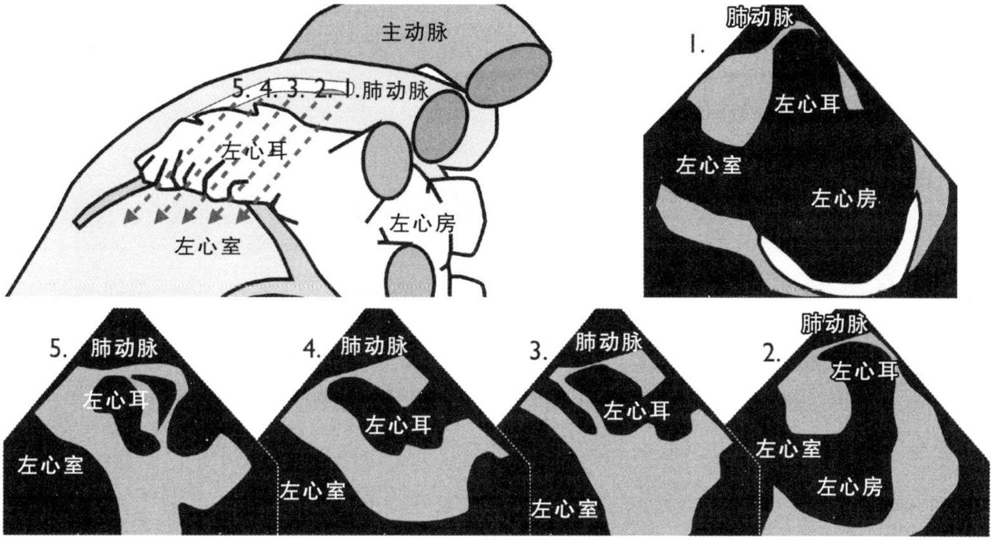

第 2 章

电生理学研究和操作

电生理检查

适应证

- 对可疑有窦房结功能异常的患者进行窦房结功能的评估。
- 对希氏束-浦肯野系统阻滞为可疑症状原因的无症状患者的评估。
- 对窄 QRS 综合波快速性心律失常患者的评估。
- 对临床分析后诊断不清楚的宽 QRS 波心动过速患者的评估,依此来校正患者诊断。
- 对 W-P-W 综合征患者的评价。
- 对不能解释的晕厥,包括可疑结构心脏病和一般评价后仍不可解释的晕厥患者的研究。
- 对无急性心肌梗死(MI)证据患者或急性期后超过 48h 的心脏骤停存活者的评价。
- 对无病因证据的心悸和不适宜快速脉搏患者的评估。

并发症

- 基于操作过程的并发症类型和其发生率(表 2.1)。
  - 房性心动过速或心房扑动消融的并发症发生率为 4%~5%。
  - 房室交界消融的并发症发生率为 2%~3%。
  - 房室结折返性心动过速的房室交界改良消融的并发症发生率为 3%~4%。
  - AP 消融的并发症发生率为 2%~4%。
  - 室性心动过速消融的并发症发生率为 5%~8%。

表 2.1　与各种诊断和治疗过程有关的并发症

并发症	诊断	消融
死亡	<0.1%	0.3%
入路位置的并发症	0.2%	0.6%
栓塞(体循环和脑栓塞)	<0.1%	0.2%~0.5%
心肌缺血或梗死	<0.1%	0.1%~0.2%
需植入起搏器的 AV 阻滞	<0.1%	0.5%~2.0%
心包积液(血)	<0.1%	0.3%~2.0%
心包压塞	<0.1%	0.2%~0.7%
心包炎/胸痛	<0.1%	<1.0%
静脉血栓形成	0.5%~1.0%	0.5%~1.0%
大的出血	<0.1%	0.2%~0.7%
起搏器电极导线移位	<1.0%	<1.0%
气胸	0.1%	0.1%
合计	1.0%	3.0%

标准的导管放置

高位右心房

- 使用包括约瑟夫森或科纳德形状的导管。
  - 四极导管用于同时的刺激和记录需要。
- 建议的定位是 SVC 连接部的高侧后壁,该位置接近窦房(SA)结传出的位置。
  - 如果难于放置的话,可以利用右心耳(前)。
  - 技术:在前后投照位,向高位右心房(HRA)推送并向后旋转导管。
- 记录时要记住:
  - 除极波前到达心房肌细胞至 RA 上部的相应电图。
  - 电图的定时是紧邻体表 ECGP 波的起始。

右心室

- 使用包括约瑟夫森或达马托形状的导管。
  - 导管应是四极的,以同步刺激和记录,或双极的(获得 ECG)。
- 推荐的定位是右心室心尖部(RVa)。
  - 在较为困难的情况下应用 RVOT,或 RVOT 用于需要双位置起搏时。
  - 技术:在后前或右前斜(RAO)投照位,推送导管至 RVa。

- ○ 在记录时要记住：
  - ■ 在信号激动希氏束-浦肯野系统后 RV 除极相应的电图。
  - ■ 电图的定时紧邻体表 ECG 的 QRS 波的起始。

希氏束导管

- ○ 使用包括约瑟夫森或科纳德形状的导管。
- ○ 通常在 LAO 投照位时接近三尖瓣(TV)环的 1~2 点钟位置可获得大的希氏束 EGM。
  - ■ 技术：在后前投照位和 RAO 投照位向前-向上跨过三尖瓣，然后轻轻顺时针旋转并后撤导管定位且保证间隔贴靠。
- ○ 记录过程中要记住：
  - ■ 在靠近房室结(AVN)的低位 RA 细胞除极相对应的心房 EGM。
  - ■ 在 EGM 兴奋 AVN 后，近端希氏束-浦肯野系统除极相关的希氏束 EGM。
  - ■ 在房室结附近心室肌细胞除极相对应的心室 EGM。
    - • 因为间隔是首先激动的区域之一，所以 EGM 的定时是紧邻体表 QRS 波的起始。
- ○ 警告：
  - ■ 不适宜的心房 EGM 可引起：
    - • 由于记录到了右束支电位而低估 HV 间期。
    - • 误判 AVN 和主动脉根部的位置。

冠状静脉窦

- ○ 多极导管(8~10 极)用于记录 LA 激动顺序。
- ○ 定位依赖于所采用的入路：
  - ■ 下入路径。
    - • 导管跨过 TV 并向下方打弯，随之后撤并顺时针旋转导管直到记录到心房和心室相等大小的 EGM。一旦导管进入到冠状静脉窦(CS)口，放开导管的弯并继续顺时针旋转而使导管头端转向向上走行而进入 CS 之内。
  - ■ 上入路径。
    - • 导管横跨 TV 并向 IVC 后撤，此时加以顺时针旋转直至记录到大小一致的心房和心室 EGM。
  - ■ 放置导管的困难可能包括：
    - • 不能将导管插到 CS 开口。
    - • 由于瓣的影响不能将导管推送至 CS 远端。
    - • 反复的导管移位，可考虑用支撑鞘(SR0 或 KL2)或转为上入路。
- ○ 当记录时要记住：
  - ■ 邻近二尖瓣环的 LA 细胞除极相对应的心房 EGM。

- 邻近二尖瓣环的 LV 细胞除极相对应的心室 EGM。
- 警告：
  - 如果 CS 导管太靠近端，由于在中间的 CS 双极位置越过 CS 开口而激动较早，则会出现假性中线激动的 V 字形激动形式。
  - 如果 CS 导管太过远端，由于前后间隔的激动，前近端 CS 先于中位 CS 激动而出现反 V 字形的激动形式。

基本传导间期的测量

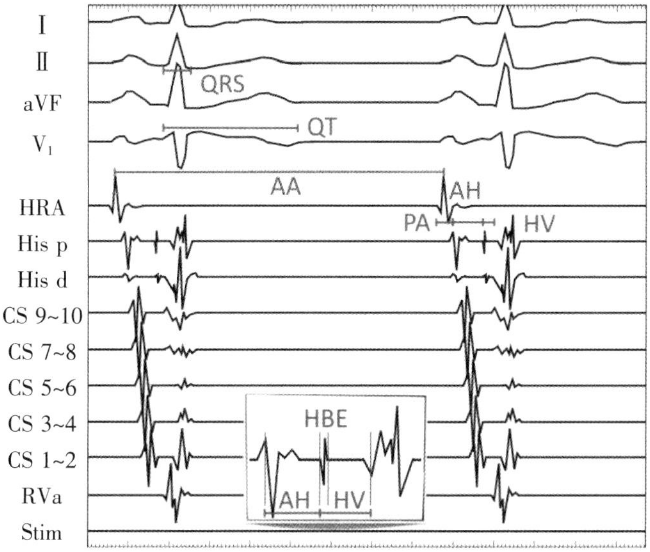

传导间期
PA：25~55ms
AH：55~125ms
HBE：<30ms
HV：35~55ms
窦房结功能
最大 SNRT：≤1.5s
CSNRT：<550ms
最大 TRT：≤5s
SACT：50~115ms
不应期
心房 ERP：180~330ms
房室结 ERP：250~400ms（前向）
房室结 FRP：330~550ms
心室 ERP：180~290ms

周长

○ CL 是每一个有效心搏之间的时间长度，通常以毫秒测量（算）。

PA 间期（正常：25~55ms）

○ PA 间期是心房内传导时间的估测。

- 它代表激动由窦房结区域向 AVN 区域传播的时间。
- PA 间期是测量任一导联上最早的心房激动（体表 P 波或最早的心房 EGM）至希氏束导管上心房 EGM 快速电位偏移起点。

AH 间期（正常：55~125ms）

○ AH 间期是对 AVN 传导时间的估测。

- 它代表脉冲由低位右心房经过 AVN 至希氏束的时间。
- AH 间期是在希氏束导管上测量最早快速心房偏移电位起点（低位右心房除极）和希氏束 EGM 起始之间的间期。

- AH 间期由于受自主神经的影响可以发生约 20ms 的变化。

希氏束电图(HBE)时程(正常:<30ms)

- HBE 是希氏束激动所需要的时间。
  - HBE 是测量 HBE 的起点至终点。
  - 微小的延迟可以是 HBE 的顿挫,明显的延迟则出现 HBE 的分裂。

HV 间期(正常:35~55ms)

- HV 间期是激动由希氏束经过希氏束-浦肯野系统到达心室肌所需要的时间。
  - HV 间期是测量 HBE 的起点到最早心室激动(体表 QRS 或心室 EGM)的时间。

PR 间期

- PR 间期是 PA 间期、AH 间期和 HV 间期的总和。

QRS 时程(正常:<120ms)

- QRS 时程是心室激动发生所需要的时间。

QT 间期(正常:男<440ms,女<460ms)

- QT 间期是心室除极和复极发生所需要的时间。

不应期

- 在心脏除极后,期间不能够被再次除极的时间被定义为不应期(通常是由细胞动作电位的 0 位相至 3 位相晚期)。
- 随着联律间期的逐渐缩短,可见到 3 个特征性的不应期。

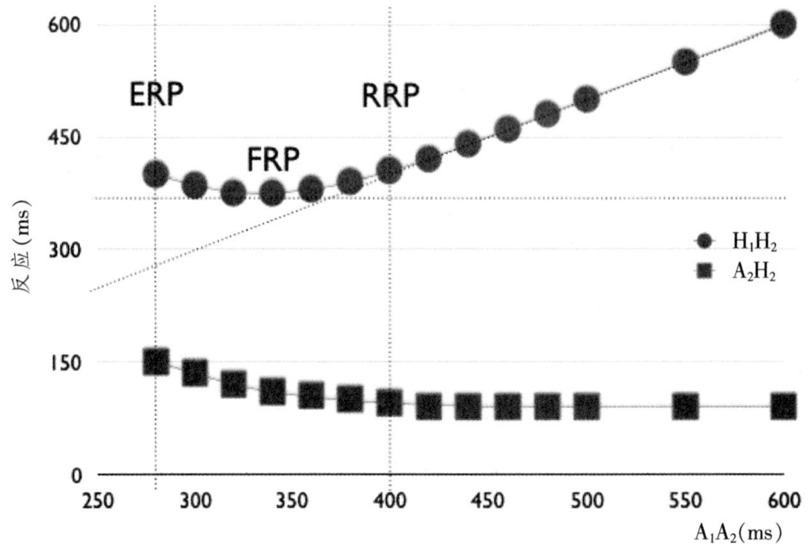

相对不应期(RRP):“变化”

- 伴随输入刺激的联律间期持续递减,在输入刺激(如 S_1S_2)和相对组织反应,或输出(如 H_1H_2 或 A_2H_2)之间最初存在稳定的关系。
- 伴随逐渐缩短的联律间期,输出刺激联律间期的进行性缩短,组织反应发生了变化;然而,反应的幅度减小。
- 输出间期不同于输入间期的点被定义为 RRP。
- RRP 是减慢的或递减的传导开始的点。
  - 递减传导:逐渐缩短刺激联律间期引起传导速度减慢。
    - 递减传导可以见于依赖“缓慢”内向除极钙电流(如房室结)的组织。
    - 浦肯野纤维依赖于“快”钠通道,几乎不引起递减。
    - 心肌(心房和心室)有微弱的递减特性。
  - 减慢是指在刺激信号和组织 EGM 之间的延迟。
    - 当较短联律间期的刺激可影响邻近心肌不应期时,可以见到减慢现象。

功能不应期(FRP):“最佳”

- 当“输入”联律间期逐渐缩短时,组织反应发生变化,从而达到最佳传导间期(如最短联律间期)。
  - 从功能上看,这是对组织输出量的定量测定(传导速度和不应期)。
    - 它定义了组织或结构能够产生输出的低限。

有效不应期(ERP):“脱失”

- 此后间断的输入联律间期可引起逐渐“变差”的组织传出至 ERP。
- ERP 定义为脉冲刺激不能侵入组织的最长联律间期(例如,如果脉冲刺激稍微延迟一点,即可以传导)。
  - ERP 在动作电位 3 位相的后 1/3 出现。

不应期的评估

递增起搏

- 起搏是在较患者自身心律稍快一点的频率下进行。
  - 起搏 CL 逐步递减直到阻滞点或最小周长。
- 确定一下参数:
  - 文氏 CL(WCL),即当 1:1 传导停止时。
  - 存在或不存在逆向心房激动(如果是心室起搏)。
  - 逆向心房传导顺序(向心性的或非向心性的)。
  - 阻滞部位(AH 或 HV)。

递增性心房起搏导致递减传导

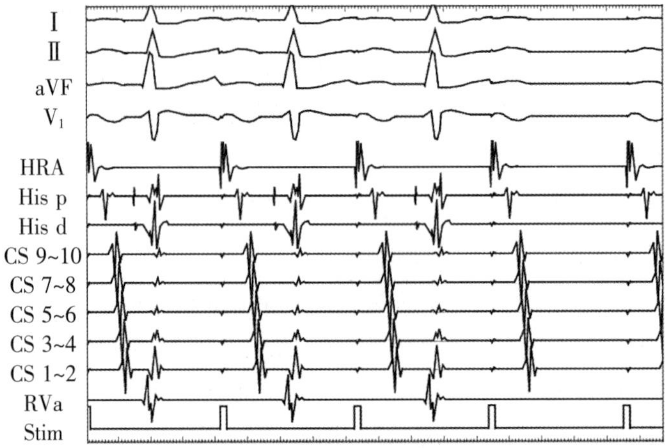

当心房起搏 CL 逐渐缩短时，AVN 传导在最终出现阻滞前是递减的（第二个至最后一个）。

潜在的四个时相

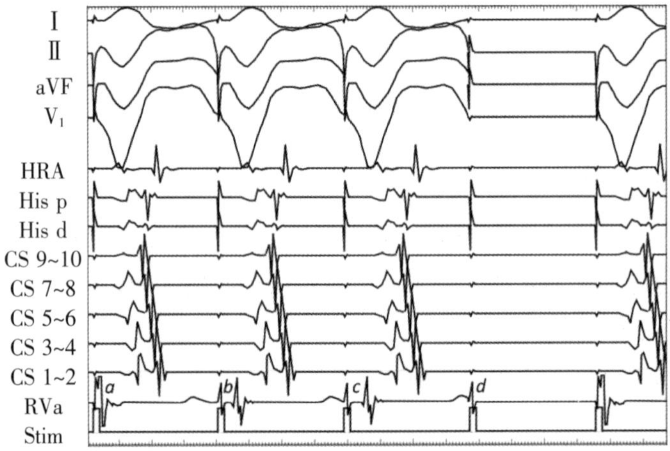

在心室起搏中，没有起始延缓（a. $V_1V_2=S_1S_2$）。当起搏波动（或额外刺激）开始遇到心室肌的不应期时，可以见到在起搏刺激（S）和发出 EGM（V）之间的延迟（$V_1V_2>S_1S_2$）。因此，当随后出现组织不应期时（d. No V_2），可见到更为明显的延缓（c. $V_1V_2>>S_1S_2$）。

额外(期外)刺激

- 用以诱发和评估的期外刺激技术如下：
  - 在一组固定周长的脉冲(8 个 S_1)刺激后以固定的联律间期给予 1 个或多个期外刺激(S_2 和 S_3 等)。
  - 典型的是 8 个 600ms 周长的串刺激(S_1)和 580ms 的 S_2 刺激。
  - 刺激的联律间期(S_2)以 10~20ms 减少直到 200ms 或达到不应期。
  - 增加的期外刺激(S_3、S_4 等)能够以此方案给予。
  - 注：不应期必须在至少 2 个基础 S_1 周长(根据基础心率，如 600ms 和 400ms)后测定。
- 对下列的评估做出解释：
  - 顺向不应期。
    - AVN 有效不应期(AVNERP：正常 250~400ms)。
    - 心房有效不应期(AERP：正常 180~330ms)。
  - 逆向不应期。
    - 室房不应期(逆向 AVNERP 或 VAERP)。
    - 心室不应期(VERP：正常 180~290ms)。

利用期外刺激技术的递减房室传导

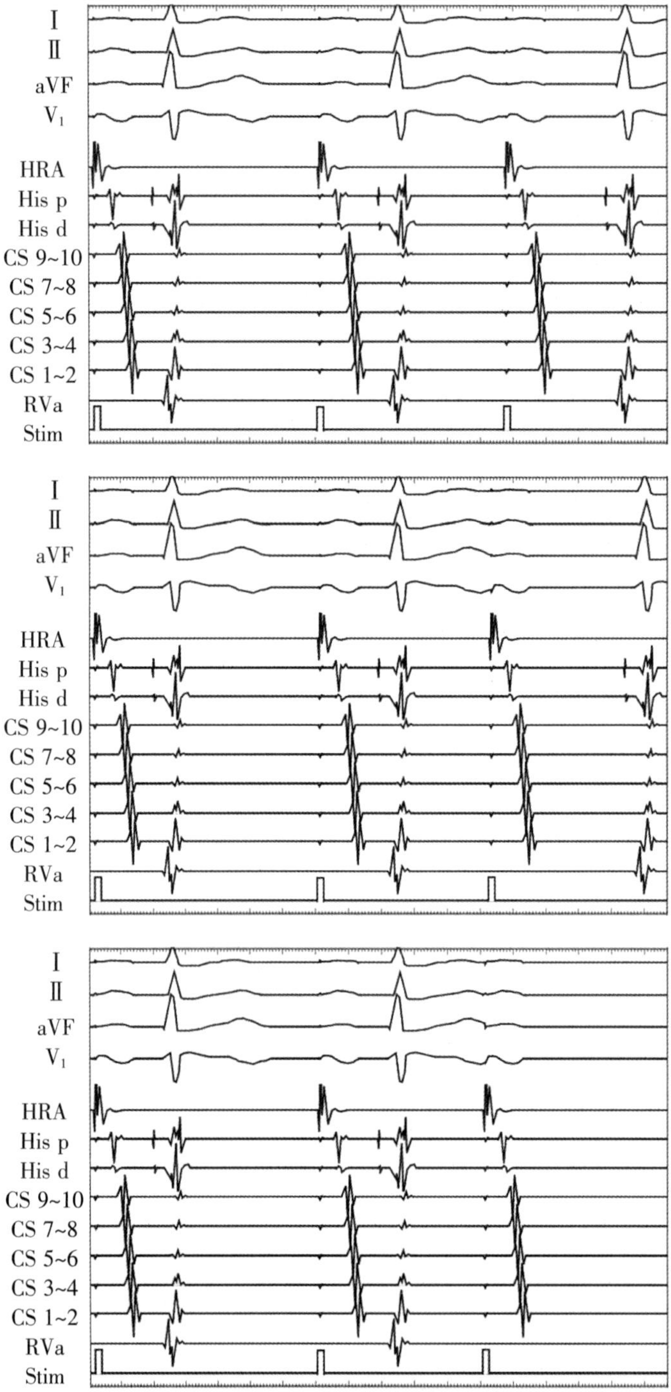

使用稳定的驱动串刺激(S_1)，以逐渐缩短的联律间期引入期外刺激(S_2)。AV 传导递减开始在 AVN，从而引起 AH 延长。随着联律间期缩短，最终在房室结水平发生 AV 阻滞(如没有希氏束除极的传导阻滞)。

利用期外刺激技术的递减房室传导

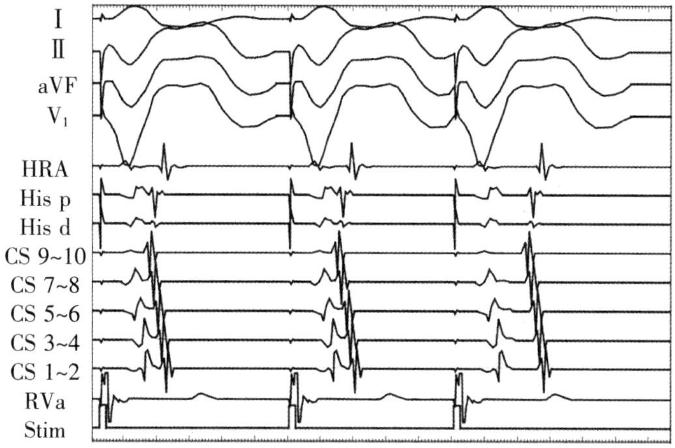

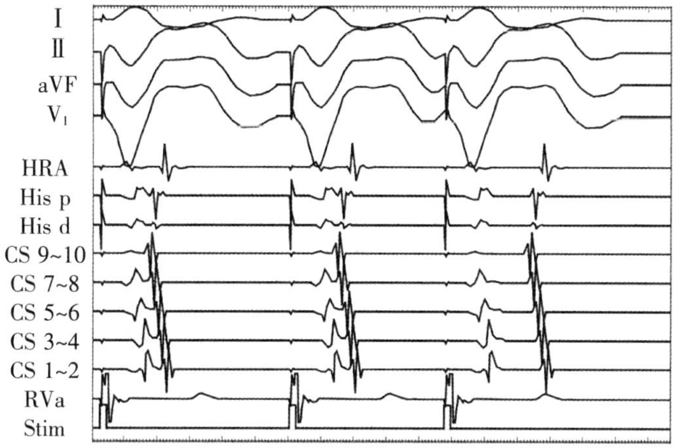

使用稳定的驱动串刺激(S_1),以逐渐缩短的联律间期引入期前刺激(S_2)。随着 S_1S_2 联律间期的逐渐缩短,表现为 VA 间期逐渐延长,即描述为 VA 传导经过 AVN 递减传导。

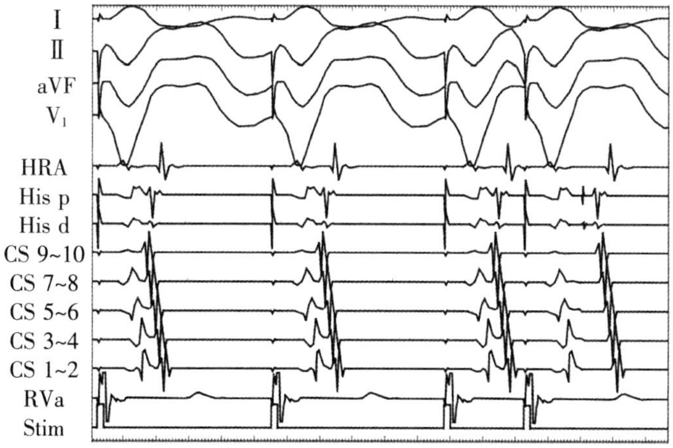

与本图的第二幅相反,这幅图的传导延迟发生在希氏束-浦肯野系统而不是 AVN(因为所见到的延迟发生在 V_2H_2)。

传导曲线

- 该技术可用于评价顺向和逆向传导曲线。
  - 顺向传导曲线。
    - 低位心房 A_1A_2 间期(如在希氏束导管)与输出间期(H_1H_2)。
    - 低位心房 A_1A_2 间期(如在希氏束导管)与 A_2H_2 间期。
  - 逆向传导曲线。
    - 低位心房 V_1V_2 间期(如在希氏束导管)与输出间期(A_1A_2)。
    - 低位心房 V_1V_2 间期(如在希氏束导管)与 V_2A_2 间期。

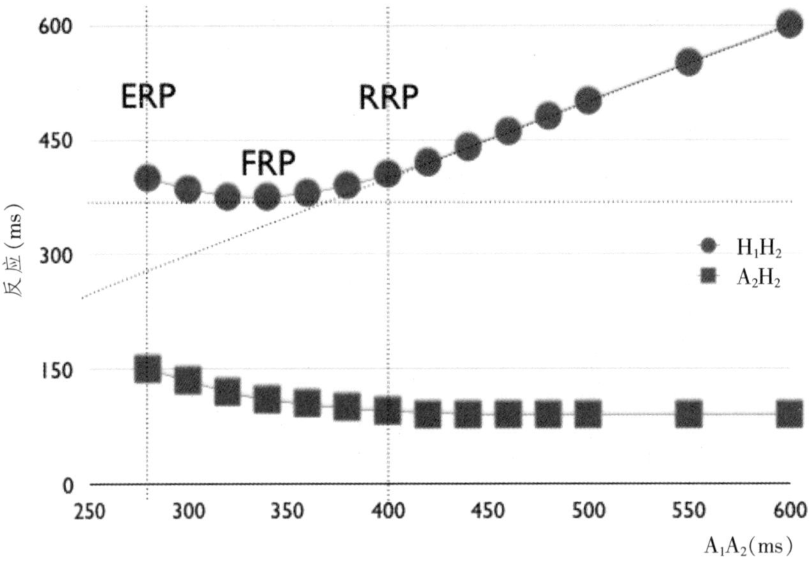

- 正常顺向传导曲线的解释:
  - 随着 S_1S_2 联律间期的缩短,H_1H_2 和 A_2H_2 的稳定关系开始出现。
  - 其后出现:
    - 递减的 AVN 传导,其中随着 A_1A_2 的缩短,H_1H_2 和 A_2H_2 间期逐渐延长。
    - 正常的 HV 间期不表现递减传导的反应,其中由于心房内的传导延迟,在短的联律间期时,随着 S_1S_2 的缩短而 A_1A_2 延长。
- 不连续顺向传导曲线的解释。

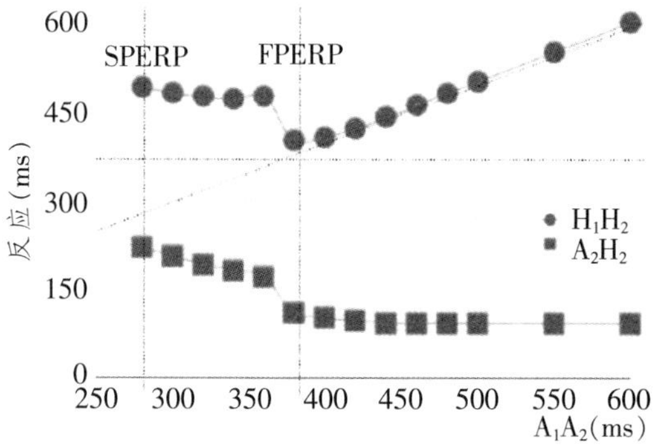

起始部分表现为经过快径路的递减传导，当到达不应期时，在快径路(FP)发生阻滞(FPERP)并“跳跃”至慢径路传导(定义为当 S_1S_2 周长以 10ms 递减时，A_2H_2 或 H_1H_2 间期延长≥50ms)。再次保持递减传导直至慢径路的 ERP(SFERP)。注意：不伴有回波的跳跃现象可见于 30%的患者。

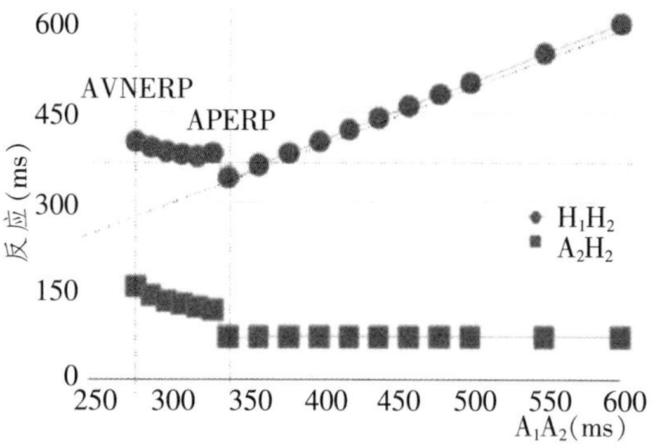

初始部分表现为经过旁路(AP)的递减传导。当达到不应期时，于 AP 发生阻滞(APERP)并转至AVN 传导，再次依然表现为递减传导，直至到达 AVN 的不应期(AVNERP)。注意：可以出现经过 AVN 的递减传导伴经过 AP 的非递减传导，由此可表现逐渐缩小的 HV 间期和更明显的预激。

确定不应期遇到的困难

- ○ 不应期依赖于自主神经张力。
  - ■ 交感神经张力增加可加快传导速度和缩短不应期。
  - ■ 迷走神经张力增加可减慢传导速度和延长不应期。
- ○ 准确评估逆向 AVNERP。
  - ■ 在心室刺激过程中，AVN 接受经过希氏束的传入激动。
  - ■ 依次定义，逆向 AVNERP 为不能由房室结逆向传导至心房的最长的 H_1H_2 间期。
  - ■ 在心室电图上逆向的希氏束电位含混的情况下，以 VA 传导系统的逆向 ERP 作为逆向 AVNERP 较好。
- ○ AVN 传导可以连续到心房组织不应期，因为：
  - ■ AVN 的不应期短于心房 ERP(AERP)。
  - ■ 刺激脉冲的联律间期到达 AVN 时长于 AVNERP，可表现为心房组织有效的传导延迟。
- ○ “裂隙”现象：
  - ■ 刺激脉冲可以在一特定的 S_1S_2 间期发生阻滞，而后在更短的 S_1S_2 间期又重新出现传导，直至最终在更短的 S_1S_2 间期传导消失。
  - ■ 这时可以发生刺激脉冲引发的两个结构顺序发生的 ERP。
    - • 在 S_1S_2，在第 2 个结构处有阻滞(希氏束-浦肯野系统或 AVN)。
    - • 在较短的 S_1S_2，在第一个结构(如 AVN 或心房肌组织)有一个传导延迟，其引起缓慢传导，由此容许脉冲相对晚些(这个点已经恢复)的联律间期到达第二个结构(如希氏束-浦肯野系统或 AVN)。
- 在更短的 S_1S_2,在第一个结构发生传导阻滞。

○ 心律失常诱发:
- ■ 随着刺激脉冲联律间期的缩短,心律失常的危险增加。在 AVNERP 周围进行的期外刺激试验可以受到诱发室上性心律失常的影响。

顺向传导

心房递增起搏

○ 由 HRA 或近端冠状窦(建议该位置),或远端冠状窦(用于左侧心律失常,如左侧的侧壁 AP)。

○ 要确定以下参数:
- ■ 有无预激。
- ■ 逆向 WCL。
  - WCL 定义为 1:1 顺向传导停止的 CL(正常为 350~450ms)。
  - 应该标明 AV 阻滞的定位(AH 或 HV)。

期外刺激试验

○ 应该在两个驱动起搏串下进行(典型的是 600ms 和 400ms)。

○ 确定以下参数:
- ■ 顺向传导曲线。
- ■ 不应期。
  - AVNERP(正常:250~400ms)。
  - AERP(正常:180~330ms)。
    - ▫ 注意:如果在 AVNERP 之前到达了 AERP,则以较短 CL 的驱动串刺激可缩短 AERP 而延长 AVNERP。
    - ▫ 如果在较短的联律间期产生过多的房内传导延迟,可用双期外刺激(S_2S_3)。

解释

○ 正常的现象是:
- ■ 随着 S_1S_2 间期的缩短,H_1H_2 和 A_2H_2 的稳定关系开始出现。
- ■ 随着 AVN 的递减传导,导致 H_1H_2 间期和 A_2H_2 间期出现递增性延长。

○ 不正常的结果包括:
- ■ 不连续的传导曲线。
- ■ 回波搏动。

- 期外刺激导向顺向传导路(如慢径路),然后由逆向传导路(如快径路)返回。
- 回波搏动的存在确定了心动过速基质。
- 必须与房内折返相鉴别。
  - 真性心房回波是中央型的足-头激动顺序(在 HRA 前有希氏束)。
  - 回波的 VA 定时应该与大多数的联律间期相一致。

房室结回波搏动

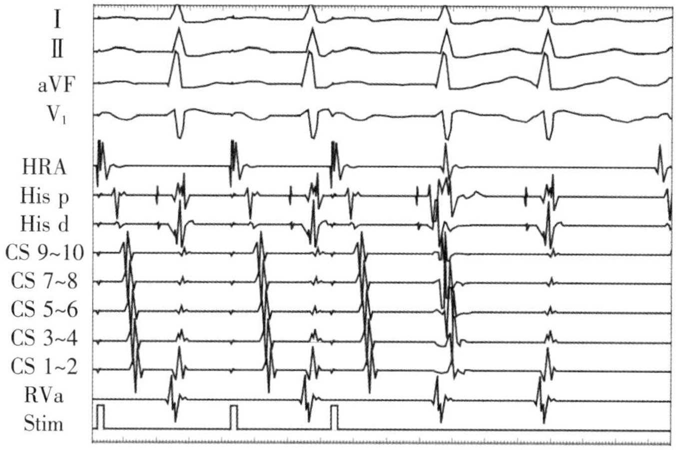

应用稳定的驱动串刺激(S_1),期外刺激(S_2)被导入并以慢径路顺向传导,然后由快径路返回。在这个举例图示中,刺激脉冲向下返回传导至慢径路,并在快径路阻滞前引起一个回波搏动。

逆向传导

- 一般情况下的逆向传导并不像顺向传导那样有效。
  - 逆向传导的阻滞更倾向于发生在较长的周长时。
  - 正常情况下,阻滞最初是发生在希氏束-浦肯野系统。
  - 由于希氏束电位常被心室波模糊掉,因此可能难于确定阻滞水平。

心室递增起搏

- 评价:
  - 存在或不存在逆向心房激动。
  - 逆向心房激动顺序(向心性或偏心性)。
  - 逆向(VA)传导时间。
  - 逆向室房传导的文氏周长(WCL)。
    - WCL 定义为 1:1 逆向传导停止的 CL。

期外刺激试验

- ○ 应该在两个驱动起搏串刺激(典型的是 400ms 和 600ms)下完成。
- ○ 评价：
  - ■ 逆向传导曲线。
  - ■ 不应期。
    - • VA 传导阻滞(逆向 AVNERP)。
    - • 心室肌 ERP(正常:180~290ms)。

解释

- ○ 正常发现是：
  - ■ 即便在药物激发的情况下亦无 VA 传导。

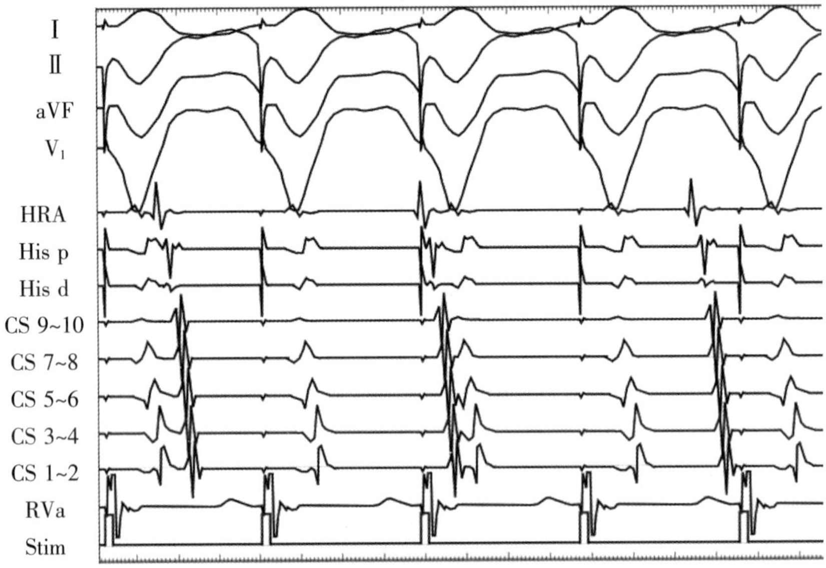

■ 向心性心房激动(中间)。

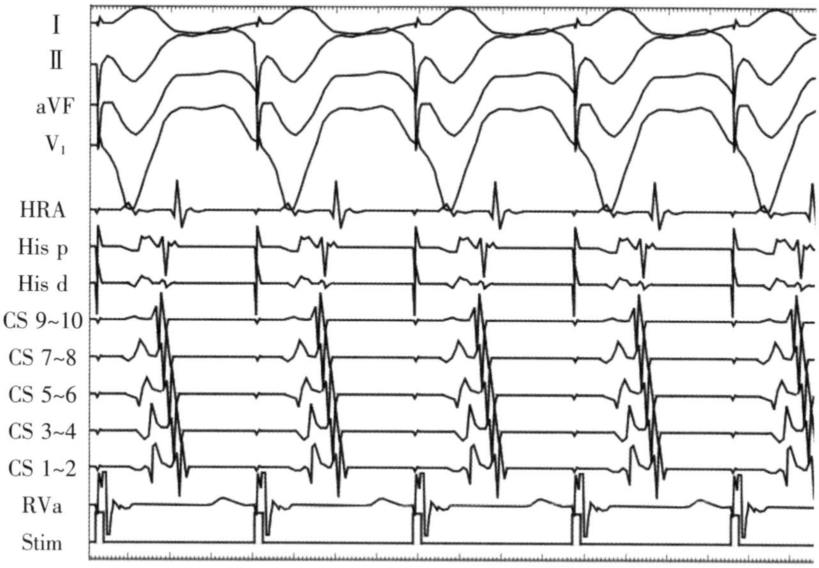

■ 递减的房室传导。

• 随着 V_1V_2 间期的递减，V_2A_2 间期逐渐延长。

○ 不正常的结果包括：

■ 偏心性的心房激动(右侧或左侧游离壁 AP)。

■ 无递减性的 VA 传导。

■ VA 跳跃是由于：

• 房室结的生理学伴随由逆向的快径路至慢径路的跳跃。

• 间隔旁道伴随由旁道至房室结的跳跃(AVNERP<APERP)。

○ 期外刺激后的心室额外波动是由于：

■ 束支折返。

• 逆向 RBBB 可使 S_2 跨过间隔而沿左束支逆向传导，而后再顺向传导至右束支，此时的右束支在 S_2 到达时恢复传导。

■ 心室回波。

• 单向传导阻滞(典型的前支)使得逆向传导经过另一支逆传(如后支)而顺向传导至前支。

■ 重复心室反应。

• 其 QRS 形态相似于起搏时 QRS 波起始部分的 RVa 电图。

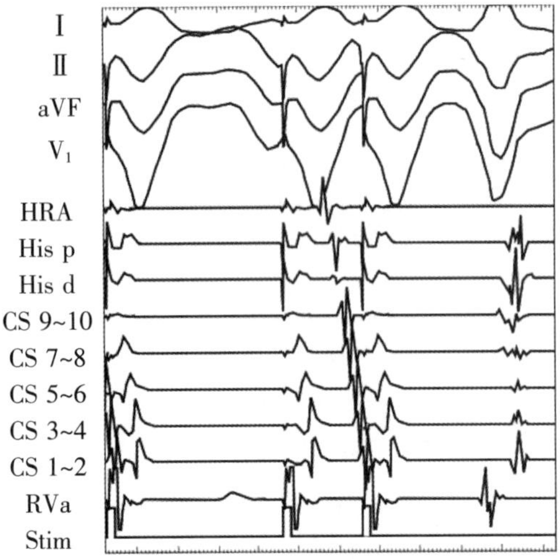

重复心室反应

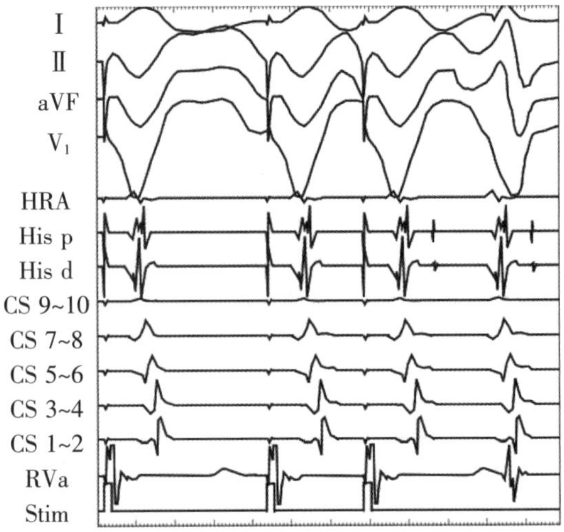

束支折返

解释逆向传导曲线的困难

- 房室结融合和逆传延迟。
  - 经过 AVN 的逆向传导可以掩盖逆向的 AP 传导。
  - 延迟的逆向 AP 传导可能不会被相较于 AP 延迟的经 AVN 逆传激动所掩盖(心房激动由中间型变为偏心型),经过:
    - 逆向期外刺激。
    - 在较短的 CL 起搏。
    - 左侧旁道在左室起搏(如起搏接近 AP 插入点)。
    - 静脉注射腺苷以短时阻滞 AVN 逆向传导。
- 房室结和间隔 AP 具有相似的逆向传导时间。
  - 当逆向传导在 AVN 和 AP 间变换时,则没有跳跃和中间型心房激动的变化。
  - 路径可能不被掩盖:
    - 腺苷(如失败,或诱发 AV 阻滞)。
    - 希氏束旁起搏。
    - 诱发室上速(SVT)并伴有与希氏束同步的心室期前收缩激动的心房激动的前移。
- 逆向 AVN 传导可以由经过快径路的阻滞驱除。
  - 以下可以排除存在 AP:
    - 静脉注射腺苷时出现 VA 阻滞。
    - 希氏束旁起搏。
    - 诱发 SVT,不伴随与 PVC 同步的渐进性心房激动。

心律失常的诱发

心律失常诱发的重要性

- ○ 起始发作时的形式可以提供心律失常机制的线索。
- ○ 诱发可以代表临床发作的心律失常。
- ○ 诱发可用以评价心律失常的血流动力学结果。
- ○ 心律失常的诱发可作为心律失常治疗终点与初始基线的比较参数。
  - ■ 也可以提供评估心律失常终止的方法。

诱发心律失常的技术

- ○ 猝发起搏或递减起搏。
  - ■ 递减起搏至不应期。
  - ■ 在多个位置的较短 CL(接近不应期)的猝发起搏。
- ○ 程序期外刺激。
  - ■ 多位置(心房:HRA、近端 CS 和远端 CS;心室:心尖、心底部和 RVOT)的 1~3 个期外刺激。
- ○ 药物学的辅助,例如:
  - ■ 异丙基肾上腺素 1~4μg/min 静脉输入(可至 30μg/min)。
  - ■ 肾上腺素 0.01~0.1μg/(kg·min)静脉输入。
  - ■ 阿托品 0.5~1mg 静脉注射。
  - ■ 腺苷 6~18mg 静脉注射(最常用于房颤诱发)。

心动过速的观察

- ○ 诱发心动过速后,应该记录下列关键的观察现象:
  - ■ 与临床发生的心动过速的比较。
  - ■ 诱发和终止的形式。
  - ■ 心动过速中心房与心室的关系。
  - ■ VA 时间和心房激动顺序。
  - ■ 其他的观察。

房性心动过速的诱发

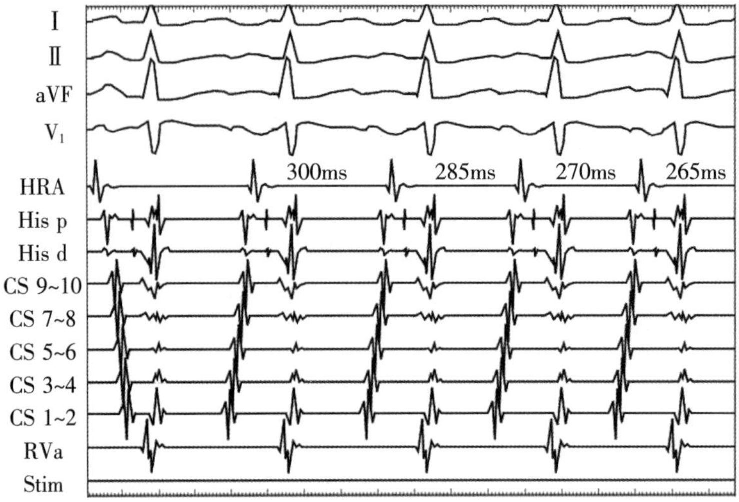

与其前的窦性心律相比，心律失常起始由一个房性期前收缩引导(不同的 P 波形态和房性心动过速)。此后，房性心动过速开始。注意温醒现象的描述，即心动过速的起始表现为心动过速的频率逐渐加快。

AVNRT 的诱发

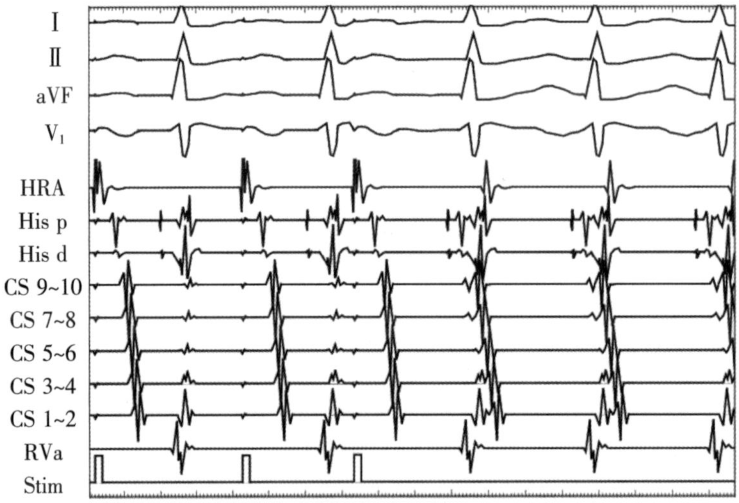

心房期外刺激技术：在驱动串刺激中 HRA 起搏表明，AVN 传导经过快径路。通过 1 个期外刺激，快径路阻滞可以引起“跳跃”至慢径路传导。该脉冲传导至心室并经过已经恢复的快径路逆回心房而形成完整的环路。

逆向折返性心动过速的诱发

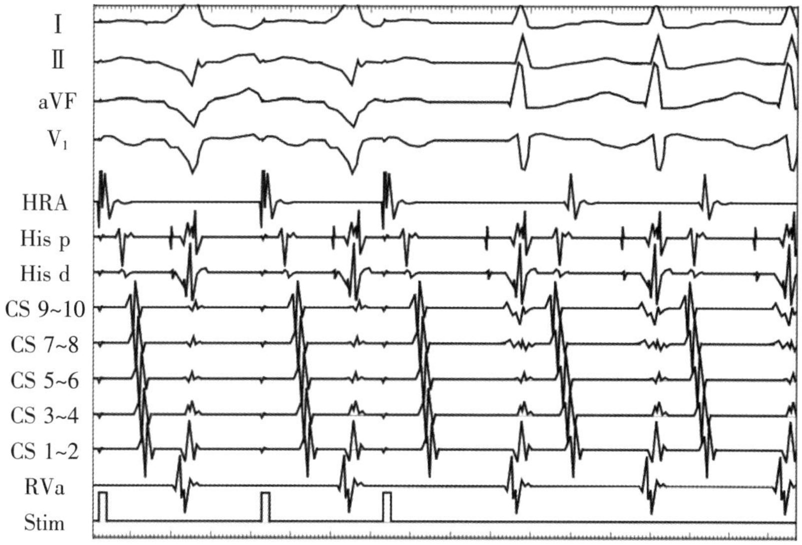

心房期外刺激技术：在驱动串刺激中 HRA 起搏表明来自后间隔 AP 的近乎最大预激。随着 1 个期外刺激，在 AP 发生阻滞，导致跨 AVN 的顺向传导。该脉冲传导至心室并经过恢复的 AP 返回心房而形成完整的环路(最早的 A 位于近端 CS)。

程序性心室刺激

背景

- 心脏性猝死的最常见原因是室性心律失常(VT、VF)。
  - VT 最常见的机制是折返，它常围绕瘢痕发生(如先前有心肌梗死)。
  - 较少见的机制包括触发激动和自律性。

电生理学试验的指征

- 有猝死风险患者的不可解释晕厥的评估。
- 研究和明确其 VT 特征以帮助消融治疗。
- 不明机制的宽 QRS 波心动过速的评估。
- 可以考虑用于非缺血性心肌病的危险分层，如肥厚型心肌病(HCM)、致心律失常性心肌病(ARVC)和 Brugada 综合征。然而，这种应用是有限度的(如具有较高比例的假阳性和假阴性比例)。

原理

- 该技术应用多个期外刺激,从而具有增加强化程序刺激的作用。
  - 通过如下方法可以增加敏感性:
    - 增加期外刺激的数目(3 个或以上)。
    - 在多个 CL 进行驱动串刺激。
    - 多部位心室起搏(典型的是 RVa 和 RVOT)。
    - 递增起搏(如 burst 起搏)。
    - 异丙基肾上腺素输入下的刺激。
  - 增加特异性依靠以下方法:
    - 室速间期>30s(或>10 跳)。
    - 再诱发的形态学特点(单形性的)。
    - 在 1 个或成对的期外刺激下可诱发。
    - 高的试验前可能性。
  - 特异性可由以下诱发:
    - 高的刺激输出(两倍以上舒张阈)。
    - 临床测试前低的诱发概率。
    - 仅可诱发多形性 VT 或 VF。
    - 应用联律间期<200ms 的期外刺激方式。

器械

- 2~4 根导管(2 根 5-Fr 的导引鞘管和 2 根 7-Fr 的导引鞘管)。
  - 右腹股沟:HRA(JSN:7-Fr),RVa(JSN:7-Fr)。
  - 左腹股沟(如需要):希氏束(JSN 或 CRD2:5-Fr),CS(可调弯十极:7-Fr)。
  - 注意:在应用两根导管的研究中,如起搏安排上需要,JSN 导管可移动到希氏束和 RVOT。

操作

- 以 8 个 600ms 的驱动串刺激(S_1)开始,随后给予 1 个期外刺激(S_2)。
  - S_2 联律间期以 10ms 逐渐递减至 200ms,或到达心室不应。
  - 以 ERP 重新调整 S_2,并在 ERP+50ms 引入第 2 个期外刺激(S_3)。
  - S_3 联律间期以 10ms 逐渐递减至 200ms,或达到心室不应。
  - 在 S_3 的心室不应点,S_2 以 10ms 逐渐递减来扫查舒张期,直至 S_3 重新夺获心室。
  - 反复递减 S_3 和 S_2,直至 200ms 或心室不应。
- 如果无 VT 诱发,此过程可以重复进行:
  - 首先,在 RVa 以 400ms 行驱动串刺激。

- 然后，在 RVOT 以 600ms 行驱动串刺激。
- 最后，分别在 RVa 和 RVOT 以 600ms 和 400ms 刺激基础上加第 3 个期外刺激(S_4)。

○ 如果 VT 仍然没有诱发，考虑以下几个问题：
- 以异丙基肾上腺素(或其他药物，如肾上腺素、阿托品)输注时重复上述过程。
- 递增起搏(bust)。
- 长短周期刺激序列(如 S_1 串刺激后给予长联律间期的 S_2 和短联律间期的 S_3 刺激)。

程序性心室刺激

○ 由 RVa 给予期外刺激试验：
- 刺激试验由 8 个驱动串刺激(S_1)和 1 个期外刺激(S_2)构成。
  - 驱动串刺激和期外刺激间的联律间期逐渐以 10~20ms 递减直至失夺获（心室不应）。
  - 试验至少重复 2 个驱动 CL[400ms、600±(300~350)ms]。
- 双期外刺激在不同驱动 CL 到达心室不应。
  - 当 S_3 递减时，S_2 在 ERP 上方 20~50ms。
- 在不同的驱动 CL 给予 3 个期外刺激直至心室不应。
  - 当 S_4 递减时，S_2 和 S_3 在 ERP 上方 20~50ms。

○ 递增起搏由 8~12 个增快的 350ms 的起搏刺激构成直到心室不应。

○ Bust 起搏由接近心室不应的 5~10 个起搏刺激构成。

○ 如果 VT 不能诱发：重复 RVOT 的诱发过程。

○ 如果 VT 仍然不能诱发：在异丙基肾上腺素输入时(目标心率为 110~140bpm)重复。

○ 注意：增加期外刺激个数和提高异丙基肾上腺素敏感性，但降低特异性(如 20%~30%的正常患者可以由 3 个期外刺激诱发多形性 VT)。

解释

○ 不可诱发(阴性研究结果)。

○ 重复心室反应(无临床意义)。
- 期外刺激后的单个或 3~5 个短阵心室搏动。
- 其简单形态与起搏 QRS 相似，系由于局部心室肌或束支折返。

○ 诱发持续性单形性 VT。
- 不管诱发方式如何，可以认为其是特异的发现(阳性研究结果)。
- 心腔内 EGM 可以显示心房/希氏束 EGM 与心室 EGM 的分离(脱节)。
- 12 导联体表心电图可以获得确认(如果可能的话，与临床的 VT 做比较)。

○ 诱发 VF 或非持续的多形性 VT。
- 认为是非特异的结果，但必须要以 EP 的研究做解释。
- 如果单个或 2 个期外刺激诱发，则特异性较好。

单形性室性心动过速的诱发

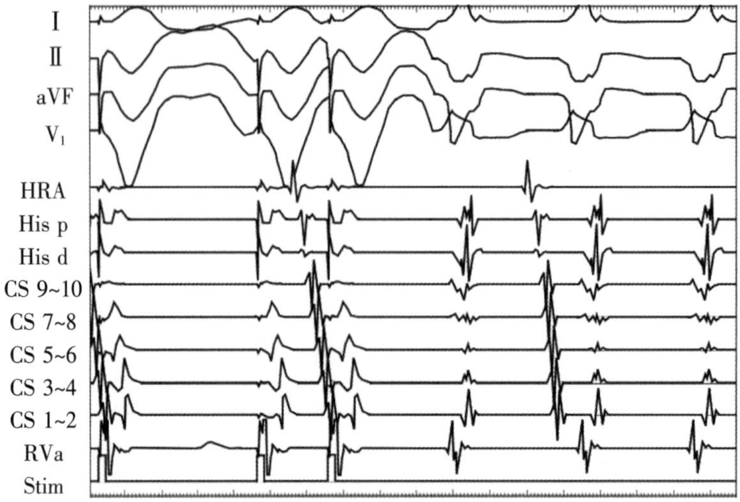

在驱动串刺激中的 RV 起搏并不能代表房室传导的任何证据。随着期外刺激,诱发单形性时速。注意房室分离现象。

心律失常的终止

- 血流动力学的不耐受:紧急同步心脏电复律。
- 血流动力学的耐受性:以短于心动过速周长 10~20ms 的猝发刺激起搏 8~12 次。
  - 注意:越激进的起搏干预,越可能加速心动过速,甚或致其堕入 VF。

心动过速的观察:心房激动顺序

正常顺向激动

- 脉冲由窦房结起始并放射状传导至 RA 和 LA,同时向下传导至 AVN(HRA→希氏束心房 EGM→近端 CS→远端 CS)。
- 在 AVN,脉冲传导延迟以容许机械性的心房排空。
- 脉冲随后由希氏束-浦肯野系统传导至心室,并以典型的形式由心室间隔激动→RV 和 LV 肩部→心室游离壁→心室基底部,最后是左心室后基底部的激动(最晚的 V 激动波位于中部和远端 CS)。

正常逆向激动

- ○ 脉冲经心室肌传至浦氏纤维→中间部位（希氏束心房 EGM)→近端至远端 CS→HRA。
- ○ 注意:心房激动的评估需要合适的 CS 导管定位。
  - ■ 如果定位太靠近端,可见到假性的 V 形中间型激动,这是由于中间的 CS 双极定位超出了 CS 开口,从而使激动更早。
  - ■ 如果定位太靠近远端,将记录到在中部 CS 之前远端和近端 CS 的反 V 形激动,这是由前间隔和后间隔的激动造成的。

解释

- ○ 尽管在 AP 存在的情况下心室起搏可以获得信息,但是在心动过速中记录到心房激动顺序是最有价值的。
- ○ **向心性(中间的)心房激动**
  - ■ 最早的心房激动位于间隔(希氏束心房 EGM),随后是低位的 LA(由 CS 近端至远端),然后是窦房结区域(HRA;在希氏束心房 EGM 后大约 30ms 内)。
  - ■ 以下情况可见到:AVNRT、前间隔 AP、传导较差的 AP、心房分支 AP。

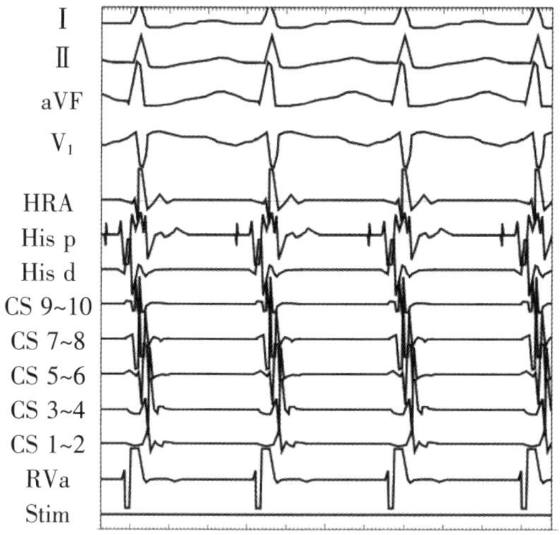

典型的 AVNRT

短 VA 时间的中线激动。

最早激动点位于希氏束(前快速通道出口)。

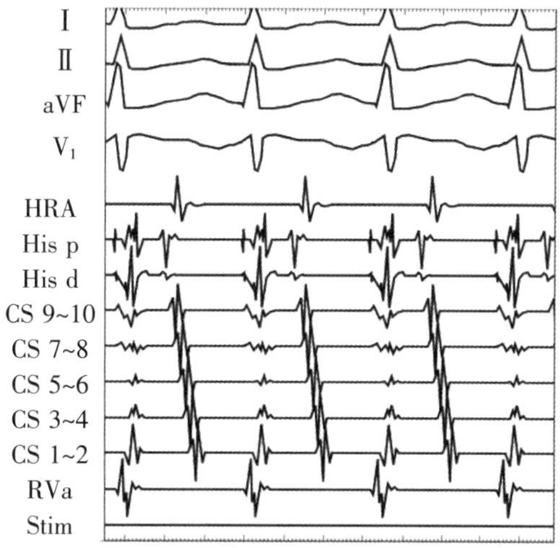

前间隔 AP

长 VA 时间的中线激动。

近端 CS 和 HRA 是接近等时的。

○ 偏心性心房激动

最早激动点位于 CS 近端

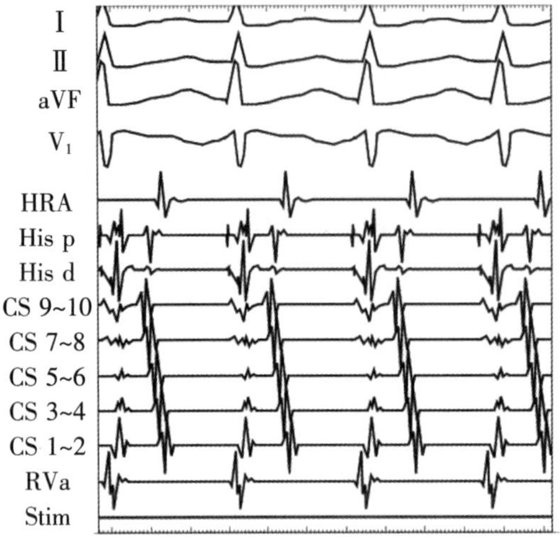

激动：pCS→HBE→dCS→HRA。

由于：

- ○ 经 AVN 逆向激动(AVNRT)。
- ○ 后间隔 AP(AVRT)。

最早激动点位于 CS 远端

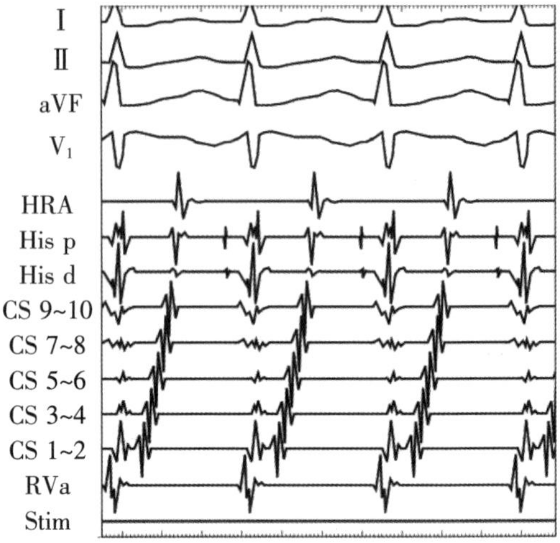

激动：dCS→pCS→HBE→HRA。

由于：

- ○ 左侧 AP(AVRT)。
- ○ 左侧 AT。

最早激动点位于 CS 中部

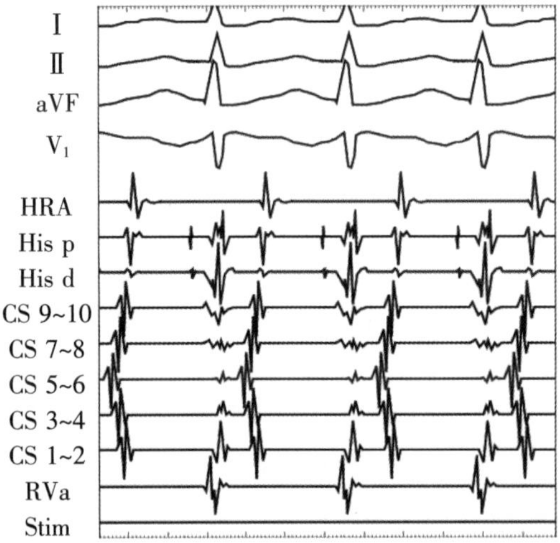

激动：mCS→p/dCS→HBE→HRA(V 字形)。

由于：

- ○ 左后 AP(AVRT)。
- ○ 左侧 AVN 连接(AVNRT)。

最早激动点位于 HRA

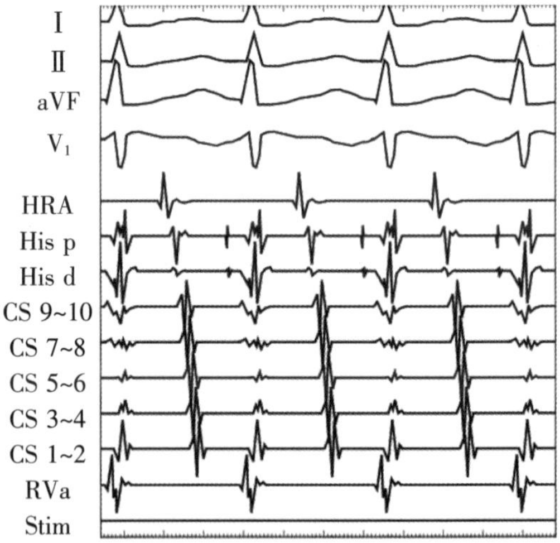

激动：HRA→HBE→近端 CS→远端 CS。

由于：

- ○ 右侧 AP(AVRT)。
- ○ 右侧 AT。

右心室超速起搏的心室拖带

心房激动顺序

- 方法学
  - 以较心动过速周长(TCL)快 10~40ms(通常 20ms)的 CL 起搏心室。
  - 一旦心房在起搏心率下被拖带,即停止起搏。
  - 比较心动过速和起搏中的心房激动顺序。
- 解释
  - 相同的心房激动顺序(如是否起搏与心动过速一致)可以由于:
    - AVNRT(慢径路/快径路)。
    - 房室折返性心动过速[AVRT;经过前间隔 AP 的顺向性折返性心动过速(ORT)]。
    - 注意:一致性的激动顺序基本上排除了 AT。
  - 不同的心房激动顺序(如起搏与心动过速不同)可由于:
    - AT。
    - 隐匿的或旁观者的 AP。
    - 不能夺获——可能是因为:
      - 在 RV 起搏中心动过速终止(再诱发心动过速并重复操作)。
      - 在较 TCL 长的 CL 起搏时发生 VA 阻滞(这种情况下,该操作对诊断无用)。
    - 多条 AP 存在。
    - 注意:AVRT(经过前间隔 AP 的 ORT)可能出现这种情况,即起搏 CL 短于逆向的 APERP,从而引起拖带中的房室结激动。

起搏后顺序

- 方法学
  - 以较 TCL 快 10~40ms(通常 20ms)的 CL 起搏心室。
  - 一旦以起搏频率夺获心房,即停止起搏。
  - 在起搏停止时评估激动顺序。
- 解释
  - VAV 或 AHV 反应可见于 AVRT 或 AVNRT。
  - VAAV 或 AAHV 反应可见于 AT 或长 HV 的 AVNRT。
  - 假性的 VAAV 反应见于:
    - 起搏中的 VA 时间长于起搏周长(长 RP 心动过速)。
      - 在起搏停止时导致明显的 VAAV 反应,其中第 1 个 A 波的 EGM 依赖于第 2 个至最后 1 个起搏波动,以及第 2 个 A 波的 EGM 依赖于最后 1 个起搏波动。这两个 VA 间期的时相与心室拖带中观察到的一致。

  - 与此相反,AT 中的 VA 时间反映起搏的 VA 间期。
- AVNRT 中的 VA 时间是负的(短 RP 的心动过速)。
  - 在典型的 AVNRT,VAAV 反应的第 1 个 A 波经过 AVN 和希氏束下传至心室,并先于同时出现的 A 波和 V 波产生 H 波,形成 VAHAV 形式。
  - 与之相反，在 AT 时 VAAV 反应的第 1 个 A 波并不传导至 AVN，在 2 个 A EGM 之间也没有 H 波,形成 VAAHV 形式。

VAAV(AAHV)的房室结结外反应

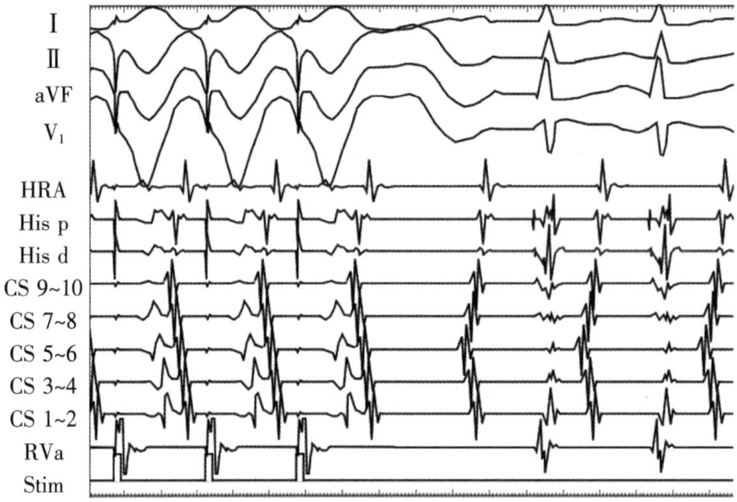

AT 中的心室拖带产生:1:1 的 VA 传导伴 AT 抑制。随着心室起搏(V EGM)的停止,最后 1 个起搏波动传回心房(A EGM),并伴随其后心动过速(A EGM)的重新开始,其随后经过 AVN(V EGM;VAAV 反应)传回心室。

VAV(AHV)房室结反应(AVNRT,AVRT)

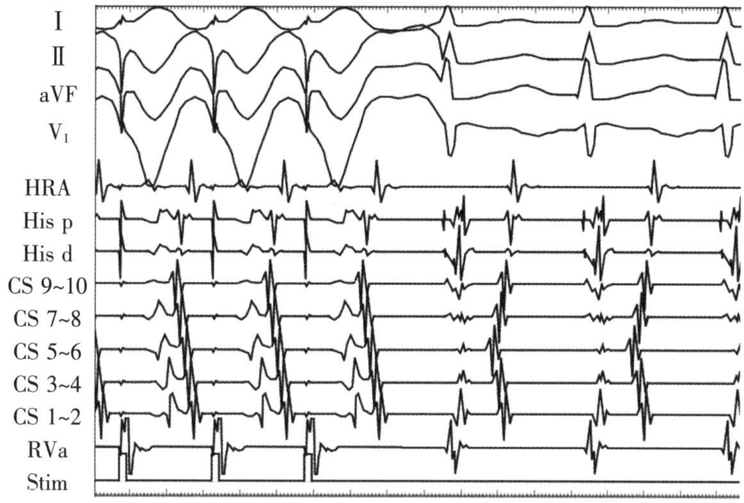

典型的 AVNRT 中的心室拖带可以致 1:1 的 VA 传导。随着心室起搏(VEGM)的停止,最后 1 个起搏搏动经 AVN 的快径路传回心房(A EGM),其后经慢径路前向传至心室(V EGM;VAV 反应)。在 AVRT 也观察到相似的反应,在 AVRT 时最后 1 个搏动经 AP 传回心房(A EGM),然后再经过 AVN 传至心室(V EGM;VAV 反应)。

依赖不连续起搏的返回周长

- 方法学
  - 以快于 TCL 10~40ms(通常 20ms)的 CL 起搏心室。
  - 一旦再起搏部位拖带了心房,即停止起搏。
  - 在评估心动过速时,在 RV 导管中时间为从最后 1 个心室起搏刺激信号至下 1 个 V EGM。
- 解释
  - 起搏后间期(PPI)-TCL。
    - >115ms:AVNRT,ORT(递减性的或非普通的 AP)。
    - <115ms:ORT。
  - 校正的 PPI(cPPI)=PPI-TCL-(AH_{RVP}-AH_{SVT})。
    - >110ms:AVNRT,ORT(递减的或非普通的 AP)。
    - <110ms:ORT。

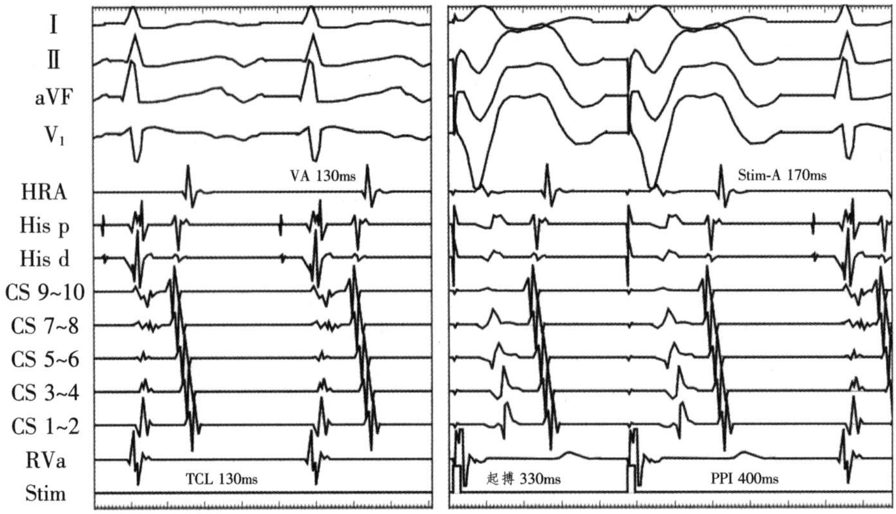

经 RV 以 330ms 起搏拖带 SVT(左图:TCL 350ms,VA 时间为 130ms)。SA-VA 间期为 40ms,PPI-TCL=50ms,符合右后间隔 AP 参与的 ORT。

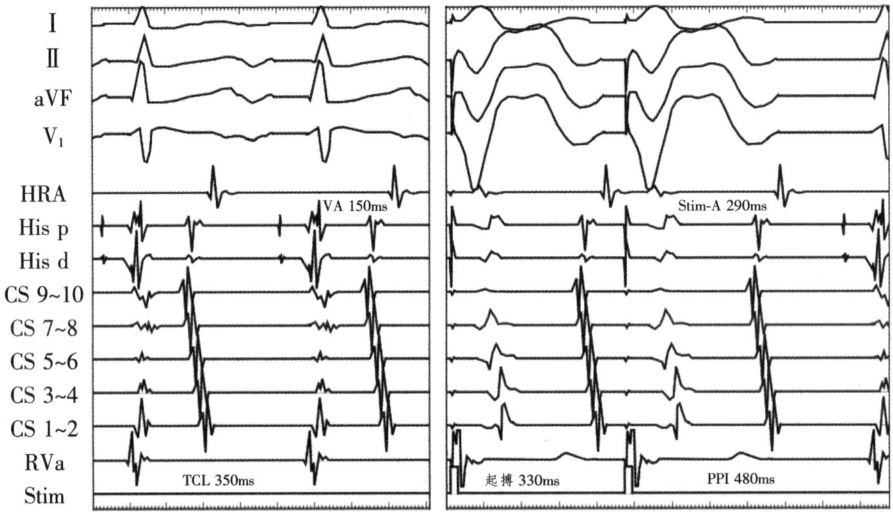

经 RV 以 330ms 的起搏拖带 SVT (左图:TCL 350ms,VA 时间为 150ms)。SA-VA 间期为 140ms,PPI-TCL=130ms,符合典型的 AVNRT。

起搏中的 VA 间期

- 方法学
  - 以较 TCL 快 10~40ms(通常 20ms)的 CL 起搏心室。
  - 一旦起搏频率夺获了心房,即停止起搏。
  - 从 RV 导管中的最后 1 个起搏刺激信号至最后 1 个拖带的 HRA EGM(Stim-A_{RVP})

测量 VA 间期,并与心动过速的 VA 间期(VA_{SVT})做比较。

○ 解释

- Stim-A_{RVP}-VA_{SVT}。
  - <85ms:经过间隔 AP 的 ORT(AVRT)。
  - >85ms:AVNRT、左侧 AP、隐匿性的递减性 AP。
- Stim-A_{RVP} 至 VA_{SVT} 的比值。
  - 0.27~0.32:AVNRT。
  - 0.9~1.08:后间隔 AP。
  - 0.94~1.29:前间隔 AP。

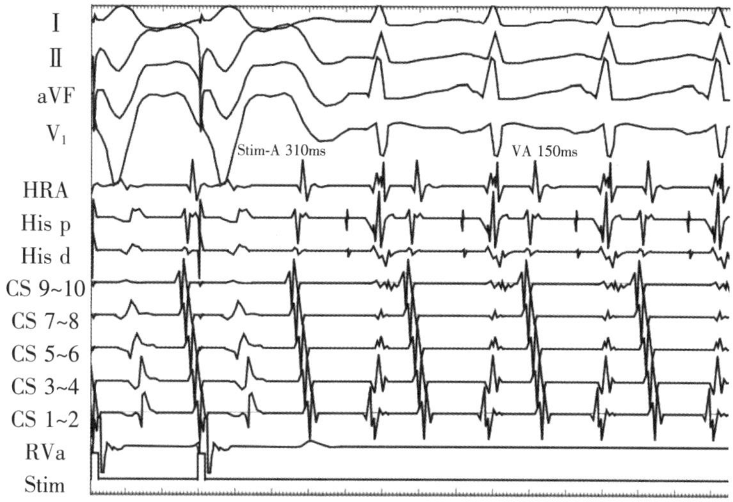

Stim-A_{RVP}-VA_{SVT} 间期为 160ms,提示不典型的 AVNRT。

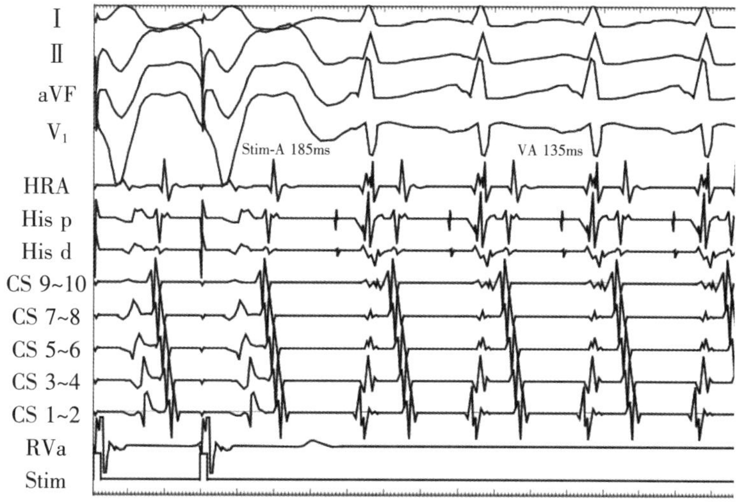

Stim-A_{RVP}-VA_{SVT} 间期为 50ms,提示前间隔 AP 参与的 ORT。

心动过速中的心室起搏操作

不同的 RV 起搏拖带

- RVa 和 RV 基底部起搏的拖带常用以鉴别不典型的 AVNRT 和递减性 AP 参与的 AVRT。
- 方法学
  - 以较 TCL 快 10~40ms(通常 20ms)的 CL 在 RVa 起搏心室。
  - 一旦在起搏频率夺获了心房,即停止起搏。
  - 然后反复以较 TCL 快 10~40ms(通常 20ms)的 CL 在 RV 基底部起搏拖带。
- 解释
  - 在基底部的(cPPI-TCL)-心尖部的(cPPI-TCL)>30ms。
    - 支持 AVNRT 或 AT(最短的 VA 时间是靠近心尖部)。
  - 心尖部的($Stim-A_{RVP}-VA_{SVT}$)-基底部的($Stim-A_{RVP}-VA_{SVT}$)<0。
    - 支持 AVNRT 或 AT(最短的 VA 时间靠近心尖)。

希氏束旁拖带

- 伴或不伴希氏束夺获的拖带常用于区别不典型 AVNRT 和间隔旁递减性 AP 参与的 AVRT。
- 方法学
  - 以快于 TCL 10~40ms(通常 20ms)的 CL 高输出(20mA,2.0ms)起搏直接夺获间隔部 RV 心肌和希氏束,引起逆向 AVN 激动和顺向窄 QRS 波的心室激动。
  - 其后反复在不能较长侵入希氏束的较低输出下拖带, 为宽的左束支阻滞(LBBB)形态 QRS 波的心室夺获。
  - 然后评估 Stim-A(伴或不伴希氏束夺获)和 PPI-TCL。
- 解释
  - Stim-A(希氏束失夺获-希氏束夺获)的变化值。
    - >40ms 支持 AVNRT。
    - <40ms 支持 AVRT。
  - PPI-TCL(刺激到局部 V EGM)-拖带不伴希氏束夺获。
    - >100ms 支持 AVNRT、ORT(低碱性或非常见 AP)。
    - <100ms 支持 ORT。

心动过速中的希氏束旁拖带：AVNRT

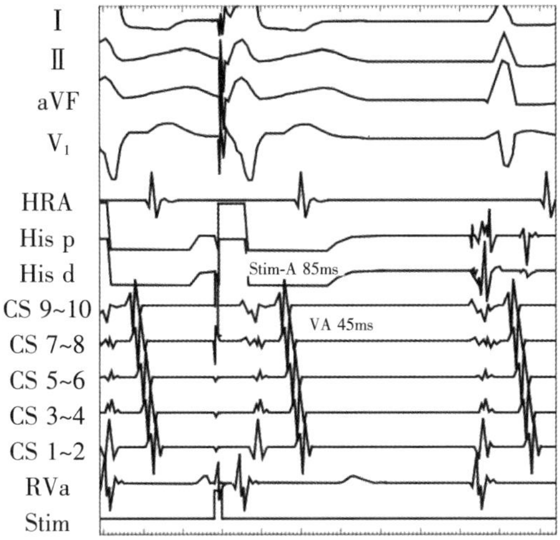

希氏束夺获

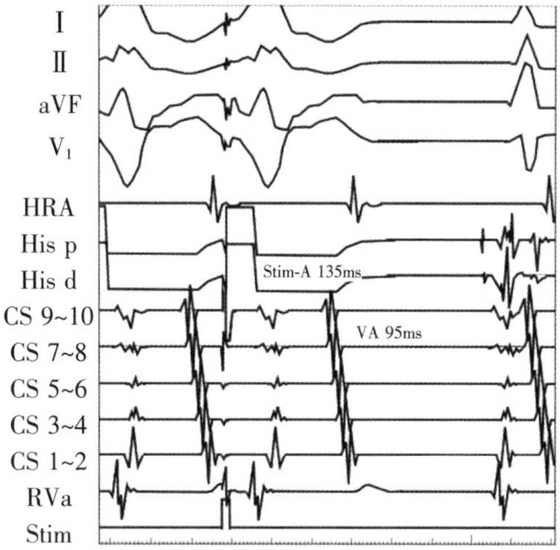

非希氏束夺获

窄 QRS 波心动过速伴近端 CS 最早心房激动。该图显示做了 2 个分开的拖带操作。在左侧图，有希氏束夺获，而在右侧图，希氏束失夺获。希氏束失夺获的 Stim-A 的变化值是 50ms，符合 AVNRT。

心动过速中的希氏束旁拖带：经后间隔旁路的 ORT

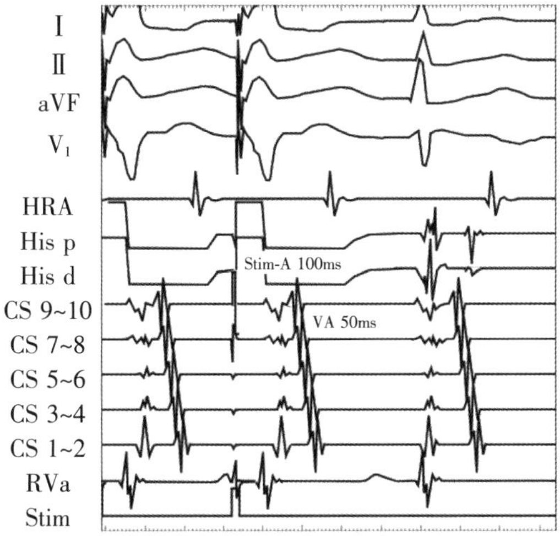

希氏束夺获

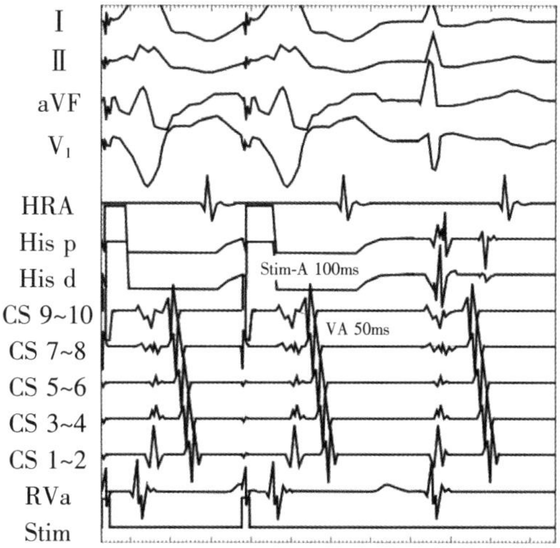

非希氏束夺获

相似的起搏操作如上。在这个病例中，Stim-A（希氏束失夺获-希氏束夺获）的变化值是 0ms，符合 AVRT（后间隔 AP）。

右心室猝发起搏

○ 方法学

■ 在心动过速发作中,以 250~350ms 起搏 RVa。

○ 解释

■ 如果 SVT 继续或出现 VA 分离,除外 AVRT。

■ 如果 SVT 终止不伴有 VA 分离,除外 AT。

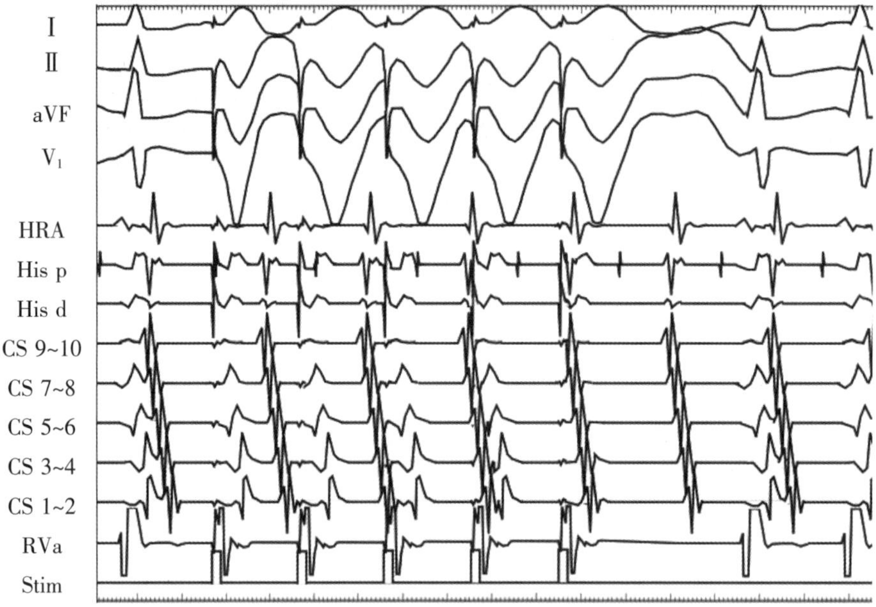

Burst 起搏脱离了心室但未干扰心动过速。在心动过速的机制上除外了 AVRT。

舒张期心室期外刺激

○ 希氏束同步的 PVC 可用于辨认是否存在逆向传导的 AP(典型的间隔 AP),并鉴别 AVRT 和 AVNRT。

■ 与希氏束点位同时发出的期外刺激不能经过 AVN 到达心房,因为希氏束处于不应状态。

○ 方法学

■ 测量从 RV 导管最高的 EGM 至希氏束导管的希氏束 EGM 的时间。

■ 在心动过速发作中,在上述间期增加 20ms 以发放单个起搏刺激,随后逐渐递减联律间期(以 10ms 递减)。

○ 测量

■ 选择紧靠近预期希氏束电位到达时的 PVC。

- 在近端 CS 和(或)希氏束电位 2 个心房 EGM(前面的和随后的)。

○ 解释

- 心动过速终止。
  - 诊断存在 AP,包括其参与心动过速环路。
- 由 PVC 所致的房性跟进。
  - 证明存在另一条到达心房的通路(如逆向 AP);然而,其并不能肯定 AP 的存在是作为心动过速环路的一部分。
- 由 PVC 所致的房性跟进和 SVT 的重整(如对于 V 后较早跟进的 A,其后的 AA 间期与 TCL 相同)。
  - 这通常作为 AP 参与心动过速环路的依据。
  - 注意:由于 AVN 的递减传导,尽管 AP 参与了心动过速,心动过速的推进(重整)可以不表现出来。
  - 注意:由于推进的心房搏动进入慢径路和 AVNRT,尽管 AP 没有参与心动过速,也可以表现心动过速的推进。
- 由 PVC 导致的心房激动延迟。
  - 诊断心动过速中有递减 AP 存在。
- 无心房反应。
  - 非诊断性的:既不能肯定也不能排除 AP 的存在。

○ 警告:

- CL 的变异或变化使希氏束同步的 PVC 不可辨认。

○ 其他的观察:

- 预激指数(需要预先兴奋心房所需要的 TCL-ESV CL)。
  - <45ms:间隔 AP,左游离壁 AP+LBBB。
  - 45~75ms:右游离壁。
  - >75ms:左游离壁。
  - >100ms:AVNRT。

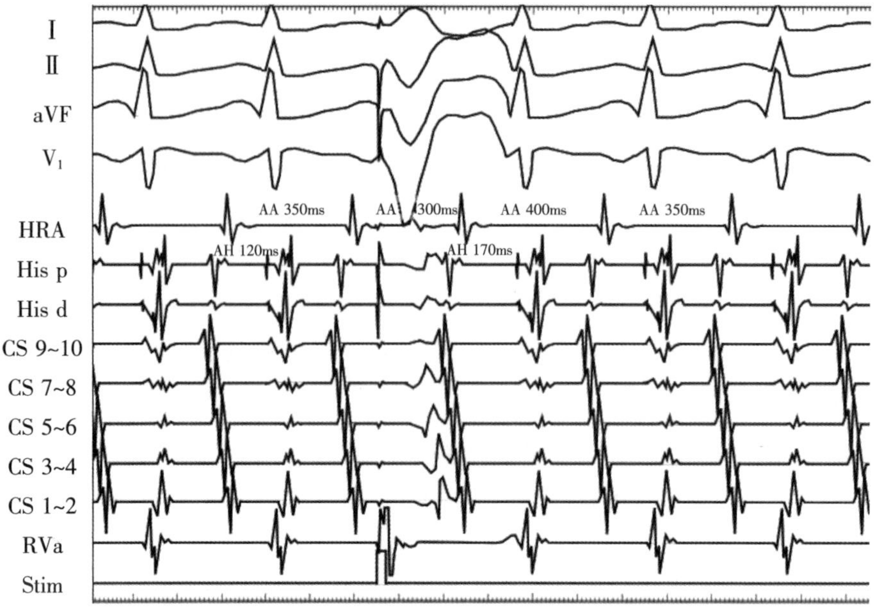

希氏束同步的 PVC 以 50ms 推进下一个 A，则肯定存在 AP(但没有造成心动过速)。注意：同时发生的 AH 延长(120~170ms)，意味着没有推进心动过速。

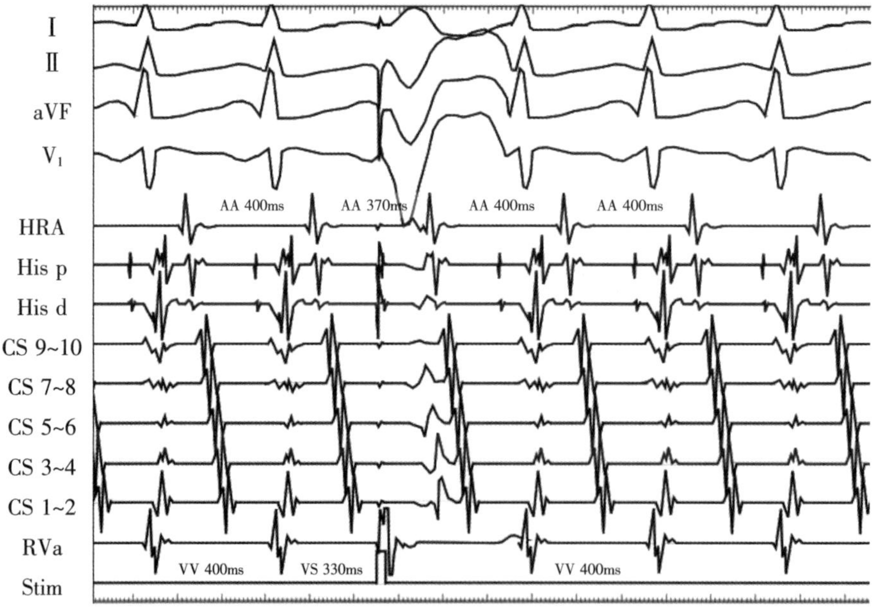

希氏束同步的 PVC(提早发生 70ms)推进下一个 A 波和一个 30ms 的心动过速 CL 递减(由于 AP 的递减性)，由此可以肯定 AP 的存在及其参与了心动过速。

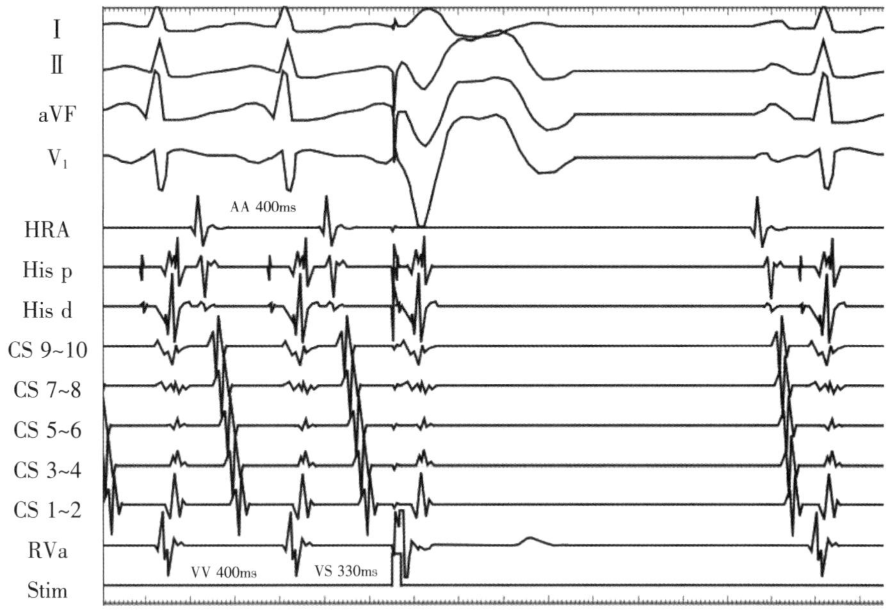

希氏束同步的 PVC(提早 70ms 发放)终止了心动过速,并且没有传导至心房。这可以肯定 AP 的存在,并且肯定其参与了心动过速(心室是环路的关键部分)。

心动过速中的心房起搏操作

来自心房超速起搏的心房拖带

- 方法学
  - 以较 TCL 快 10~40ms(通常为 20ms)的 CL 起搏心房。
  - 一旦在起搏频率下心室被拖带,即停止起搏。
  - 不同部位拖带:在感兴趣心腔的多个节段(部位)反复做拖带[例如,对 CTI 依赖的心房扑动,可在腔静脉三尖瓣峡部(CTI)、RA 侧部和间隔部拖带,对于 LA,可在近端或远端 CS 拖带]。
- 解释
  - 第一个返回搏动的 VA。
    - 固定的/紧连的 VA 时间(心动过速的 VA<10ms),提示 AVNRT 或 ORT,并排除 AT 或交界性心动过速(JT)。
    - 变异的 VA 时间提示 AT 或 JT。
  - PPI:TCL(刺激到局部 A EGM)。
    - PPI-TCL≤20ms 的隐匿性拖带:环路内的反应。
    - PPI-TCL>20ms 的隐匿性拖带:旁观者的反应。
    - 伴有融合的和 PPI-TCL>20ms 的拖带:环路外的反应。
  - 起搏后顺序:

- AHA:AVNRT、AVRT、AT。
- AHHA:交界性异位性心动过速。

AHA(AHVA)反应

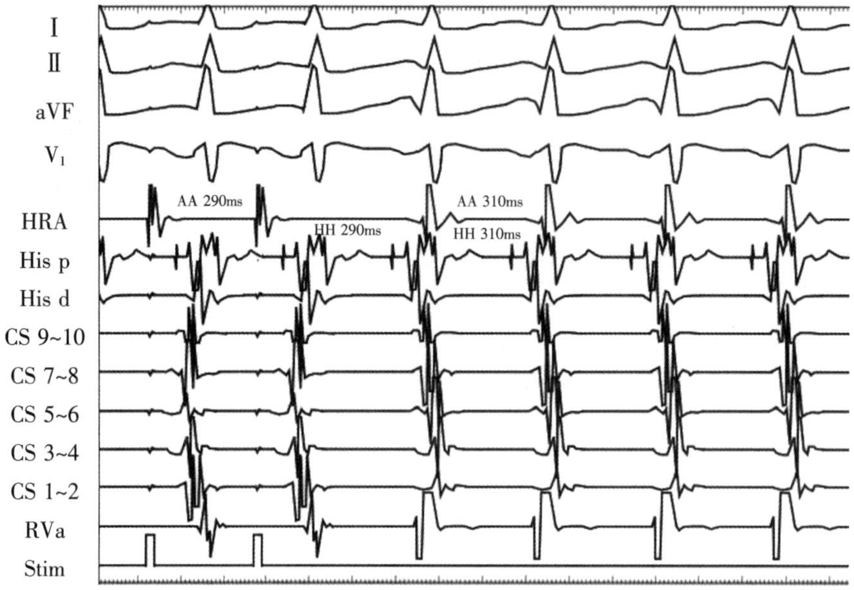

以 290ms 行超速起搏(TCL 310ms)。关注其 HH 间期,发现希氏束信号是最后推进的。停止起搏后,可观察到 AHA 反应。

AHHA 反应

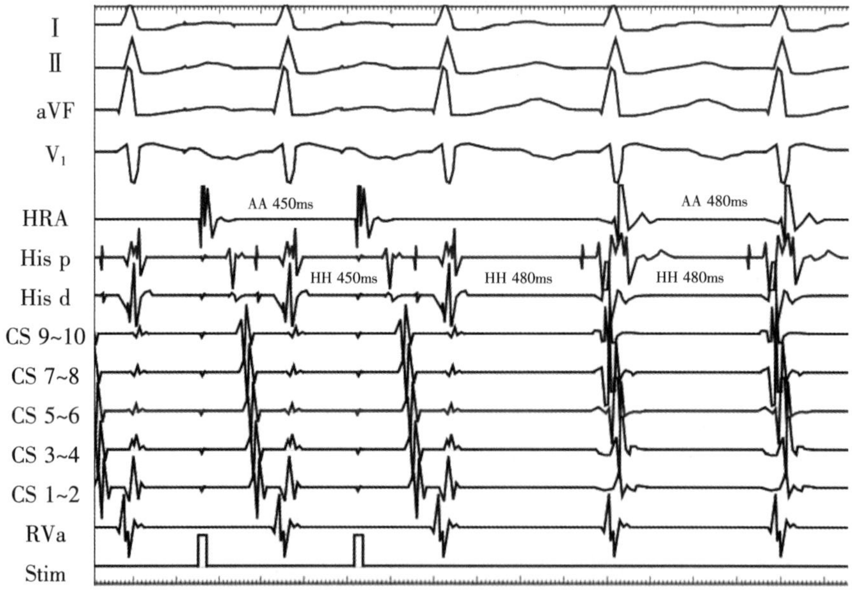

450ms(TCL 480ms)的拖带交界性心动过速。起搏后可观察到 AHHA 反应。

短时心房超速起搏

- 方法学
  - 以可致 AV 阻滞的最长 CL 起搏心房。
  - 分析起搏停止前的最后的 AH 间期。
- 解释
  - 心动过速的终止是 AH 依赖性的(相比较心动过速继续的 AH 间期,心动过速终止的 AH 间期较短)。

舒张期心房期外刺激

- 可以用于 AVNRT 与非折返性交界性心动过速的鉴别诊断,如短 VA 的窄 QRS 波心动过速(NCT)。
- 方法学
  - 当交界区处于不应期时(到达希氏束不应期的时间),给予晚联律间期的房性期前收缩刺激(PAC)。
    - 随后的希氏束靠前(或延迟)和重整心动过速:AVNRT。
    - 对 TCL 没有影响:交界性心动过速。
  - 较早联律间期的 APC 有助于区别 AVNRT 或交界性心动过速:
    - 短 AH 的靠前的希氏束波和终止 SVT:AVNRT(快径路的顺向激动呈现对逆向传导的不应)。
    - 短 AH 的靠前的希氏束波和重整心动过速:交界性心动过速。

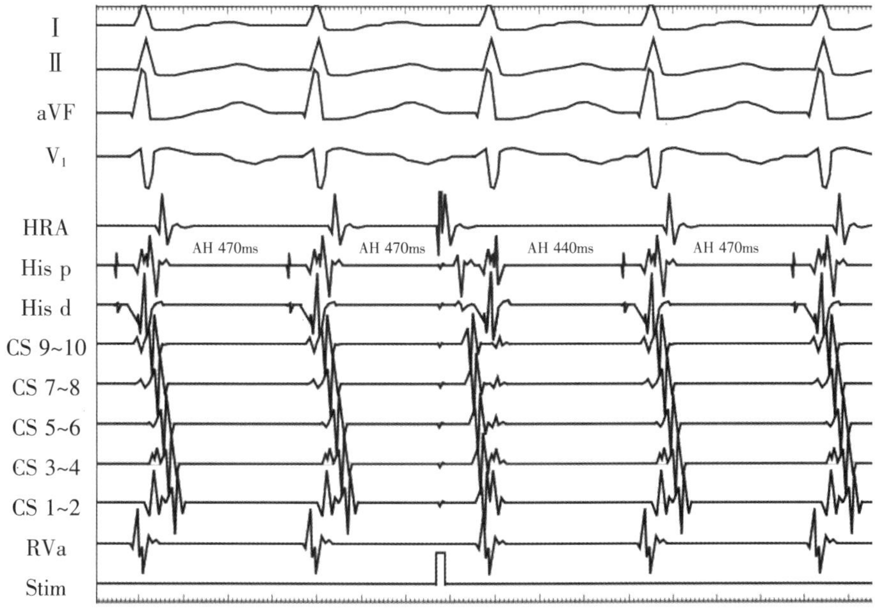

房性期前收缩至交界区(希氏束)不应期的时间提前下一个希氏束电位 30ms,提示 AVNRT 为其机制。

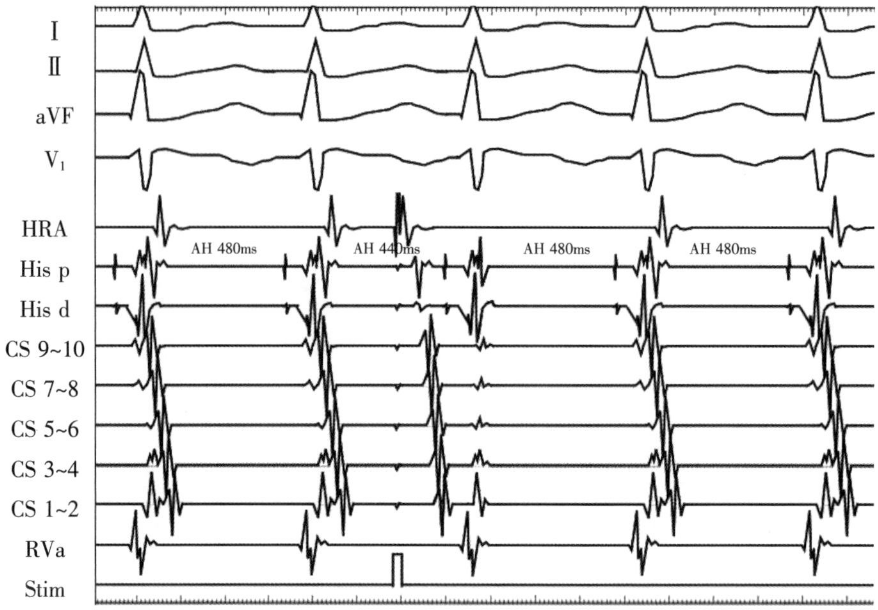

房性期前收缩至交界区(希氏束)不应期的时间提前下一个希氏束电位 40ms,提示 JET 为其机制。

窦性心律下的起搏操作

希氏束旁起搏

- ○ 希氏束旁起搏可用于区别间隔 AP 和前 AVN 逆向出口位置。
- ○ 方法学
  - ■ 将导管定位以记录逆向希氏束电位和心房激动(S_1A_1 和 H_1A_1)。
  - ■ 以 TCL 起搏心室以记录 RV 前基底间隔部位 1~2cm 远端至希氏束以及邻近右束支的电位(HB-RB)。
  - ■ 以 TCL 高输出(如 20mA,2.0ms)起搏以直接夺获 RV 心肌和 HB-RB,致伴有经 AVN 逆向心房激动的窄 QRS 顺向激动心室。
  - ■ 该操作可用 TCL 的低输出起搏(逐渐降低起搏输出直至 HB-RB 无较长的侵入),从而致宽 QRS 的心室夺获。
- ○ 检查并确定 HB-RB 夺获和非夺获之间的时间和逆向激动顺序。
- ○ 解释
  - ■ 反应的分类。

结性反应	结外反应
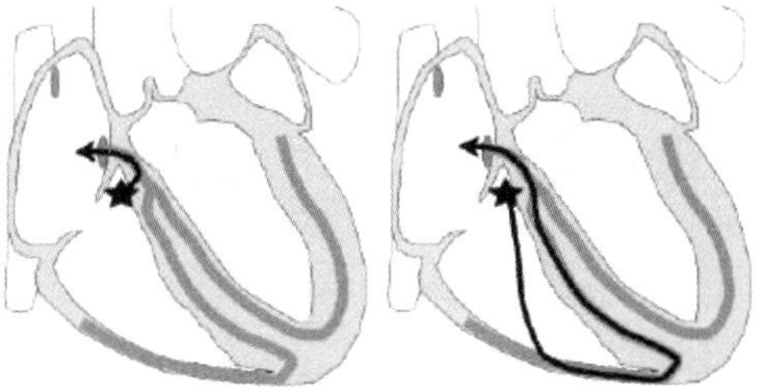	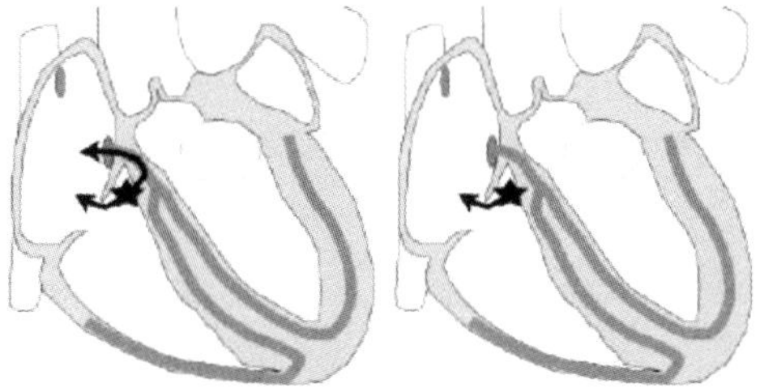
HB-RB 失夺获(右侧)迫使脉冲扩布至心尖和上行右束支至 AVN。 ○ S_1A_1 间期增加。 　■ 典型的≥50ms。 ○ H_1A_1 保持恒定。 　■ 经希氏束→AVN 继续激动心房。 ○ 逆向心房激动顺序。 　■ 保持不变(逆向 AVN)。	HB-RB 失夺获(右侧)并不改变心房激动(仍然由 RV 间隔→AP→RA 激动)。 ○ S_1A_1 间期。 　■ 不变或增加值<40ms。 ○ H_1A_2 间期缩短。 　■ 希氏束激动时间延迟(固定的 S_1A_1)。 ○ 逆向心房激动顺序。 　■ 应该有变化(由 AVN 转向 AP)。

- 观察应该包括：
  - 辨认逆向心房激动顺序。
    - 经 AVN 传导。
    - 除外 AP 传导。
  - 逆向心房激动顺序的变化。
    - 由 AVN 转为 AP 传导。
    - AVN 传导(由慢径路传导转为快径路传导)。
  - Stim-A(VA)间期增加。
    - HA 间期稳定：结传导(AVNRT、AT)、AP(递减的或罕见的)。
    - HA 间期减小：AP。
  - Stim-A(VA)间期较小或不变：AP。
- 混淆的情况：
  - 难于达到一致的希氏束夺获(导管定位随呼吸移动)。
  - 希氏束或 V 夺获的同时，出现局部 A 夺获。
  - 右束支阻滞(RBBB)。

AVNRT：越过慢径路的逆向传导

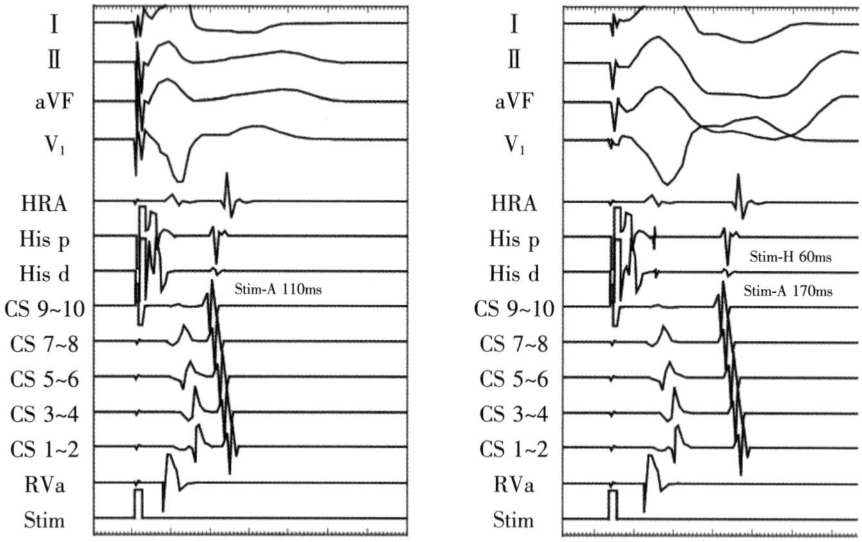

左图：心室和 HB-RB 夺获产生相对窄的 QRS 波和较早的希氏束激动（埋藏于希氏束导管的 V EGM 内）。

右图：HB-RB 失夺获产生宽的 QRS 波，S-H 间期增加到 60ms，S-A 间期增加 60ms（由 110ms 至 170ms）。

稳定的 HA 间期（约 100ms）提示逆向传导依赖于希氏束激动而非心室激动（如发生除外跨越 AVN 的逆向传导）。

最早心房激动发生于近端 CS，提示逆向传导经过了慢径路。

AVRT：前间隔附加 AV 通路

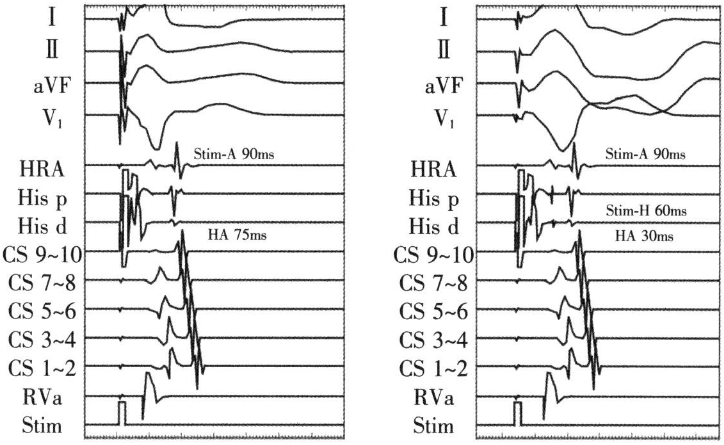

左图：心室和 HB-RB 夺获产生相对窄的 QRS 波和较早的希氏束激动（埋藏于希氏束导管的 V EGM 内）。

右图：HB-RB 失夺获产生宽的 QRS 波，S-H 间期增加到 60ms，但 S-A 间期不变（固定在 90ms）。

稳定的 SA 间期（90ms），但 HA 间期变化值较短（-45ms），提示逆向传导依赖于心室激动时间而非希氏束。

最早心房激动发生于希氏束导管，提示逆向传导经过了前间隔附加 AV 通路。

AVRT：中间隔附加 AV 通路

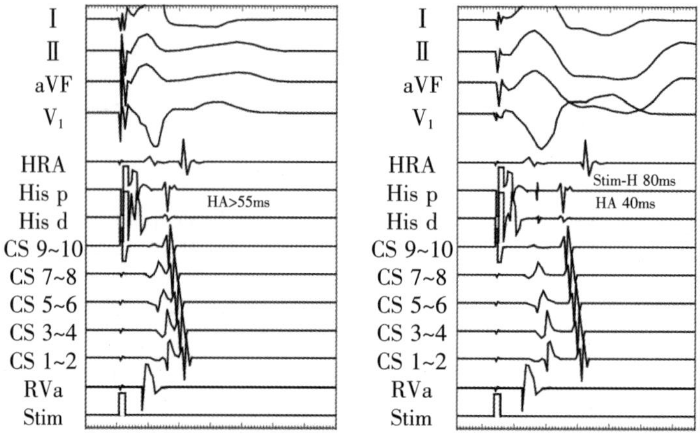

左图：心室和 HB-RB 夺获产生相对窄的 QRS 波和较早的希氏束激动（埋藏于希氏束导管的 V EGM 内）。

右图：HB-RB 失夺获产生宽的 QRS 波，H-A 间期缩短（由 55ms 至 40ms），并有心房激动的微小改变（由 AVN 转向中间隔 AP）。

注：HB-RB 失夺获伴随 H-A 间期的缩短（由 55ms 至 40ms），且心房激动有轻微改变，表明 AVN 逆向激动丢失（在 HB-RB 夺获中 AVN 和 AP 融合心房激动，但排除 HB-RB 非夺获中的 AP 传导）。

差异的（心尖部-基底部）RV 起搏

- 差异的 RV 起搏可用于鉴别前间隔通路和偏前的 AVN 出口位置。
- 方法学
  - 在 TCL 由 RVa 起搏心室。
  - 一旦在起搏频率拖带心房，则停止起搏。
  - 随后在 TCL 由 RV 基底或 RVOT 反复起搏。
- 解释

结性反应

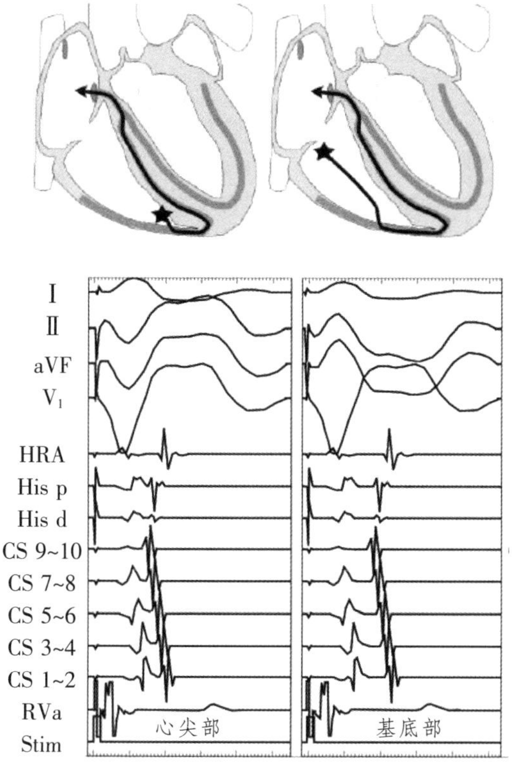

随着排除逆向房室结传导，源自基底部的起搏致较长的 VA/Stim-A 时间，这是因为脉冲必须传导至心尖部以进入希氏束-浦肯野系统再回到心房。

结外反应

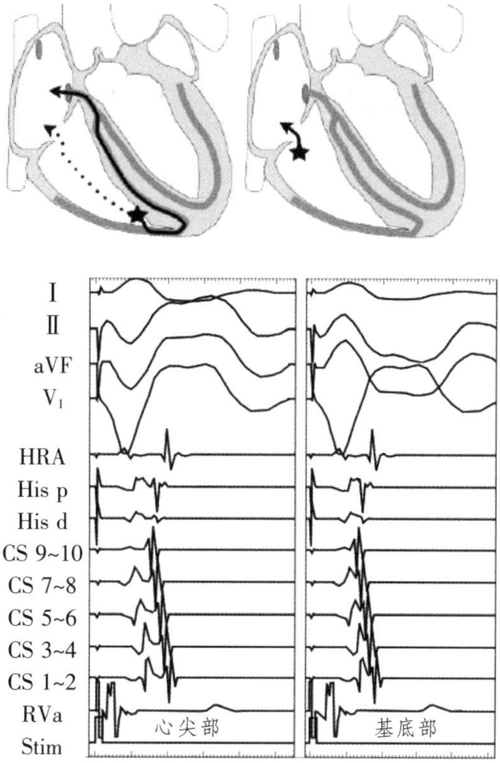

在右侧旁路，心底部起搏可致更直接地经过 AP 激动心房，相较心尖部起搏，其产生减短的（或相似的）Stim-A 时间。

- 可观察以下现象：
  - 逆向心房激动顺序：
    - 一致的：结反应（AVNRT、AT）、AP（递减的或固定的）。
    - 改变的：AP、结的（慢径路变为快径路）。
  - 间隔的 HA 间期：
    - 不变：结反应（AVNRT、AT）、AP（递减的或固定的）。
    - <20ms 或负值：AP。
  - VA 间期（心尖部-基底部）：
    - <5ms：结反应（AVNRT、AT）、AP（递减的或固定的）。
    - >10ms：AP。

- 警告：
  - 保证低输出起搏以避免右束支或希氏束夺获。
  - 可能发生(存在)RBBB和分支室通路的问题。

以心动过速的周长做心房起搏

- 在TCL做心房起搏可用于鉴别前间隔通路和偏前的AVN出口位置。
- 方法学
  - 在TCL起搏心房。
  - 比较心房起搏的AH间期和心动过速中的AH间期。
- 解释
  - >40ms的差异：AVNRT。
  - <20ms的差异：AP(间隔的)。
  - <10ms的差异：AT。

不典型 AVNRT

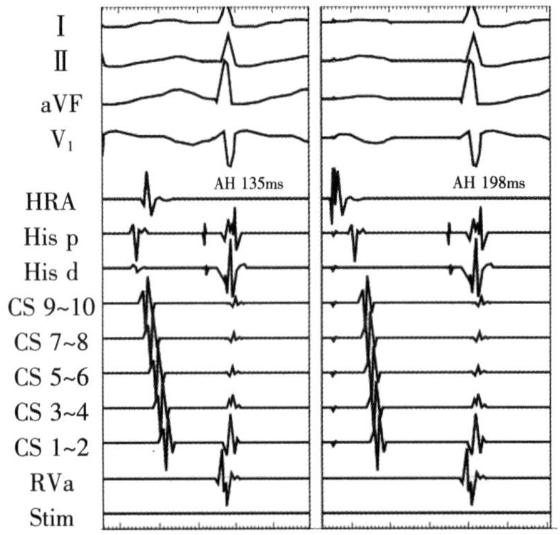

心动过速中AH间期是135ms（左侧），以TCL起搏心房时是198ms（右侧），AH间期的变化值是53ms。

顺向型 AVRT 或 AT

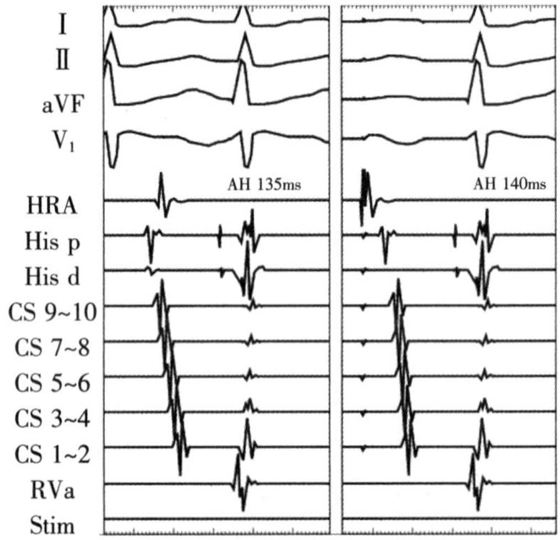

心动过速中AH间期是135ms(左侧)，以TCL起搏心房时是140ms（右侧），AH间期的变化值是5ms。

心动过速周长的心室起搏

○ 用以鉴别 AVNRT 和 JET。

○ 方法学

■ 以 TCL 起搏心室。

■ 比较心室起搏和心动过速中的 HA 间期。

○ 解释

■ HA 的变化为负值:AVNRT。

■ HA 的变化为正值:JET。

典型 AVNRT　　　　**交界性异位性心动过速**

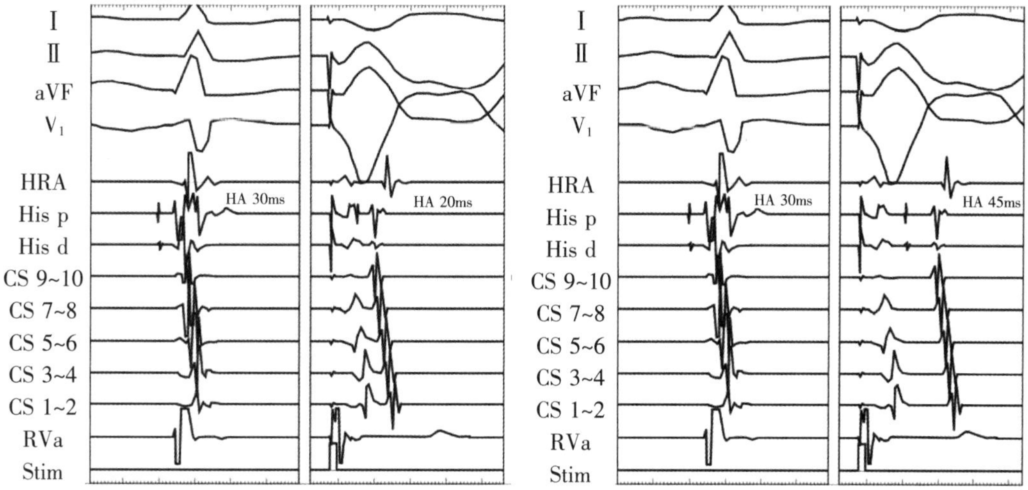

心动过速中的 HA 间期是 30ms（左侧）,以 TCL 起搏心室时是 20ms(右侧),HA 间期的变化值是-10ms,提示心动过速的机制是 AVNRT。

心动过速中的 HA 间期是 30ms(左侧),以 TCL 起搏心室时是 45ms（右侧）,HA 间期的变化值是 15ms,提示心动过速的机制是 JET。

诱发逆向 RBBB

○ 方法学

■ 以 600ms 和 400ms 的 8 个驱动串起搏后给予期外刺激。

■ 逆向 RBBB 的定义为:以≤20ms 递减的 S_1S_2 联律刺激诱发逆向 VH 间期增加≥50ms。

○ 反应的分类:

结性反应

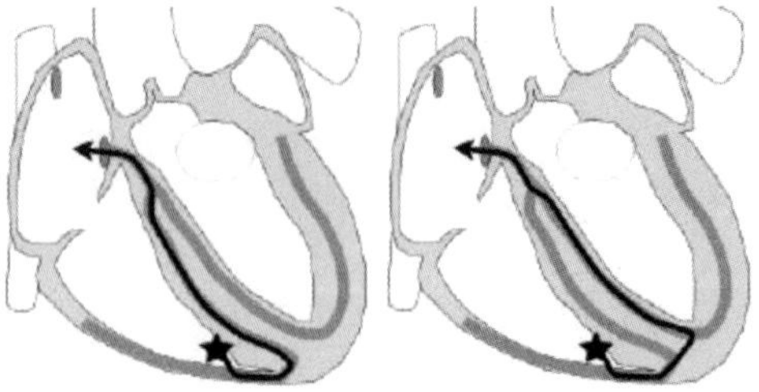

排除逆向AVN传导，诱发逆向RBBB导致VH间期延长>50ms(脉冲扩布必须跨越间隔以进入希氏束-浦肯野系统)，同时VA间期也有>50ms的增加。

结外反应

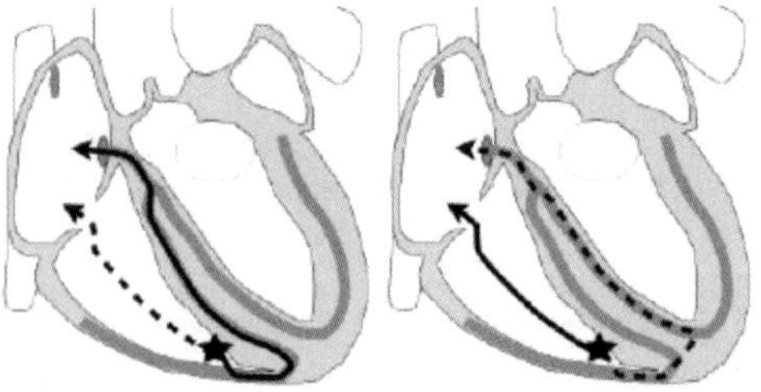

在右侧AP，诱发逆向RBBB导致VH间期延长>50ms(脉冲扩布必须跨越间隔以进入希氏束-浦肯野系统)。然而，由于心房激动是经过AP，故VA时间保持不变。

- 解释
  - VH增加>VA增加：ORT。
  - VH增加<VA增加：AVNRT。

结性反应

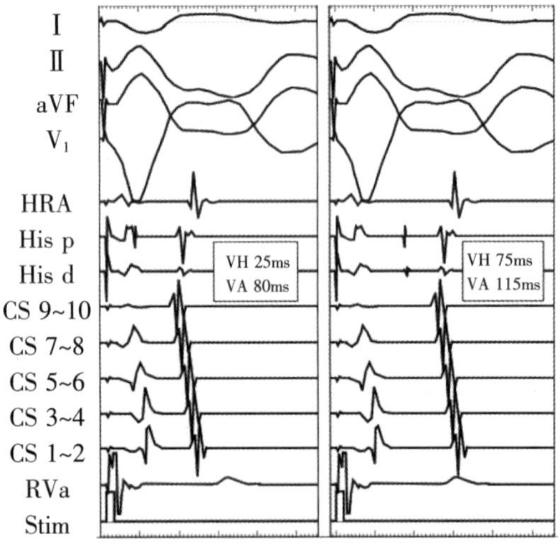

在心尖部以600ms周长驱动起搏和360ms的S_1S_2联律间期起搏RV，在80ms的VA间期后引发逆向25ms的希氏束电位。当联律间期达到340ms时，诱发了逆向RBBB（VH间期延长至75ms，VH变化值为50ms)，伴随VA时程的延长(115ms，VA变化值为35ms)。

结外反应

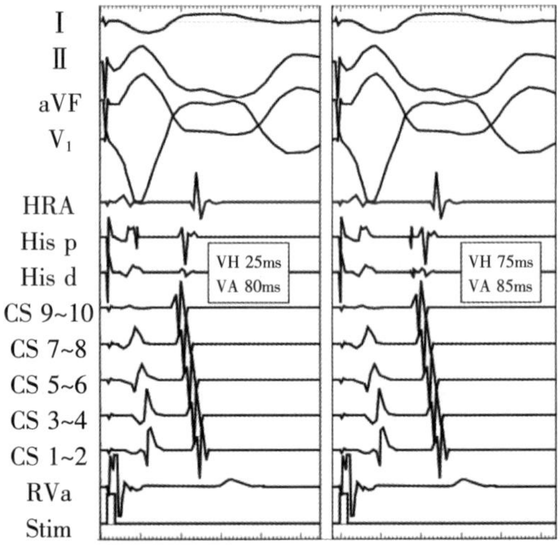

在心尖部以600ms周长驱动起搏和360ms的S_1S_2联律间期起搏RV，在80ms的VA间期后引发逆向25ms的希氏束电位。当联律间期达到340ms时，诱发了逆向RBBB（VH间期延长至75ms，VH变化值为50ms)，伴随VA时程的变化(80ms，VA变化值是5ms)。

窦房结功能的评估

窦房结的解剖

- 窦房结是心外膜下聚集的一组结细胞，其位于结缔组织基质内。
  - 聚集的特化起搏细胞(P 细胞)产生正常的心脏节律。
  - 结周细胞(T 细胞)可允许来自窦房结至心房的电脉冲通过。
- 其结构是逗号形状的，近乎 3mm 宽，10~15mm 长。
  - 其头部位于界嵴侧至右心耳靠近 RA 和 SVC 连接的位置。
  - 其尾部则沿界嵴向下指向下腔静脉。
- 窦性心律受以下因素调节：
  - 副交感神经纤维(CN X：迷走神经)。
  - 交感神经系统纤维(T1~T4：脊神经)。

窦房结的自律性

- 以快于窦房结内在固有除极频率(4 相斜率)的快速外来起搏连续除极窦房结，从而抑制窦房结自律性(超速抑制)。
  - 起搏停止后，窦房结在间歇后开始自发点火(除极)。
  - 最后 1 个起搏搏动至第 1 个窦房结恢复搏动的间期是窦房结恢复时间(SNRT)。
- 方法学
  - 以不同的 CL 起搏 RA，然后突然停止起搏。
  - 以低于基线窦性(起搏开始前测量的)CL 开始，每次起搏时间为 30~60s。
    - 停止起搏后，正常情况下恢复中窦性 CL 可有轻微的延长，并伴 5~6 跳后恢复基线的窦性 CL。
    - 注意：需以多个不同间期(600ms、500ms、400ms、350ms、300ms±800ms、700ms)做测试，因可能存在窦房结的传入阻滞(导致不全的侵入窦房结和不足的 SNRT)。
- 解释
  - SNRT 正常值<1500ms。
    - 定义为最后 1 个起搏搏动至第 1 个窦房结恢复搏动的间期。
  - 校正的 SNRT(CSNRT)：正常值<525ms。
    - 计算公式：SNRT－基线窦性 CL(BCL)。
  - SNRT/BCL 的比值：正常值<160%。
    - 计算公式：(SNRT ÷ BCL)×100%。
  - 总恢复时间(TRT)：正常值<5s。
    - 定义为起搏停止至恢复基线窦性 CL 的间期。

- 警告:
  - 其诊断窦房结功能异常的敏感性和特异性仅约为 70%。
  - 真实的 SNRT 是高估的,这是因为起搏脉冲侵入窦房结和窦房结脉冲释放出来的过程需要时间(传入和传出时间)。

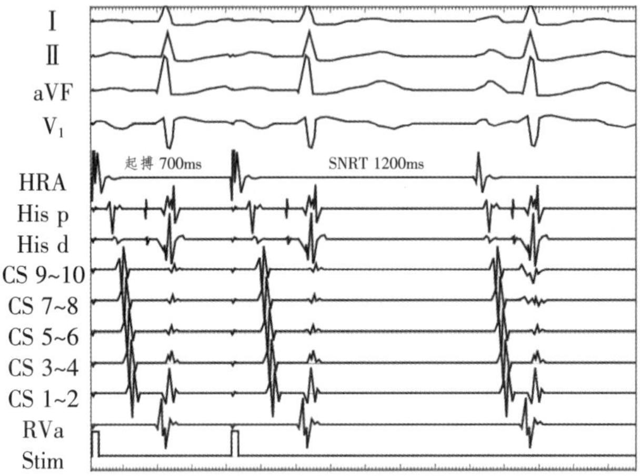

由 HRA 导管以 700ms CL 做起搏。起搏停止后，第一个窦性搏动出现在 1200ms 后，故 SNRT 为 1200ms。

窦房传导时间(SACT)

- SACT 是测量窦房结脉冲经过结周组织而到达心房的时间。
  - SACT 可发现窦房结和其邻近心房组织的传导延迟。
  - SACT 更多地聚焦在窦房结的传出阻滞而非自律性降低上。
- 方法学
  - 该技术依赖于以单个 HRA 的期外刺激重建窦房结节律。
  - 以一定范围的确认重建区域的联律间期发放心房期外刺激。
    - 开始以低于窦性 CL 100ms 起搏,逐渐以 20ms 递减联律间期直至重建带(A_2A_3 并无变化的 A_1A_2 范围)。
    - SACT=(恢复间期-BCL)/2 =(A_2A_3-A_1A_1)/2。
- 解释
  - 正常的 SACT 为 50~125ms。
  - 对于期外刺激,可能的窦房结反应是:

未重整

$A_1A_2+A_2A_3=2\ A_1A_1$

S_2 脉冲到达窦房结外周较晚，并与窦房结外的窦性搏动相遇（S_2 未侵入）。

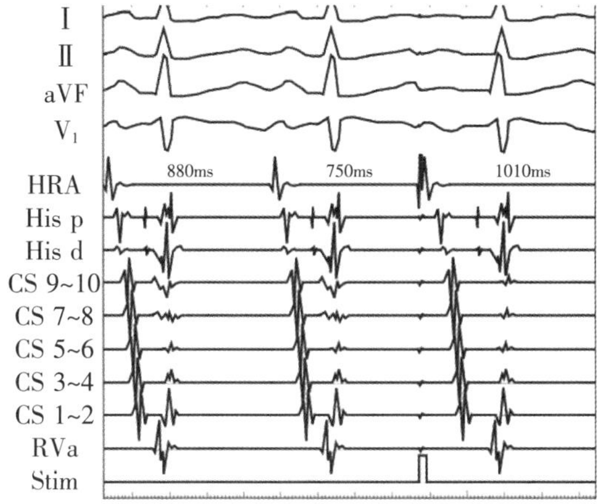

重整

$A_1A_2+A_2A_3<2\ A_1A_1$

S_2 脉冲到达窦房结外周较早，从而足以进入窦房结并使其重整（S_2 侵入）。

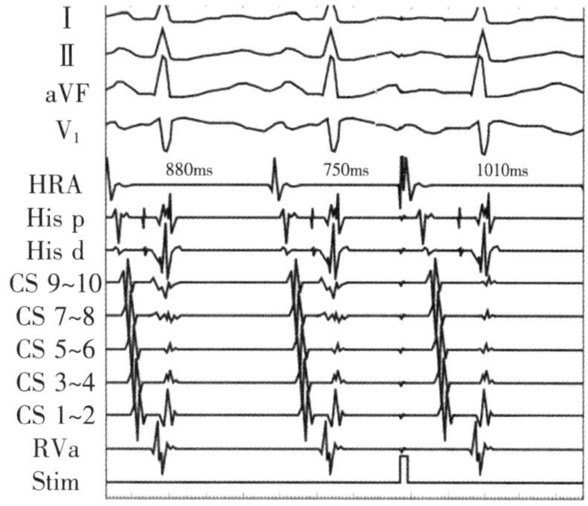

插入

$A_1A_2+A_2A_3=A_1A_1$

S_2 脉冲来得太早以至于不能进入窦房结，而下一个窦性搏动如期而至（S_2 被阻滞）。

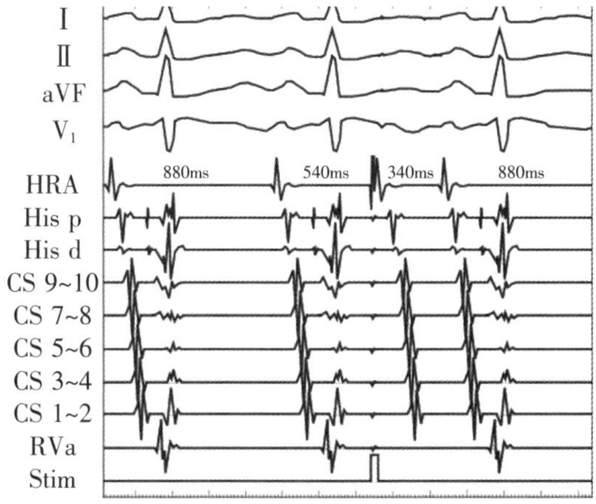

窦房结回波

$A_1A_2+A_2A_3<A_1A_1$

非常早的 S_2 脉冲引起另一早于下一个窦性搏动的局部折返（ESA）。

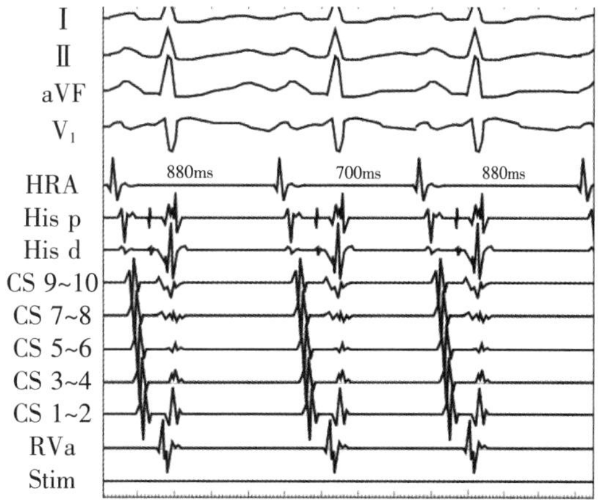

固有心律

- 窦房结是受丰富的交感和副交感神经纤维支配的。
  - 难以确定窦性心动过缓是由内在窦房结疾病所致，还是由于自主神经张力异常。
- 方法学
  - 药物阻滞两种自主神经末梢；测量固有心率(IHR)。
    - 交感神经：普萘洛尔 0.2mg/kg。
    - 副交感神经：阿托品 0.04mg/kg。
- 解释
  - 正常=118.1-(0.57×年龄)。
  - 异常结果提示变时功能不全是由于内在的窦房结疾病。
- 警告：
  - 很少的情况下需要用到这个检查程序。
  - 通过运动试验(导致副交感神经张力降低)可以获得同样的结果。

房室结功能的评估

AVN 的解剖

- 房室传导轴是由组织学上的特化细胞构成的连续系统，它们起源于心房肌细胞并插入希氏束-浦肯野系统。
  - 这个系统的心房部分构成 AVN。
- AVN 定位于房间隔的基底部分并紧挨着 Koch 三角区上端部分的房室交界纤维脂肪组织。
  - 致密结交 AVN 细胞随机分离为两束，分别朝向三尖瓣和二尖瓣的附着部。
  - 所有部位的细胞束被中间移行细胞包绕。
- 功能解剖包括：
  - 结上(AN 或称房结区)细胞：移行区细胞。
    - 动作电位介于快/短暂的心房 AP 和较慢的结 AP 之间。
    - 结上细胞的延迟是房室传导延迟的 25%~60%。
    - 心房的 AN 延迟依赖于提早程度。
  - 结中(N 区或称结区)细胞："最典型"的 AVN 细胞。
    - 动作电位上升缓慢，持续时间更长(传导速度<2cm/s)。
    - 结中细胞的延迟大约是房室传导延迟的 30%。
    - 结中细胞的延迟对提早程度是高度敏感的(递减的 AP 幅度和超射)。
  - 结下(NH 或称结希区)细胞：远端至文氏阻滞的位置。

- 动作电位非常接近于希氏束较长动作电位时程而快速上升。
- 结下细胞的延迟是房室传导延迟的 5%~10%。

○ 动力的控制：

■ 副交感神经系统纤维(CN X：迷走神经)。

- 房室结的 AP 时程的 0 相上升斜率降低，引起除极减慢和传导速率降低。

■ 交感神经系统纤维(T1~T4、脊神经)。

希氏束–浦肯野系统的解剖

○ 希氏束和束支系统：

■ 近端希氏束定位在膜部房间隔靠近三尖瓣环的位置。

■ 然后希氏束经中心纤维体和三尖瓣隔侧瓣之间的间隔穿过并分成左右束支。

- 右束支作为一个纤维鞘而进入间隔，并到达右心室乳头肌的基底部，然后扇形进入心尖部的心室肌。
- 左束支起始于右冠瓣和无冠瓣下的膜部间隔，然后迅速分为左前侧分支和右后中间分支。

■ 传导速度是 2m/s。

○ 浦肯野网：经心室内膜下心肌扇开，能够快速传播心脏的脉冲(传导速度为 4m/s，而心室肌仅为 0.5m/s)。

基线的间期

○ AH 间期：

■ AH 间期是脉冲传导穿越 AVN 所需要的时间。

■ AH 间期是测量希氏束电极导管上最早心房电位曲折波至希氏束 EGM 起始的时间。

■ 正常值：55~125ms。

- 注：该间期基于自主神经张力可有达 20ms 的变化。

○ HV 间期：

■ HV 间期是测得的心脏脉冲由希氏束经过希氏束–浦肯野系统至心室肌的时间。

■ HV 间期是测量希氏束导管电极上 HBE 起点至最早心室激动的时间(在任一导管电极或体表电极上)。

■ 正常值：35~55ms。

- 注：希氏束–浦肯野系统的一个很小的延迟会引起希氏束电位的切迹，较明显的延迟会引起希氏束电位的分裂而形成早期的和晚期的两个成分。

HV 间期	分类	意义
<35ms	缩短	心室预激 考虑无意的 RBBB 记录
35~55ms	正常	
55~70ms	轻度延长	临床意义较小
70~100ms	中度延长	测试希氏束下阻滞： • <400ms 心房起搏(如果受到 AVB 的限制，可以±异丙基肾上腺素) • 普鲁卡因胺实验：HV 间期>100ms 为阳性
>100ms	严重延长	完全性 AVB 的高度危险(25%/年)

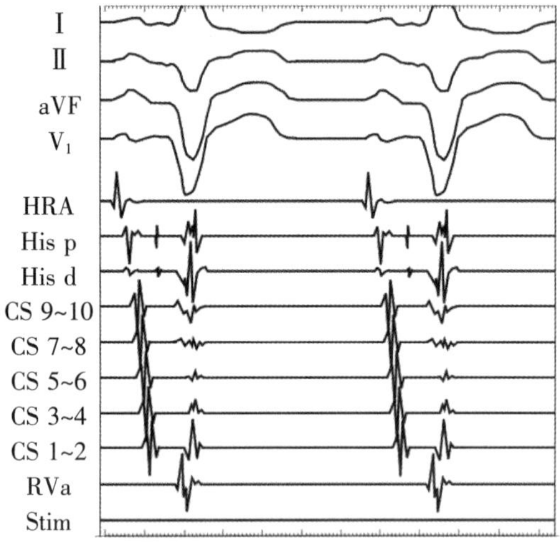

希氏束下传导延迟表现为 HV 间期延长(90ms)，且 ECG 表现为 LBBB。

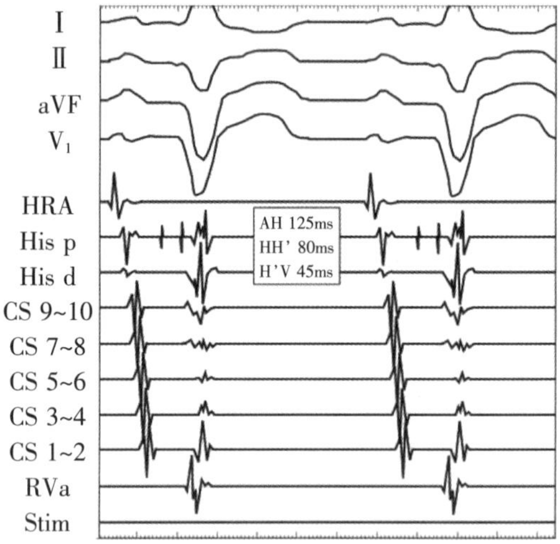

希氏束下传导延迟表现为希氏束电位的分裂(HH'间期为 80ms)。注：H'至 V 的间期仅为 45ms。

传导曲线和递增起搏

- AVNERP：
  - AVN 阻滞的最长心房联律间期(A_1A_2)。
- 顺向 AV 阻滞周长(AVBCL)：
  - 经过 AVB 传导发生阻滞的最长起搏 CL。
  - 分级递增起搏中，通常其前有 AH 间期的逐渐延长。

○ 文氏 CL(WCL):

■ 当阻滞发生在 AVN 水平时(心房 EGM 不伴有希氏束或 V EGM),AVBCL 被定义为文氏 CL(WCL)。

传导异常部位的分类和定义

○ Ⅰ型:在 AVN 的逐渐延迟,不伴有结下传导。

■ AH 间期延长,但不伴有 HV 间期的变化。

■ 在 AVN 水平的传导脱落(A EGM 上没有顺序发生的希氏束电位或 V 波)。

○ Ⅱ型:早期延迟发生在 AVN,但在短的联律间期刺激时有结下传导延迟。

■ 开始有 AH 间期延长(类似于Ⅰ型)。

■ 随着刺激的联律间期缩短,希氏束-浦肯野系统发生传导延迟(差异性的)。

■ 在心房(失夺获)、AVN(AH 阻滞)或希氏束-浦肯野系统(在心房或希氏束 EGM 上没有 V EGM)发生传导脱落。

○ Ⅲ型:早期延迟发生在 AVN,但在较短的联律间期刺激时,有突然发生的结下传导延迟(HV 间期突然增加)。

■ 在希氏束-浦肯野系统首先看到传导脱落(心房或希氏束 EGM 上没有 V EGM)。

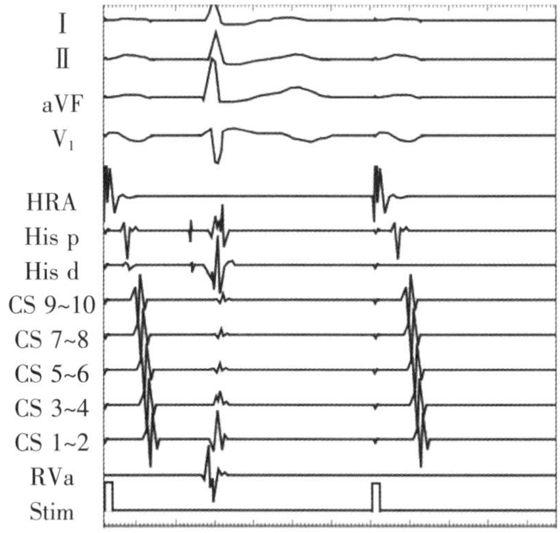

1 型反应:HRA 电极起搏导致 AH 间期延长,随后在 AVN 水平发生传导脱落 (A EGM 上没有希氏束电位或 V 波)。尽管 AH 间期有变化,但要注意 HV 间期的稳定性(最后一个起搏搏动)。

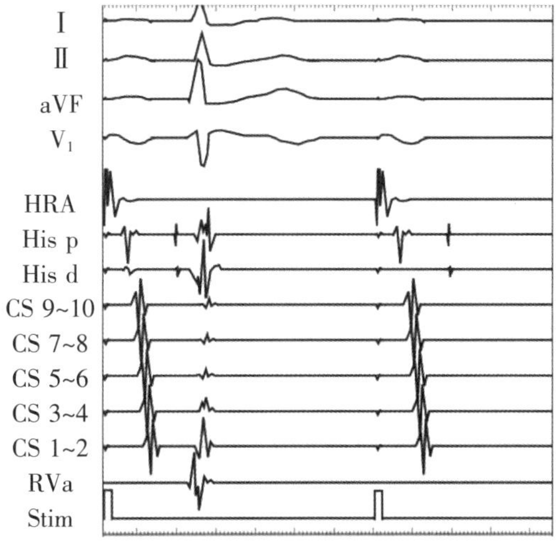

3 型反应:HRA 电极起搏导致希氏束-浦肯野系统传导脱落 (A 和希氏束 EGM 上没有 V 波)。注意 AH 间期的稳定性。

参考文献

- ACC/AHA/ESC Guidelines for the Management of Patients With Supraventricular Arrhythmias*—Executive Summary: A Report of the American College of Cardiology/American Heart Association Task Force on Practice Guidelines and the European Society of Cardiology Committee for Practice Guidelines (Writing Committee to Develop Guidelines for the Management of Patients With Supraventricular Arrhythmias). *Circulation.* 2003;108:1871–1909.
doi.org/10.1161/01.CIR.0000091380.04100.84
- American College of Cardiology/American Heart Association 2006 Update of the Clinical Competence Statement on Invasive Electrophysiology Studies, Catheter Ablation, and Cardioversion: A Report of the American College of Cardiology/American Heart Association/American College of Physicians Task Force on Clinical Competence and Training: Developed in Collaboration With the Heart Rhythm Society. *Circulation.* 2006;114:1654–1668.
doi.org/10.1161/CIRCULATIONAHA.106.178893
- ACC/AHA/HRS 2006 Key Data Elements and Definitions for Electrophysiological Studies and Procedures: A Report of the American College of Cardiology/American Heart Association Task Force on Clinical Data Standards (ACC/AHA/HRS Writing Committee to Develop Data Standards on Electrophysiology). *Circulation.* 2006;114:2534–2570.
doi.org/10.1161/CIRCULATIONAHA.106.180199
- Veenhuyzen GD, Quinn FR, Wilton SB, Clegg R, Mitchell LB. Diagnostic pacing maneuvers for supraventricular tachycardia: Part 1. *Pacing Clin Electrophysiol.* 2011;34:767–782.
doi.org/10.1111/j.1540-8159.2011.03076.x
- Knight BP, Ebinger M, Oral H, Kim MH, Sticherling C, Pelosi F, et al. Diagnostic value of tachycardia features and pacing maneuvers during paroxysmal supraventricular tachycardia. *J Am Coll Cardiol.* 2000;36:574–582.
doi.org/10.1016/s0735-1097(00)00770-1
- Thomas KE, Josephson ME. The role of electrophysiology study in risk stratification of sudden cardiac death. *Prog Cardiovasc Dis.* 2008;51(2):97–105.
doi.org/10.1016/j.pcad.2008.05.001

第 3 章

电生理学研究:一些特殊方面

窄 QRS 波心动过速(NCT)的认识

诊断性电生理研究(EPS)的适应证

- 频繁发作或不能耐受 NCT,且药物治疗无效的患者。
- 患者更倾向于选择消融治疗而不是药物治疗。

未确诊 NCT 的鉴别诊断

- 反复性心动过速
  - 房室结折返性心动过速:典型的(50%~60%),不典型的(5%~10%)。
  - 房室折返性心动过速:30%。
- 房性心动过速
  - 局灶性 AT(包括窦房结折返):10%。
  - 大折返性 AT(如心房扑动):5%~10%。
  - 自律性或交界性 AT:<5%。
- 室性心动过速(VT;非常罕见)
  - 分支性 VT。
  - 间隔 VT。

诊断性 EPS 的准备

- 导管
  - 高位右心房:JSN 4 极电极导管。
  - 冠状窦:可调弯或不可调弯的 10 极电极导管(±SL2 鞘)。
  - 希氏束:JSN 或 CRD2 4 极电极导管。
  - 右室心尖部:JSN 4 极电极导管。

- 入路
  - 单侧腹股沟(3 个鞘管——1 个 7-Fr 和 2 个 5-Fr):希氏束、RVa、CS 或 HRA。
  - 双侧腹股沟(右腹股沟:7-Fr 和 5-Fr;左腹股沟:7-Fr 和 5-Fr):HRA、CS、希氏束和 RVa。
  - 腹股沟(1 个 7-Fr 和 2 个 5-Fr 鞘)和颈部(5-Fr 或 6-Fr):HRA、希氏束、经腹股沟放置 RVa、经颈部放置入 CS。

对 NCT 的诊断包括 5 个步骤

- **步骤** 1:在窦性心律和心动过速中检查体表心电图(ECG)。
- **步骤** 2:确定心律失常的基质,注意:
  - 基线的间期、顺向传导和逆向传导。
- **步骤** 3:诱发和分析心律失常,集中在:
  - 诱发和终止的模式。
  - 心动过速中的房室(AV)联系。
  - 室房(VA)时间和心房激动顺序。
  - 束支差异传导的影响。
- **步骤** 4:心动过速中采取的起搏。
  - 对心室拖带的反应。
  - 舒张期期外刺激[希氏束同步的室性期前收缩(VPB)或房性期前收缩(APC)]。
  - 对心房超速起搏或期外刺激的反应(较少用)。
  - 对腺苷或抗心律失常药物(AAD)的反应。
- **步骤** 5:在窦性心律下做起搏操作。
  - 希氏束旁起搏。
  - 差异性起搏(RVa 和心底部)。
  - 在心动过速周长下起搏(TCL;心房或心室)。

步骤 1:检查体表 12 导联心电图

- 窦性心律中的 12 导联 ECG 可以显示以下任何一项:
  - 表现预激提示存在顺向传导的附加通路(AP)。
    - 适用于诊断 AVRT 但不能确诊,因为高达 10%的 AP 仅为旁观者旁路。
  - 不存在预激,不能除外 AVRT。
    - 隐性预激发生在顺向激动不表现时,这是由于存在相对较大程度的房室结传导。
      - AVN 和 AP 传导的相对平衡依赖于 AVN 传导速度、AP 传导速度和相较于心房脉冲的 AP 接近程度。

- ▫ 有时 δ 波(预激波)可以通过静脉注射(IV)腺苷或迷走神经刺激而显现出来。
- • 间歇性预激提示相对长的顺向有效不应期(ERP)。
- • 隐匿性 AP 是仅逆向传导的 AP。
  - ▫ 由于无顺向激动，ECG 不显示 δ 波，但是这些通路可以维持顺向性 AVRT。

○ 心动过速中的 12 导联 ECG 或节律记录可提供重要的信息。
- ■ 关键是确认 P 波(心房激动)和其与 QRS 波的关系。
- ■ AV 比例>1:1，强烈提示房性快速性心律失常(局灶性的或大折返)。
  - • 注：AVNRT 罕见表现为 AV 比例>1:1，这是由于房室结下阻滞。
- ■ RP 间期可有助于鉴别特殊的心律失常机制。
  - • 短间期(RP < PR)提示以下情况：
    - ▫ AVNRT：P 波可能隐含在 QRS 波里或稍微晚一些。
    - ▫ AVRT：P 波通常恰好是在 QRS 波之后。
    - ▫ AT 和伴随的 AV 阻滞(PR 间期=TCL)。
  - • 长间期(RP > PR)提示以下情况：
    - ▫ AT。
    - ▫ 不典型的 AVNRT。
    - ▫ 慢传导附加通路的 AVRT。
- ■ 心动过速的起始模式也可以提示心动过速的诊断。
  - • 在 PR 间期突然的跳跃之后发作的心动过速提示典型的 AVNRT。
  - • PVC 后发作的心动过速提示 AVRT；这种情况较少见于 AVNRT 或 AT。
  - • "温醒"现象提示由自律性机制导致的局灶性 AT。
  - • 不伴 P 波形态变化的频率突然变化常提示窦房结折返性心动过速(SNRT)。
- ■ 心律失常的终止可以提示诊断：
  - • 伴 1 个 P 波的终止提示 AVNRT 或 AVRT(阻滞在 AVN)。
  - • 伴 1 个 QRS 波的终止提示 AT、不典型 AVNRT 或不典型 AVRT(阻滞在 AP)。
  - • 伴 1 个 PVC 的终止提示 AVRT(阻滞在 AP)；很少见于 AVNRT 或 AT。
- ■ 其他有助于确立诊断的还有：
  - • QRS 电交替(QRS 波振幅的逐跳变化>1mm)最常见于 AVRT。
  - • 复极异常(ST 压低或 T 波倒置)常见于 AVRT。
  - • 心动过速中的束支阻滞：
    - ▫ CL 增加值≥25ms 是束支阻滞同侧 AP 参与的 AVRT 的诊断线索。
    - ▫ CL 没有变化可见于任何机制的室上性心动过速，包括同侧的 AVRT(伴代偿性的 AH 间期缩短)。
  - • 连续的心房激动(如无等电位线)提示大折返机制。
- ■ 心动过速对迷走刺激/腺苷的反应有助于建立诊断。

- 伴 P 波的突然终止(心房激动)提示 AVNRT 和 AVRT。
- 伴 QRS 波的突然终止(心室激动)提示 SNRT 或 AT。
- 伴有加速的心房率逐渐减慢现象提示局灶性 AT。
- 伴有高度 AV 阻滞的持续性 AT 提示局灶性的或大折返性的 AT。

步骤 2:确定心律失常基质

○ 获得基线间期(表 3.1)。

表 3.1 基线 HV 间期与鉴别诊断的联系

	AVNRT	AVRT	AT
HV 间期<35ms(预激)	通常不存在	强的预示作用	通常存在

○ 评估逆向传导的存在与否(表 3.2)。

■ 是否存在逆向传导?(如果不存在,不像是 AVRT。)

■ VA 传导是否正常(中线和递减)?

■ 最早的逆向心房激动位于哪里?

■ AP 的 ERP 是多少? AP 支持折返吗?

表 3.2 逆向传导的发现与鉴别诊断的联系

	AVNRT	AVRT	AT
逆向起搏	通常不存在	存在(如不存在,不像 AVRT)	通常存在
逆向传导	递减	非递减	递减
逆向激动顺序	向心性>偏心性	偏心性> 向心性	向心性> 偏心性

○ 评估顺向传导(表 3.3):

■ 有预激表现吗? 如果有:

- 确定 AP 顺向传导特性[如附加旁路 ERP(APERP)/最小预激的 RR 间期]。
- 确定 AP 的定位(最早心室激动)。
- 确认 AP 是否参与了心动过速。

■ 无预激表现? 如果没有:

- 在顺向传导中(窦性或心房起搏中)于远端 CS 寻找最早心室激动。
- 在顺向传导曲线中辨认非递减的 AV 传导。
- 在较短的顺向期前收缩联律间期、递增起搏频率、靠近 AP 插入点的起搏或腺苷干预下,记住没有遮盖预激的电位。

- 有双房室结的生理学？一些线索包括：
  - 在顺向传导曲线上有AH跳跃。
  - 心房回波或心动过速。

表3.3　顺向传导特征有助于鉴别诊断

	AVNRT	AVRT	AT
顺向激动顺序	正常	较早心室激动	不定(依赖于起点灶)
顺向传导	递减	非递减	递减
顺向起搏	双AVN生理学	表现预激	

步骤3：诱发和分析心动过速

○ 心动过速起始可以确认心动过速的诊断特征(表3.4)。

表3.4　诱发特征与鉴别诊断的联系

	AVNRT	AVRT	AT
诱发方式(期外刺激或Burst)	心房(很难来自心室)	心房或心室	心房(从不来自心室)
诱发依赖于一个临界的AH间期	强的预示作用	可能存在(但是不排除)	可能存在(但是不排除)
典型的心动过速诱发方式	心房脉冲引发由快径路至慢径路的跳跃，由此导致AH延迟和心动过速发作	1.心房脉冲导致伴有递减AVN传导的AP阻滞(窄QRS)和经过AP的逆向AV阻滞 2.心室脉冲可引起伴有经AP心房激动的逆向AV阻滞	"温醒"现象

○ 心动过速发作中的观察可以辨认指向特异性诊断的关键性信息(表3.5)。

- AV关系。
- VA时间。
- 心房激动顺序。
- 其他一些因素。

表 3.5 在心动过速发作中可能观察到的关键性诊断发现

	AVNRT	AVRT	AT
AV 的关系			
AV 比例	1:1	1:1	1:1 或≥2:1
心动过速中的 AV 阻滞(自发性、迷走刺激、腺苷、BB/ND-CCB)	有时候 通常终止心动过速 很少出现 2:1 希氏束下阻滞伴心动过速连续	终止心动过速 即使 AV 阻滞,但如果心动过速持续,可以排除 AVRT	强烈的预示 AV 阻滞是典型的 AT,其不打乱心动过速,因为 AVN 并不是环路中的关键部分
V>A	上行共同通路阻滞 HA 阻滞(2:1 或文氏)	非分支通路 顺向的:希氏束-浦肯野系统 逆向的:非分支的	交界性异位心动过速 希氏束在每个 V 波之前 1:2 的心动过速 心房脉冲向下经两 AVN 肢传导(快径路和慢径路)而导致顺序的心室激动
VA 时间			
间隔的 VA 间期(位于希氏束或 pCS 上最早的 V 波至同一电极通道上的 A 波)	≤70ms(典型) >70ms(不典型)	>70ms(常>100ms) (≤70ms 排除)	多变的 (≤70ms 不能排除)
HRA VA 间期(位于希氏束或 pCS 上最早的 V 波至 HRA 电极通道上的 A 波)	≤100ms(典型) >100ms(不典型)	>100ms	多变的
心房激动顺序			
	向心性>偏心性	偏心性>向心性	偏心性>向心性
其他			
心动过速中 AH:HA 间期的比值	>1(慢-快,慢-慢) <1(快-慢)		
心动过速中 CL 的变化	HH 间期的变化先于 AA 间期的变化	HH 间期的变化先于 AA 间期的变化	AA 间期的变化先于 HH 间期的变化(AVN 不是环路的关键部分)
希氏束阻滞对 VA 传导时间的影响	无影响 • 增量≥ 20ms,排除	VA 间期和 TCL 增加 ≥20ms 提示同侧 AP 如果是对侧旁路,则没有影响	无影响

○ 心动过速的终止特点也有助于确立诊断(表 3.6)。

表 3.6 终止特点与鉴别诊断的关系

AVNRT	AVRT	AT
以 A 波终止(常见) • 以 V 波终止，阻滞在慢径路(不常见) • 阻滞在快径路	以 A 波终止(常见) • 以 V 波终止，阻滞在 AVN(不常见) • 阻滞在 AP	以 V 波终止(常见) • 正常 AV 传导，以 A 波终止 • 有效排除 AT

步骤 4：心动过速中的起搏操作

○ 各种起搏操作和结果与鉴别诊断的关系列于表 3.7。

表 3.7 心动过速中各种起搏操作的反应

	AVNRT	AVRT	AT
SVT 时心室起搏			
RVa 拖带	可以拖带 心房激动计时 • 仅在完全心室夺获后推进 心房激动顺序 • 起搏=心动过速 • 是否起搏≠心动过速(AVNRT+旁观者 AP) 起搏后顺序 • VAV(心房–心室) • AHAV(心房–心室) PPI–TCL(Stim 到 V) ≥115ms cPPI=PPI–TCL–(AH_{RVP}–AH_{SVT}) ≥110ms Stim-A_{RVP}–VA_{SVT} ≥85ms Stim-A_{RVP}/VA_{SVT} 0.27~0.32	可以拖带 心房激动计时 • 仅在部分心室夺获后推进(融合) 心房激动顺序 • 起搏=心动过速 • 是否起搏≠心动过速(第二条 AP) 起搏后顺序 • VAV(心房–心室) • AHAV(心房–心室) PPI–TCL(Stim 到 V) <115ms* cPPI=PPI–TCL–(AH_{RVP}–AH_{SVT}) <110ms* Stim-A_{RVP}–VA_{SVT} <85ms* Stim-A_{RVP}/VA_{SVT} 0.9~1.08：后间隔 AP 0.94~1.29：前间隔 AP	不能拖带 心房激动顺序 • 起搏≠心动过速 起搏后顺序 • VAAV • AAHV

* 如果是左侧旁路或隐匿性递减 AP，则此值较大。

(待续)

表 3.7(续)

	AVNRT	AVRT	AT
SVT 时心室起搏			
希氏束旁拖带	PPI–TCL(Stim 到 V) ≥100ms Stim-A_{RVP}–VA_{SVT} ≥75ms	PPI–TCL(Stim 到 V) <100ms Stim-A_{RVP}–VA_{SVT} <75ms	
差异性拖带 ● 由 RVa 和心底部	cPPI–TCL(基底部–心尖部) >30ms Stim–A(心尖部–基底部) <0(在心尖部 VA 较短)	cPPI–TCL(基底部–心尖部) <30ms Stim–A(心尖部–基底部) >0(在基底部的 VA)	
200~250ms 的 Burst 起搏 3~6 跳	房室分离:可能 可能终止	房室分离:排除 应该终止	房室分离:可能存在 终止时无心房激动,从而可排除 AT
心室期外刺激			
希氏束同步的 PVC	无效果	心房除极 ● 提前:肯定 AP 存在 如果其后的 V 是提前的,可以肯定 AP 参与了 SVT ● 延迟:肯定存在 AP 并参与了心动过速 ● 无反应:远离 AP 心动过速终止 顺向性心动过速(ORT)是诊断性的	无反应 终止且不伴有心房除极,则可除外AT
预激指数	● >120ms:AVNRT	● <45ms:间隔 AP ● 45~75ms:右侧游离壁 ● >75ms:左侧游离壁	
诱发右束支阻滞	VH 增量(>50ms)< VA 增量	VH 增量(>50ms)> VA 增量	VH 增量(>50ms)<VA 增量
SVT 时心房起搏			
多部位心房拖带	恢复的 VA 间期:固定/相关联(与心动过速的 VA 周长相差<10ms)	恢复的 VA:固定/相关联(与心动过速的 VA 周长相差<10ms)	恢复的 VA:可变化
AV 阻滞的 CL	中断依赖于 AH 间期	中断依赖于 AH 间期	中断不依赖于 AH 间期
鉴别拖带 ● 从 HRA 到 CS	恢复 VA:固定/相关联(与心动过速的 VA 周长相差<10ms)	恢复的 VA:固定/相关联(与心动过速的 VA 周长相差<10ms)	恢复的 VA:可变化

(待续)

表 3.7(续)

	AVNRT	AVRT	AT
心房期外刺激			
较晚联律间期 PAC (间隔部处于不应期;例如,希氏束导管上出现 A 电位)	• 无变化 (如果 A-希氏束处于不应期) • 希氏束电位提前伴AH间期延长(进入折返环;例如,过早) • 终止心动过速	• 无变化 (如果 AP 处于不应期) • V 电位提前(确定AP);随后的希氏束和 A 电位提前 • 终止心动过速	• 无反应
较早联律间期 PAC	希氏束电位提前伴短 AH 间期→终止心动过速		希氏束电位提前伴短 AH 间期→心动过速持续

步骤 5:窦性心律下的起搏操作(表 3.8)

表 3.8 窦性心律下起搏操作的反应

	AVNRT	AVRT	AT
希氏束旁起搏			
希氏束夺获→V 夺获	逆传心房激动 • 不变=结性传导 • 由慢径路变为快径路 结性反应 SA 间期(VA) • 增加(>50ms) HA 间期 • 无改变	逆传心房激动 • 不变,除外 AP 传导 • 由 AVN 变为 AP 结外反应 SA 间期(VA) • 减少 • 无改变 • 增加(<40ms) HA 间期 • 减少(间隔 AP) • 无改变(递减传导 AP)	逆传心房激动 • 不变=结性传导 结性反应 SA 间期(VA) • 增加(>50ms) HA 间期 • 无改变
鉴别起搏			
右心室心尖部和基底部起搏	心房激动顺序 • 不变 • 如果由慢径路跳跃至快径路,即发生变化 间隔的 HA 间期 • 不变	心房激动顺序 • 不变 间隔的 HA 间期 • <20ms 或负值	心房激动顺序 • 不变 间隔的 HA 间期 • 不变

(待续)

表 3.8(续)

	AVNRT	AVRT	AT
鉴别起搏			
	SA 心尖部:基底部(VA) • <5ms	VA 心尖部:基底部(VA) • >10ms	VA 心尖部:基底部(VA) • <5ms
以 TCL 做心房起搏			
AH_{pacing}:AH_{svt}	>40ms	<20ms(间隔 AP)	<10ms
以 TCL 做心室起搏			
HA_{pacing}:HA_{svt}	正值	负值	–

一些特殊考虑

- 逆向性 AVRT
  - 心动过速中的 QRS 形态:完全预激的。
  - 心房激动:向心性的。
  - 心室激动:PAC 使心室激动提前,不涉及 AVN(同时对邻近 AVN 的心房激动,或早于希氏束电位提前激动心室)。
  - 逆向希氏束-浦肯野系统的激动:RB 和远端希氏束激动提前于近端希氏束电位。
- 通路-通路(AP-AP)的 AVRT
  - 心房和心室:全部是环路的必需部分。
  - 心房激动:偏心性的。
- 合并 AP 旁观者的 AVNRT 诊断基于:
  - 窄 QRS 波 SVT(NCT)变为宽 QRS 波心动过速(WCT),并不改变 CL 和 HH 间期。
  - 心房期外刺激不能促进以下指标:
    - 预激的 QRS 波。
    - 逆向的希氏束电位。
    - 随后的心房激动。

宽 QRS 波心动过速(WCT)方面的一些问题

诊断性 EPS 的适应证

诊断性 EPS 适用于临床分析不能确定诊断的 WCT 患者,诊断对于患者的治疗是非常重要的。

- 不明原因的 WCT 的鉴别诊断包括：
  - VT。
  - SVT 伴有差异性。
  - SVT 伴有预激。
    - 逆向的或通路-通路(AP-AP)折返的 SVT。
    - AT 或 AVNRT 伴有 AP 旁观者。

诊断性 EPS 的准备

- 2~4 根导管电极(2 根 5-Fr 鞘和 2 根 7-Fr 鞘)。
  - 右腹股沟:HRA(JSN:7-Fr)、RVa(JSN:5-Fr)、希氏束(如需要的话;JSN 或 CRD2:5-Fr)。
  - 左腹股沟:CS(如需要的话;可调弯 10 极:7-Fr)。

WCT 的诊断包括 4 个步骤

- **步骤** 1:获取体表 ECG 和临床数据。
- **步骤** 2:确定心律失常的基质。
  - 基线的间期、顺向传导和逆向传导。
- **步骤** 3:诱发和分析心动过速。
  - 与临床发作的心动过速做比较。
  - 心动过速的起始和终止的模式。
  - 心动过速中 AV 的关系。
  - VA 时间和心房激动顺序。
  - 束支差异性的影响。
  - 希氏束电位的记录和 HV 间期。
- **步骤** 4:评价心动过速中起搏操作的反应。
  - 对心室拖带的反应。
  - 心室期外刺激的舒张期扫描,包括希氏束同步的 PVC。
  - 对心房超速起搏或期外刺激的反应。
  - 心动过速终止的形式。

步骤 1:获取体表 ECG 和临床数据

- 临床评价应包括的特征描述如表 3.9。

表 3.9 心动过速机制所提示的临床特征

	VT	SVT 伴有差异性	预激
结构性心脏病	常见	无关	无关
颈动脉按摩/迷走神经	无反应	可能终止	可能终止
大炮“A”波	可能出现	不会出现	

○ 窦性心律下的体表 12 导联 ECG 可显示以下信息(表 3.10):

■ 表现预激提示顺向传导的 AP。

• 提示存在 AP 的 SVT 诊断[逆向的 AVRT 或预激 AT/房颤(AF)]。

■ 在冠心病范畴内有 Q 波,提示心肌梗死作为 VT 的基质。

■ 在窦性心律时的基线状态发现的束支传导阻滞,可以在心动过速时再表现出来,并且可能预示束支折返可以作为 VT 的原因。

表 3.10 在宽 QRS 波心动过速中观察到的关键性鉴别诊断发现

	VT	SVT 伴有差异性	预激
起始			
前面的搏动	心室	心房	心房
前面的 CL	短	长	–
固定的联律间期	有	一般没有	–
“温醒”现象	有	可能有	–
QRS 波逐渐加宽	–	有	–
AV/VA 的关系			
AV 分离	符合	排除	排除
融合/夺获搏动	符合	排除	排除
VA 的关系	1:1 或 ≥ 2:1	1:1	1:1
RP 间期	多变	多变	多变
QRS 波群			
初始 QRS 波曲折	区别于基线的 QRS 波	辨认基线 QRS 波	与 δ 波相同
电轴(提示)	1.较基线变化>40° 2.极度电轴偏移 3.LBBB+RAD 4.RBBB+LAD	正常或轻度偏移	正常或轻度偏转
QRS 形态学	一致性(正向或负向) 起始 R 波≥40ms 或至少一个胸前导联的 R 波起始到 S 波最低点>100ms	LBBB 和 RBBB 交替	如果存在左后AP,则表现为正向一致性
	不典型的 RBBB 形态 • 时程>140ms • 正向的一致性 • V_1 导联单向 R 波 • V_1 导联双向 QR 或 RS 型 • V_1 三相波,但 R>r’ • V_6 导联 S>R 或呈 QS 型	**RBBB 形态** • 时程一般≤140ms • 典型的 RBBB • V_1 或 V_6 导联呈 rSR’三相波 • V_6 导联 R>S	QRS 时程和形态依赖于 AP 的定位

(待续)

表 3.10(续)

	VT	SVT 伴有差异性	预激
QRS 波群			
QRS 形态学	**不典型的 LBBB 形态** ● 时程>160ms ● 负向的一致性 ● V_1 导联 R 波>40ms ● V_1~V_2 导联 S 波切迹降支 ● V_1~V_2 导联 R 波起始到 S 波最低点>70ms ● V_6 导联任何 Q 波(QR 或 QS 型) 心动过速时 QRS 时程窄于窦性心律，可诊断 VT	**LBBB 形态** ● 典型的 LBBB ● V_1 导联无 R 波或 V_2 导联小而窄的 R 波 ● V_6 导联单向 R 波 ● Ⅰ和 V_6 导联间隔 Q 波	
频率和规则性			
RR 间期	轻微不规则(<0.04ms)	规则(常见)	规则(常见)
终止			
代偿间歇	完全	不完全	
恢复周期	较长	无区别	

○ 在心动过速中的 12 导联 ECG 或节律的记录图可显示以下信息：
 ■ 鉴别 VT 与伴有差异传导或预激的 SVT。
○ 基于体表 12 导联 ECG 鉴别 VT 和 SVT 的 ECG 标准如下：
 ■ Wellen 标准——以下表现倾向于 VT：
  • AV 分离。
  • 电轴左偏。
  • 夺获或融合波。
  • QRS >140ms。
  • 胸前导联 QRS 波的一致性。
  • V_1 导联 RSR'、单相或双相 QRS 波，或 V_6 导联单相 QS 波。
 ■ 如果 Brugada 标准的分步鉴别法在任何一步的答案是“是”，即指向 VT：
  1.如果所有胸前导联均没有 RS 型的 QRS 波(一致性)：VT。
  2.如果 1 个或多个胸前导联的最长 RS 间期>200ms：VT。
  3.如果存在 AV 分离(QRS 波多于 P 波)：VT。
  4.如果 V_1~V_2 和 V_6 的 QRS 波符合 VT 的形态学标准：VT。

- RBBB 样的 QRS 波。
  - ▫ V_1 导联单相的 R 波、QR 或 RS 波：VT。
  - ▫ V_1 导联呈三相波，但第一个峰大于第二个峰(RSr')：VT。
  - ▫ V_6 导联的 R/S 比<1、QS 或 QR 型：VT。
- LBBB 样的 QRS 波。
  - ▫ R>30ms、至 S 波最深点>60ms，或 V_1、V_2 导联的 S 波有切迹。
  - ▫ V_6 导联为 QS 或 QR 型。

5.如果没有上述表现：SVT。

■ LBBB 中 VT 的Kindwall 标准。
- V_1 或 V_2 导联 R 波的时程>30ms。
- V_6 导联任何形式的 Q 波。
- V_1 或 V_2 导联 QRS 波起点至 S 波最深点的时程>60ms。
- V_1 或 V_2 导联的 S 波下降支有切迹。

步骤 2：确定心律失常的基质

○ 评估预激的基线间期。

○ 评估顺向传导。

■ 是否存在预激？
- 确定 AP 的顺向传导特性。
- 决定 AP 的定位(最早的 V 波)。
- AP 是否参与了心动过速。

■ 是否有隐性的预激。
- 顺向传导中位于 CS 远端的较早的 V 波。
- 顺向传导曲线上的 AV 非递减传导。
- 在较短的顺向期外刺激联律间期、递增起搏频率、靠近 AP 插入位置的起搏或腺苷干预情况下，预激显现出来。

■ 是否显现双 AVN 生理特点？
- 在顺向传导曲线上有 AH 跳跃。
- 心房回波或心动过速。

○ 评价逆向传导。

■ 不存在 VA 传导，则不像 AVNRT 或 AVRT。

■ 存在 VA 传导：
- 是否 VA 传导正常(中线和递减)？
- 最早逆向传导的 A 波位于哪里？
- APERP 如何？AP 能否参与折返？

○ 要寻找的其他因素包括：
 ■ 裂隙现象。
 ■ 希氏束旁起搏。

步骤 3：诱发和分析心动过速

○ 心动过速的诱发可以提供诊断线索，如表 3.11 所示。

表 3.11　心动过速诱发反应的诊断价值

	VT	AVNRT	AVRT	AT
诱发（期外刺激或 burst）	心室（除分支 VT，心房起搏很难诱发）	心房（心室起搏很难诱发）	心房或心室	心房（心室起搏无法诱发）

 ■ 诱发 VT 依赖于心动过速的机制：
  • 折返（单形性 VT）：心室起搏（burst 或期外刺激）。
  • 自律性（右心室流出道、左心室特发性 VT）：异丙基肾上腺素、肾上腺素、阿托品、运动、精神刺激（例如，连续 7s）。
  • 触发活动：多个期外刺激、burst 起搏，以及长短序列伴异丙基肾上腺素、肾上腺素、阿托品、钙和氨茶碱。

○ 心动过速中的观察（表 3.12）。
 ■ 自发的或心房起搏诱发的房室分离可以说明心房并不是环路的一部分。
 ■ 检查希氏束和心室的关系；RB 和远端希氏束激动提前于近端希氏束（由 VT 逆向激动）。

表 3.12　心动过速发作过程中可观察到的关键特征

	VT	AVNRT	AVRT	AT
AV 的关系				
AV 的关系	1:1 或 ≤ 2:1	1:1	1:1	1:1 或 ≥ 2:1
V>A	通常提示 VT	非常罕见。除非：上行共同通路阻滞（HA 阻滞）	排除 AVRT（除非存在结束 AP）	交界异位性心动过速 希氏束电位位于每一个 V 波前 1:2 心动过速

（待续）

表 3.12(续)

	VT	AVNRT	AVRT	AT
VA 定时				
间隔 VA 间期(希氏束或 pCS 上最早的 V 波至任一导联的 A 波)	可以分离,稳定的(VA 逆向传导)或变化的(文氏)	≤70ms(典型) >70ms(不典型)	通常>100ms (≤70ms 排除)	变化的 (≤70ms≠排除)
心房激动顺序				
	分离或向心性 >偏心性	向心性 >偏心性	偏心性 >向心性	偏心性 >向心性
其他				
CL 变化 AA 间期(HRA 或 CS)与 VV 间期(RVa)比较	VV 间期的变化先于 AA 间期的变化	HH/VV 间期的变化先于 AA 间期的变化	HH/VV 间期的变化先于 AA 间期的变化	AA 间期的变化先于 VV 间期的变化
HV 间期	• 负值 • 心动过速时 HV 较短	正值	正值(逆向型 AVRT 则为负值)	正值
RB 和希氏束激动形式	RB 先于希氏束电位	希氏束电位先于 RB	ORT (希氏束先于 RB) 逆向型 AVRT (RB 先于希氏束)	希氏束电位先于 RB
束支折返	• 每个 V 波之前均有 H 波 • HV 稳定 • HH 间期变化在 VV 间期变化前 • 在临界的 VH 延迟诱发			
TCL 下心室起搏(VH_{pacing}:$VH_{Tachycardia}$)	<10ms	>40ms	<20ms(间隔 AP)	<10ms
希氏束–心房时间($HA_{Tachycarida}$:HA_{pacing})	相似	负值	相似	变化

○ 心动过速终止的特点可提供诊断线索(表 3.13)。

表 3.13 心动过速的终止形式与特殊诊断的联系

	VT	AVNRT	AVRT	AT
心动过速的终止	● 如有 VA 传导,则止于 A 波 ● 如无 VA 传导,则止于 V 波	● 由于阻滞(通常)发生于 SP,止于 A 波 ● 由于阻滞(罕见)发生于 FP,止于 V 波	● 由于阻滞(通常)发生于 AVN,止于 A 波 ● 由于阻滞(罕见)发生于 AP, 止于 V 波	● 止于 V 波(常见) ● 止于 A 波:除外 AT

步骤 4:评价心动过速中起搏操作的反应(表 3.14)

表 3.14 评价心动过速中起搏操作的反应

	VT	AVNRT	AVRT	AT
心室期外刺激或拖带				
起搏后顺序	终止 VAV	VAV 或 VAHAV (心房–心室)	VAV 或 VAHAV (心房–心室)	VAAV 或 VAHAV
心房起搏				
心房超速起搏 CL 为 10~40ms, <TCL	房室分离或 V 提前不终止心动过速	拖带± 终止 恢复 VA 的 CL:固定(心动过速的 VA<10ms)	拖带± 终止 恢复 VA 的 CL:固定(心动过速的 VA<10ms)	拖带±终止 恢复 VA 的 CL:变化
	QRS:变化或变窄(夺获或融合)	QRS:不变,除非旁观者 AP 无恒定的 QRS 融合	QRS:不变,除非存在多个 AP 如果多个 AP,则恒定的 QRS 融合	QRS:不变,除非旁观者 AP 无恒定的 QRS 融合
	AVVA 反应	AVA 反应	AVA 反应	AVA 反应
心房期外刺激	伴有夺获或融合的 QRS 波的 V 波提前	无预激	提前激动心室	提前激动心室
希氏束同步的 PAC		恢复 VA 的 CL:固定(心动过速的 VA<10ms)	返回 VA 的 CL:固定(心动过速的 VA<10ms)	恢复 VA 的 CL:变化

一些特殊的考虑

- 逆向型 AVRT 的诊断基于：
  - 心动过速中完全预激的 QRS 形态学。
  - 心房激动：向心性。
  - 心室激动：不涉及 AVN 的由 PAC 引起的 V 波提前（与靠近 AVN 的心房激动同步或心室提前于希氏束电位）。
  - 逆向希氏束–浦肯野系统激动：RB 和远端希氏束激动较早于近端希氏束。
- 旁路–旁路（AP–AP）的 AVRT
  - 心房和心室必须是环路的一部分。
  - 心房激动：偏心性的。
- 伴有旁观者 AP 的 AVNRT
  - 在SVT 发作中，由 NCT 变为 WCT 时不伴有 CL 或 HH 间期的交替。
  - 心房期外刺激不能够促使以下情况：
    - 预激的 QRS 波。
    - 逆向的希氏束电位。
    - 跟随其后的心房激动。

遗传性心律失常综合征的药理学激发试验

肾上腺素激发试验

- 指征，即为了评估可能的长 QT 综合征（LQTS）。
- 步骤：
  - 将 1:10 000（0.5mg）的肾上腺素 5mL 加入 45mL 生理盐水中（总共 50mL）=10μg/mL。
  - 记录基线 12 导联 ECG 和开始输注肾上腺素 0.05μg/（kg·min）[0.3mL/（h·kg）]。
  - 5min 后再次做 ECG，并将输注肾上腺素增加至 0.10μg/（kg·min）[0.6mL/（h·kg）]。
  - 再次 5min 后做 ECG，并将输注肾上腺素增加至 0.20μg/（kg·min）[1.2mL/（h·kg）]。
  - 经过 5min 后做 ECG，并停止输入肾上腺素，于 10min 和 30min 后分别做 ECG。
- 监测获取如下内容：
  - 输注肾上腺素过程中连续监测 ECG，直至检查后 1h。
  - 输注过程中每 5min 监测 1 次生命体征。
- 肾上腺素输注停止的观察点是：
  - 收缩压下降至 80mmHg（1mmHg=0.133kPa）以下或超过 200mmHg。
  - 非持续性或多形性 VT。
  - 心室期前收缩≥10 次/分钟。

- 出现 T 波电交替。
- 患者因为头痛、恶心、腹痛、心绞痛或心力衰竭而不能耐受。

○ 药物对抗措施：
- 如果停止输注肾上腺素后症状持续存在，可静脉注射美托洛尔 2.5~5mg，并超过 1min。

○ 激发试验的解释需要在每一个 5min 节点测量 QT 间期、心率和矫正的 QT 间期（QTc）。
- QTc 延长≥50ms，则认为其不正常（如与 LQTS 一致）。

普鲁卡因胺激发试验

○ 指征，即为了评估 Brugada 综合征。

○ 步骤：按照 15mg/kg（最大剂量为 1g）的剂量，以 50mg/min 输入普鲁卡因胺。
- 记录基线 12 导联 ECG 和其后输入普鲁卡因胺过程中每 10min 的 12 导联 ECG，以及输入后 30min 的 ECG，直至 1h。

○ 监测包括：
- 输注药物中和检查后连续监测心律。
- 输注过程中每 5min 监测 1 次生命体征。

○ 普鲁卡因胺输注停止的观察点是：
- 收缩压下降至 80mmHg 以下。
- 非持续性或多形性 VT。
- 心室期前收缩≥10 次/分钟。
- QRS 增宽较基线≥30%。
- 心动过缓或 AV 阻滞（2 度或 3 度）。

○ 药物对抗措施
- 异丙基肾上腺素 1~2μg/min。

○ 普鲁卡因胺激发试验的反指征包括：
- 心动过缓、高度 AV 阻滞或束支阻滞。
- 肥厚型心肌病。
- 心力衰竭——左心室射血分数（LVEF）<35%。
- 妊娠。
- 重症肌无力。
- 肝脏疾病。

○ 解释
- 诱发出 Ⅰ 型 Brugada，提示试验为阳性。

参考文献

- Veenhuyzen GD, Quinn FR, Wilton SB, Clegg R, Mitchell LB. Diagnostic pacing maneuvers for supraventricular tachycardia: Part 1. *Pacing Clin Electrophysiol.* 2011;34:767–782.
  doi.org/10.1111/j.1540-8159.2011.03076.x
- Knight BP, Ebinger M, Oral H, Kim MH, Sticherling C, Pelosi F, et al. Diagnostic value of tachycardia features and pacing maneuvers during paroxysmal supraventricular tachycardia. *J Am Coll Cardiol.* 2000;36;574–582.
  doi.org/10.1016/s0735-1097(00)00770-1
- Thomas KE, Josephson ME. The role of electrophysiology study in risk stratification of sudden cardiac death. *Prog Cardiovasc Dis.* 2008;51(2):97–105.
  doi.org/10.1016/j.pcad.2008.05.001
- Obeyesekere MN, Klein GJ, Modi S, Leong-Sit P, Gula LJ, Yee R, et al. How to perform and interpret provocative testing for the diagnosis of Brugada syndrome, long-QT syndrome, and catecholaminergic polymorphic ventricular tachycardia. *Circ Arrhythm Electrophysiol.* 2011;4:958–964.
  doi.org/10.1161/CIRCEP.111.965947
- Mitchell LB. The role of the transvenous catheter electrophysiologic study in the evaluation and management of ventricular tachyarrhythmias associated with ischemic heart disease. *Cardiac Electrophysiol Review.* 2002;6:458–462.
  doi.org/10.1023/A:1021152812529

第 4 章

房室结折返性心动过速

房室结折返性心动过速(AVNRT)的认识和处理

概述

AVNRT 是致密房室结(AVN)附近功能和解剖各异的两条通路折返引起的阵发性、窄QRS 波的快速性心律失常。

流行病学和临床特征

- AVNRT 占有症状的阵发性室上性心动过速(SVT)的 50%~60%。
- 女性患者居多(男女比例约为 1:2)。
- 症状一般发生于 30~50 岁。
- 常见的症状包括心悸(颈部搏动)、眩晕、晕厥(10%)。
- AVNRT 与结构性心脏病罕有联系。

解剖学

AVN 及其相关结构位于房间隔的 Koch 三角区。

- 三角区的顶部是膜性间隔的房室部分,包含致密 AVN 和希氏束。
- 三角区的基底部是冠状窦(CS)口和间隔的峡部[(CS 口部和三尖瓣(TV)环前方的组织]。
- 后缘是 Todaro 腱。
  - 下腔静脉瓣的纤维延续(欧氏瓣)。
- 前缘是三尖瓣隔侧瓣。

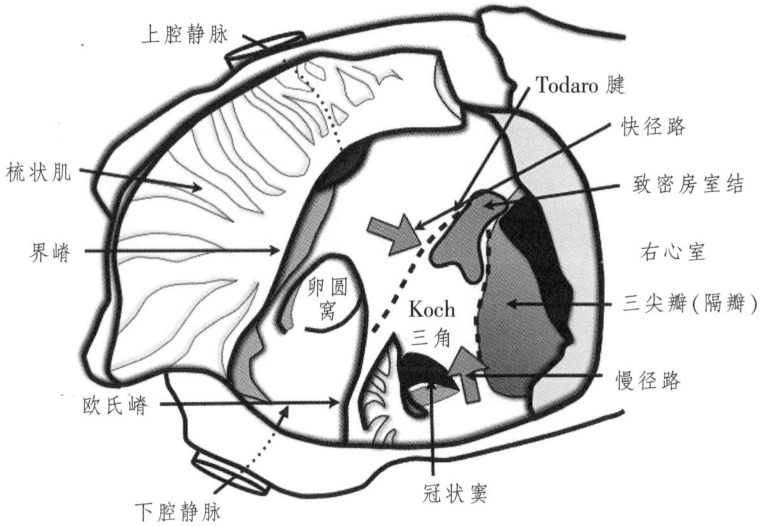

病理生理学(机制)

折返环路的传导支包含两条交替的通路。

- ○ 快径路位于 Koch 三角顶部的前间隔至致密 AVN(近端为常规记录到希氏束电位的位置,位于 Todaro 腱的上方)。
  - ■ 该径路具有快速传导、有效不应期(ERP)较长的特性。
- ○ 慢径路位于致密 AVN 的后下部区域(沿三尖瓣环分布)。
  - ■ 该径路具有慢速传导、ERP 短的特性。
    - • 在三尖瓣环和 CS 口之间(如间隔的峡部内)可以观察到延迟的慢径路电位。
  - ■ AVN 向右后方延伸(参与大多数 AVNRT)。
    - • 在三尖瓣环和 CS 口之间可以记录到最早的逆向激动。
  - ■ AVN 向左下方延伸。
    - • CS 口顶部内 2~4cm 可记录到最早的逆向激动。偶尔在左心房(LA)沿着二尖瓣环也可以记录到。

分类

根据顺向和逆向传导,可以将 AVNRT 分成若干亚型。

- ○ 慢-快型(典型的)AVRT 是最常见的类型(90%~95%)。
  - ■ 逆向传导:快径路同步激动房间隔两侧。
    - • 右心房激动在欧氏嵴被阻滞。
    - • 左心房激动向下方和外侧方扩散,CS 顶部→CS 肌部→CS 口。
  - ■ 顺向传导:三尖瓣环和 CS 口之间的心房肌向上激动慢径路的心房端。
    - • “向右下方延伸”(95%)。

- “向左下方延伸”(5%)。

○ 慢-慢型 AVNRT 是常见的“不典型”AVNRT。

■ 折返环路有类似右前斜(RAO)投照位下的逆时针方向的“慢径路”折返。

■ 逆向传导:经过向左下方延伸的慢径路,逐渐激动 CS 心肌和 LA。

■ 顺向传导:经过向右下方延伸的慢径路,逐渐激动至共同通路(完整折返环路)。

- LA 被动激动→房间隔→快径路(短的 AH 间期)。
- 注意:快径路并不参与折返环路。

○ 快-慢型 AVNRT 也是“不典型”的 AVNRT。

■ 折返环路有类似 RAO 投照位下的顺时针方向的“慢径路”折返。

■ 经过慢径路向左下方延伸,逐渐激动 CS 心肌和 LA。

■ 经过慢径路向右下方延伸,逐渐激动至共同通路(完整折返环路)。

- LA 被动激动→房间隔→快径路(短的 AH 间期)。
- 注意:快径路并不参与折返环路。

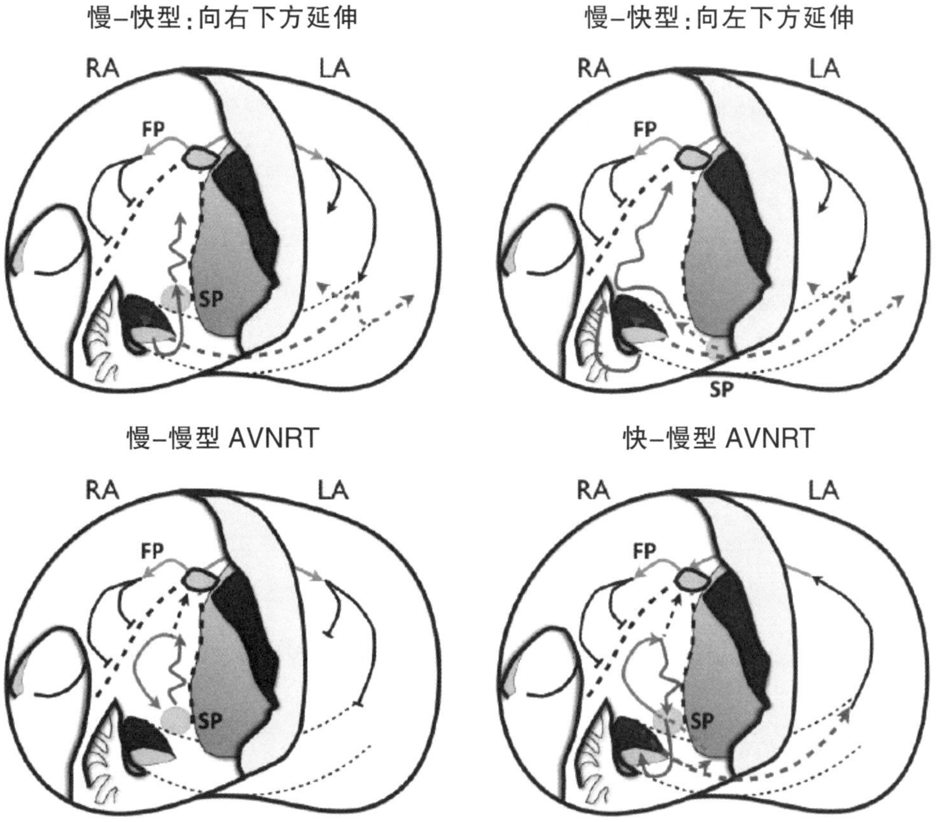

注:FP,快径路;SP,慢径路;RA,右心房;LA,左心房;AVNRT,房室结折返性心动过速。

12 导联心电图

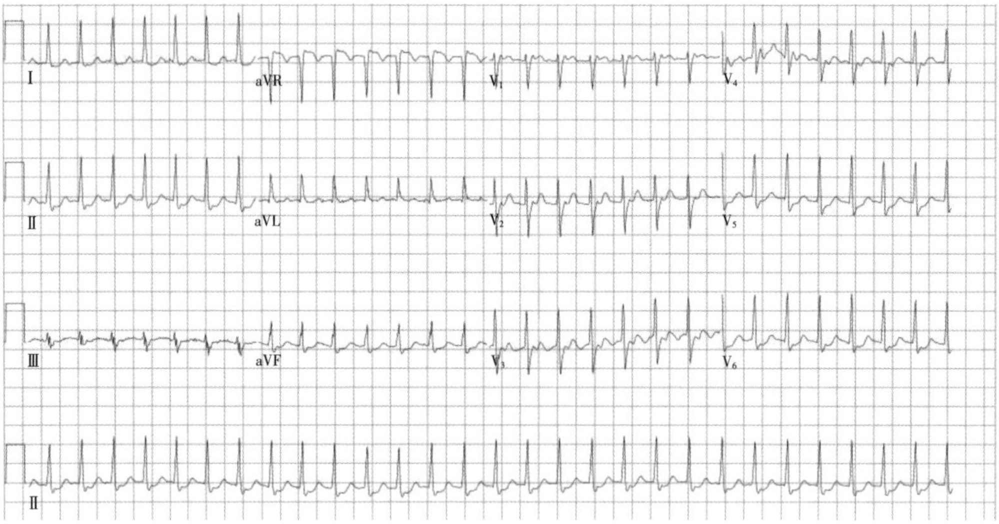

共同特征包括以下几方面：

- 心率通常为 140~250 次/分，节律整齐。
- 在 P 波中，逆向性心房激动可能不易被发现(表 4.1)。

表 4.1 AVNRT 的 ECG 特征

	典型(90%~95%)	不典型(5%~10%)	
	"慢-快"型	"快-慢"型	"慢-慢"型
RP 间期*	短	长	长
P 波	1.不可见(QRS 波群期间) 2.出现较晚，但在 QRS 波群内 • V_1 导联伪 r' 波 • Ⅱ、Ⅲ、aVF、V_6 导联伪 S 波	QRS 波群之前的负向 P 波 • Ⅱ、Ⅲ、aVF、V_6 导联伪 q 波	QRS 波群之后的负向 P 波 • Ⅱ、Ⅲ、aVF、V_6 导联伪 S 波

*RP 间期由折返环路顺向和逆向传导支的相对传导速度和 HV 间期决定。

- QRS 波群是窄波群，除非存在差异性传导或束支传导阻滞。
- 发作/终止是阵发性的，可由(心房或心室的)异位搏动诱发。
- 其他：基线 ECG 通常是正常的。

其他检查

- 24 小时动态心电图监测：
  - 可用于每周频繁发作患者的诊断。
- 事件记录器：

■ 可用于每周至每月有症状性发作患者的诊断。

○ 超声心动图:

■ 评价左心室功能和排除结构性或先天性心脏病。

○ 电生理检查(EPS):见下文。

处理

○ 不危及生命,但可以引起症状的情况。

■ 心动过速性心肌病的发病率较低(更常见于不典型的 AVNRT)。

○ 药物治疗的目的是延长不应期和延缓 AVN 传导。

急性期处理

○ 紧急临床处理包括以下几个方面:

■ 迷走神经刺激:Valsalva 动作、咳嗽、冰水浸没、颈动脉窦按摩。

■ 腺苷 6~18mg 静脉推注。

■ 非二氢吡啶钙通道阻滞剂(ND-CCB)[推荐使用 β-受体阻滞剂(BB)、地高辛、胺碘酮]。

■ 同步直流电复律(尤其是病情不稳定,或伴有心源性休克、心绞痛或心力衰竭体征时)。

慢性期处理(表 4.2)

表 4.2 AVNRT 慢性期处理的选择

	耐受较差的 AVNRT	频繁发作且有症状的 AVNRT	发作不频繁且耐受较好的 AVNRT
迷走神经刺激	-	-	Ⅰ
BB、ND-CCB	Ⅱa	Ⅰ	Ⅰ
地高辛	-	Ⅱb	-
氟卡尼、普罗帕酮、索他洛尔	Ⅱa	Ⅱa(BB/CCB 效果不佳)	Ⅰ(随身携带治疗药物)
胺碘酮	Ⅱa	Ⅱb	-
消融术	Ⅰ	Ⅰ	Ⅰ

Ⅰ,应该使用;Ⅱa,可以考虑;Ⅱb,有理由替换。

○ 非药物治疗:

■ 如有需要,可利用迷走神经刺激终止发作(见上文)。

○ 药物治疗分为两个方面:

■ 长期的每日预防用药适用于频繁发作且有症状的患者。

• BB、CCB 和地高辛的有效率相似(30%~50%)。

□ 慢径路的文氏现象可导致心动过速终止。

- Ic 类和Ⅲ类抗心律失常药物是二线选择。
  - 可用于对典型的 AVN 阻滞药物无反应的难治性慢径路的患者。
- 随身携带治疗药物的策略可用于发作不频繁、单次发作持续时间较长的患者(有症状、病情稳定,发作次数少于每月 1 次)。
  - 普萘洛尔 80mg 和(或)地尔硫䓬120mg>氟卡尼 3mg/kg。

○ 侵入性治疗:
- 建议对大多数患者行导管消融(慢径改良)。

电生理检查

顺向传导

○ **双房室结的电生理**
- 双房室结的电生理现象可作为存在多种功能和不同解剖特性的传导通路的证据。
- AH 跳跃:期外刺激(A-A)的联律间期减少 10ms,AH 间期增加≥50ms。
  - 该现象发生于达到 FPERP 和传导转为慢径路时。
  - 有时候,跳跃现象也可以在心房分级递增起搏时见到。

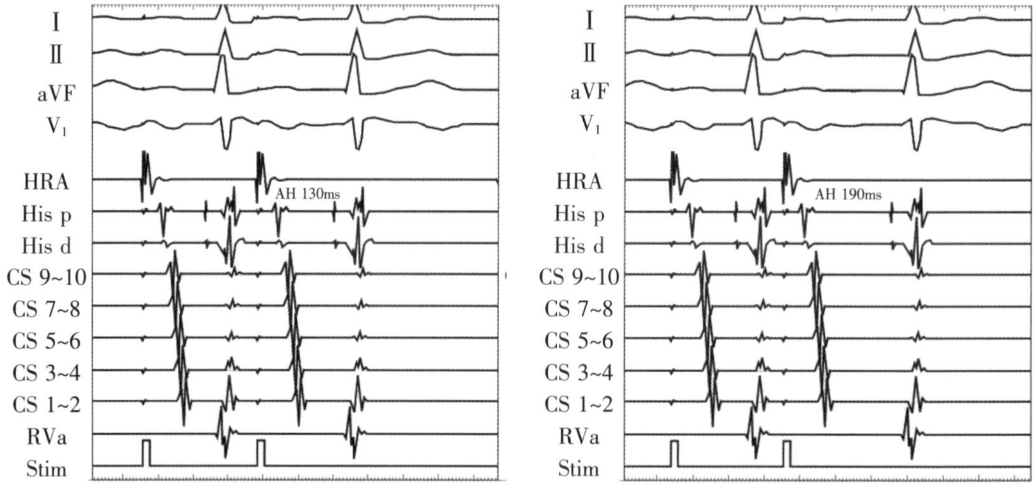

心房程序刺激。驱动起搏周长为 400ms。左图:以 260ms 的联律间期发放心房期外刺激时,AH 间期为 130ms。右图:以 250ms 的联律间期发放心房期外刺激时,AH 间期为 190ms。

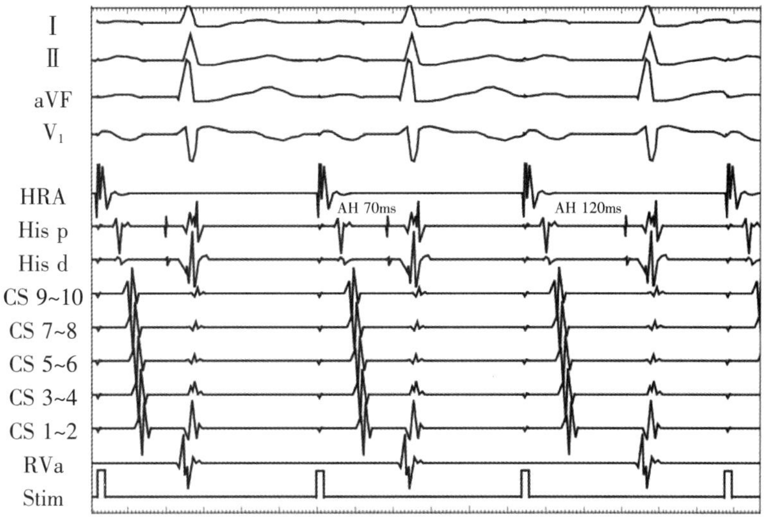

高位右心房(HRA)电极导管行心房分级递增起搏。起搏周长(CL)每减少 10ms,AH 间期由 70ms 增加到 120ms。

- **一拖二现象**:1 次心房起搏引起 2 次希氏-心室除极电位(波)。
  - 同时通过快、慢两个通路传导。
  - 可导致非折返性房室结(双径路)的快速性心律失常,由于 1 次心房脉冲引起 2 次心室脉冲,非心动过速的心房脉冲会导致心动过速。

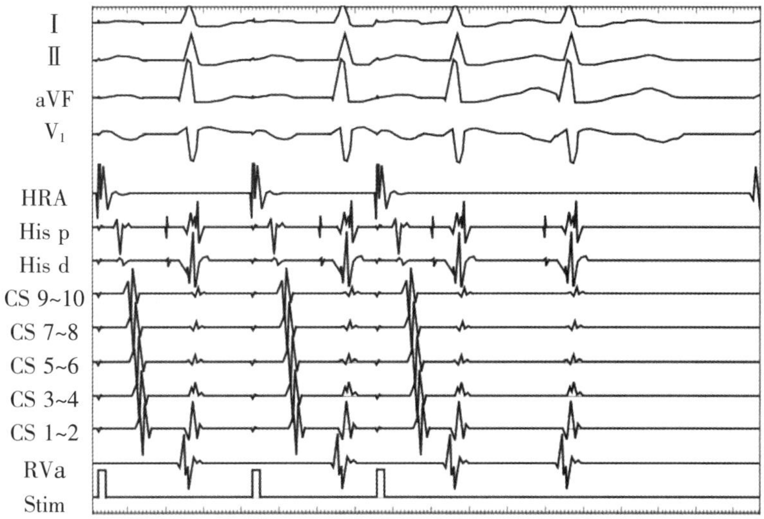

心房程序刺激。驱动起搏周长为 400ms。以 250ms 的联律间期发放期外刺激,导致其经过快路径和慢路径同步传导至心室。

○ **典型的 AVN 回波**

■ 典型的 AVN 回波属于提早心房除极,其顺向传导下传至慢径路。

• 在有效的传导延迟的情况下，快径路可恢复其兴奋性，并逆向传导脉冲至心房,几乎同步地致心房(A)和心室(V)除极。

• 它证实了双 AVN 电生理和逆向快径路传导的存在。

■ 心动过速(或回波)区间为能够诱发心动过速的期前收缩区间。

• 该区间是由 FPERP 至 SPERP 测得的。

• 该区间越宽,提早的脉冲越容易落入该区间,并诱发心动过速。

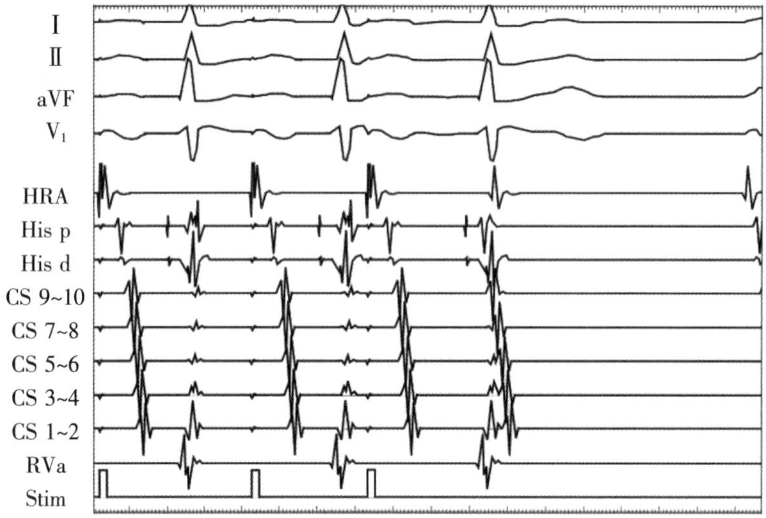

心房程序刺激。驱动起搏周长为 400ms。以 250ms 的联律间期发放期外刺激,引发 AH 跳跃,伴随典型 AVN 回波。

逆向传导

○ VA 传导存在,且呈向心性。

■ 警示:

• 伴有附加通路(AP)时,逆向传导可能不是向心性的。

• 如果患者存在心室和下方共同通路之间的逆向阻滞,室房(VA)传导可能不存在。

○ 双逆向 AVN 通路引起 VA 跳跃的现象较少见。

■ 在长联律间期,心室期外刺激可上传至希氏束-浦肯野系统,在心房经快径路传出房室结。

• 较短的 VA 间期[在希氏束电图(EGM)上<70ms 或在 HRA EGM 上<100ms]。

• 在希氏束导管电极上记录到最早激动波(向心性激动)。

■ 随着心室期前收缩刺激逐渐提前,可见到房室传导递减。

- 存在双逆向房室通路时，当到达 FPERP 时，可以出现 VA 逆向传导的跳跃现象，并转为慢径路传导。
- 由于快径路和慢径路的心房插入不同，最早的逆传激动可由希氏束(快径路)转至近端 CS 口(慢径路)。
- 这种路径的转变可以伴随不典型回波。

■ 注意：希氏束以下的延迟是更常见的 VA 跳跃的原因。

- 随着心室期前收缩刺激逐渐提前，由于 AVN 以下希氏束–浦肯野系统的阻滞，可出现 VA 间期的突然增加。
- 在逆向右束支阻滞(RBBB；逆向右束支的 ERP)后，脉冲必然跨越室间隔，经左束支进入传导系统，随后传导至希氏束和 AVN。
- VA 间期的延长可显示出逆向希氏束电位，正常情况下，它隐含在心室 EGM 内。

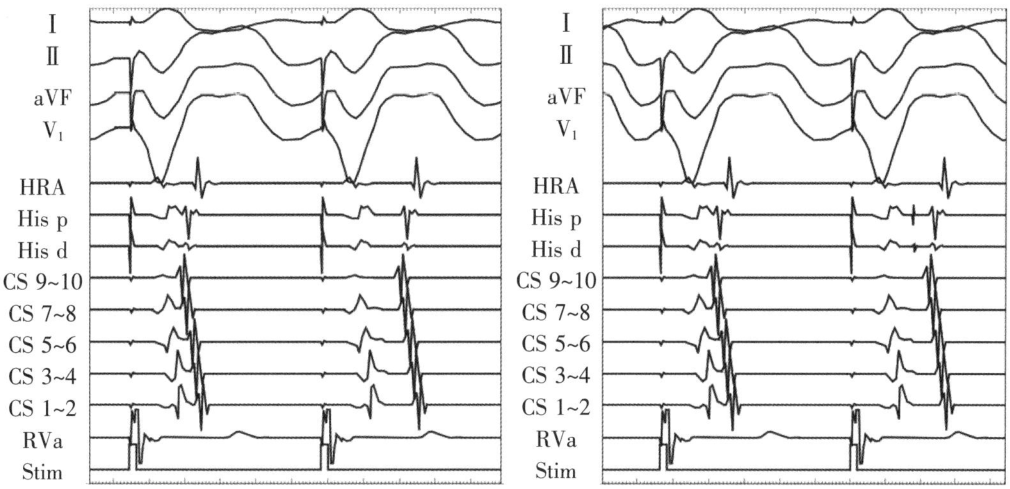

心室分级递增起搏中的 VA 跳跃。左图：随着心室起搏 CL 的缩短，逆向传导由快径路转为慢径路而出现“跳跃”。右图：由于希氏束下传导延迟，可见“跳跃”现象(随着 VA 间期延长，原本隐含的逆向希氏束电位表现出来)。

心动过速的诱发

○ 由快速心房超速起搏或期前收缩刺激诱发。

■ 这是脉冲在快径路阻滞，并转为慢径路传导的结果。

- 延迟导致逆向传导经快径路发生，并诱发心动过速。

■ 输注阿托品或异丙肾上腺素使得心动过速更易被诱发。

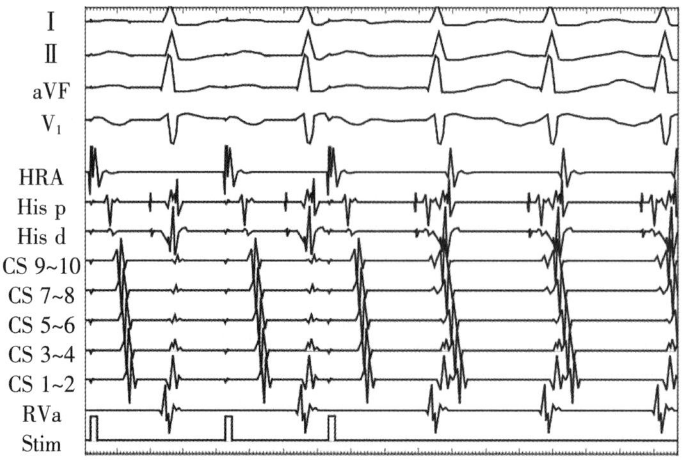

心房程序刺激中 AVNRT 的起始。驱动起搏周长为 600ms，以 440ms 的联律间期发放期外刺激，引发 AH 跳跃和心动过速发作(向心性心房激动，VA 间期<70ms)。

心动过速时的观察

- ○ 短 VA 间期(如希氏束导管电极≤70ms，HRA 导管电极≤100ms)
- ○ 向心性激动
  - ■ 顺向传出：最早的激动点为前间隔(希氏束电极)。
  - ■ 逆向传出：最早的激动点为后间隔(CS 近端)。
- ○ 自发传导阻滞
  - ■ 心房、心室和束支不是心动过速环路的必需部分，因而可见到自发的 AV 阻滞(心

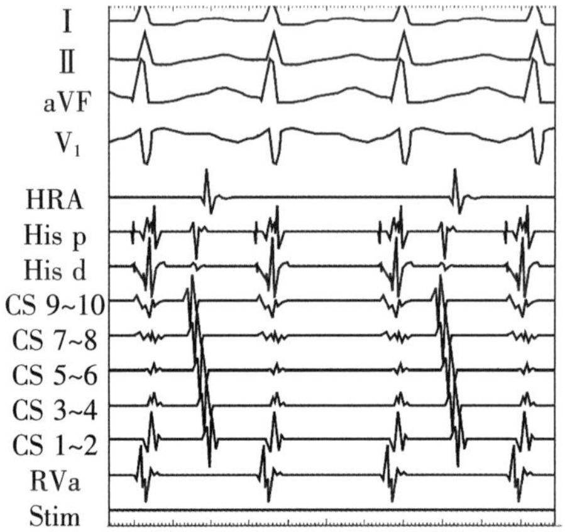

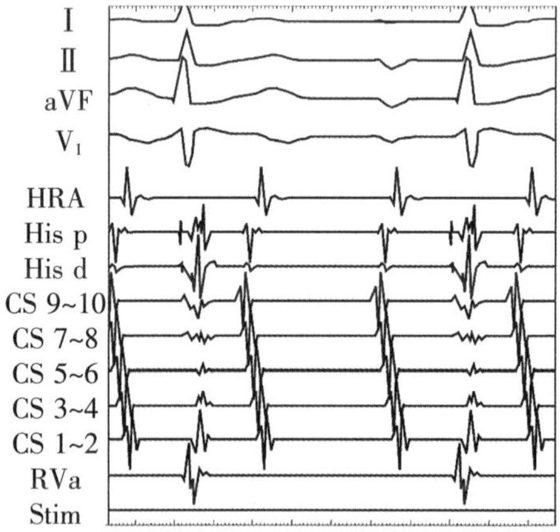

不典型 AVNRT。经快径路顺向传导、经慢径路逆向传导。心房激动为长 VA 间期的向心性激动。左图：2:1 上部共同通路阻滞，每个希氏束电位后跟随一个心室 EGM，每隔一个希氏电位后跟随一个心房 EGM。右图：2:1 下部共同通路阻滞，每个希氏束电位后跟随一个心房 EGM，每隔一个希氏束电位后跟随一个心室 EGM。

室除极大于心房除极)、自发的VA阻滞(心室除极大于心房除极)和心动过速周长(TCL)交替的束支阻滞。

心动过速时的操作

- ○ 长联律间期的期外心房刺激:
  - ■ 用于鉴别不典型AVNRT和房室反复性心动过速(AVRT)[如长VA间期的窄QRS波心动过速(NCT)]。
  - ■ 长联律间期的期外心房刺激的两种反应:
    - • 对TCL无影响:不能进入环路(遇到不应性组织并被阻滞)。
    - • 心动过速重建:经慢径路下传(长AH间期伴提前的希氏束电位),沿快径路回传。
- ○ 短联律间期的期外心房刺激:
  - ■ 用于鉴别AVNRT与非折返性交界性心动过速(如短VA间期的NCT)。
  - ■ 终止心动过速:经快径路下传(短AH间期伴提前的希氏束电位),不易逆传除极。

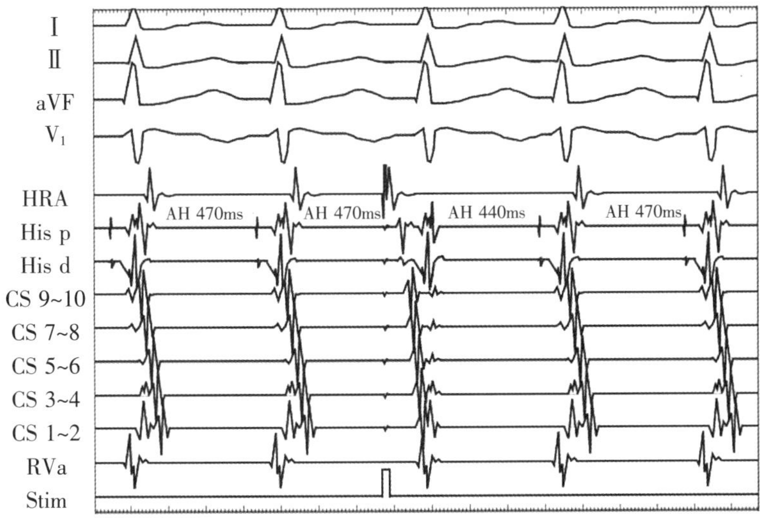

定时的交界性(希氏束)不应期内房性期前收缩,下一个希氏束电位提前30ms出现,提示AVNRT为心动过速的机制。

- ○ 提前的心室脉冲(与希氏束同步的室性期前收缩):
  - ■ 用于鉴别不典型AVNRT和AVRT。
  - ■ 检查交界性(希氏束)不应期内室性期前收缩后TCL和心房激动(A EGM)。
    - • 对于AVNRT来说,除非VPC非常早(如>100ms),否则不应有任何反应。

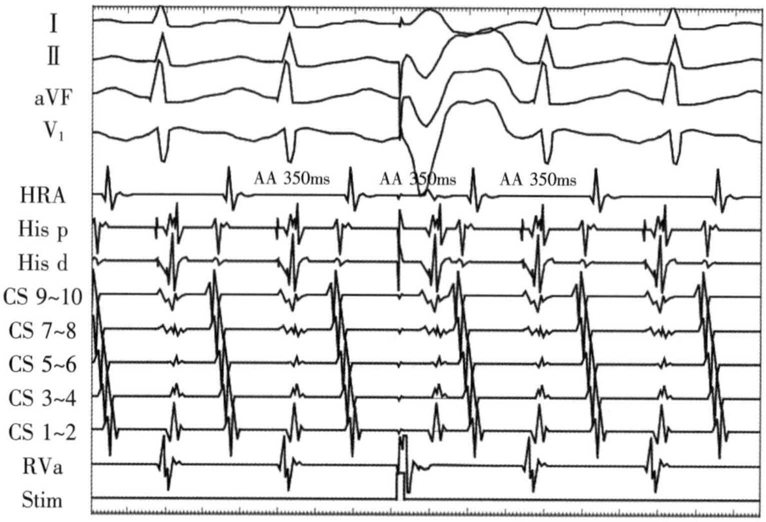

希氏束同步的 PVC 并不影响下一个 A 波或心动过速周长。

- 心室超速起搏拖带：
  - 用于鉴别 AVNRT 与房性心动过速(AT)和经间隔旁 AP 的 AVRT。
  - 心室起搏和心动过速的 VA 激动顺序是相似的。
  - 起搏终止时：
    - 可观察到 VAV(或 AHAV)反应。
    - 回归 CL 有基线的 VA 时间间期(固定的联律间期)。
    - PPI−TCL(Stim−V EGM)≥115ms。
    - cPPI=(PPI−TCL)−(AH_{RVP}−AH_{SVT})≥110ms。
    - Stim−A_{RVP}−VA_{SVT} ≥ 85ms。

右心室心尖部(RVa)的心室超速起搏拖带

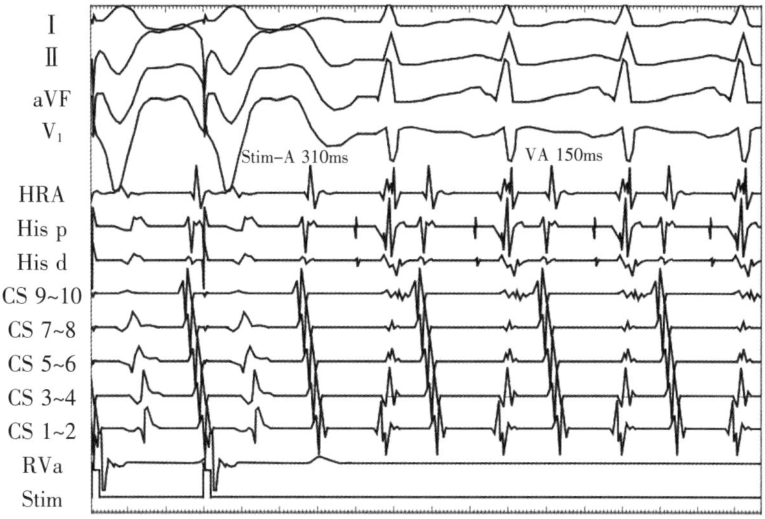

由 RVa 经心室超速起搏的室上性心动过速(SVT)拖带致 1:1 传导。起搏终止后,EGM 反应是心房-心室(VAV 或 VAHV),符合不典型 AVNRT。

RVa 经心室超速起搏的拖带

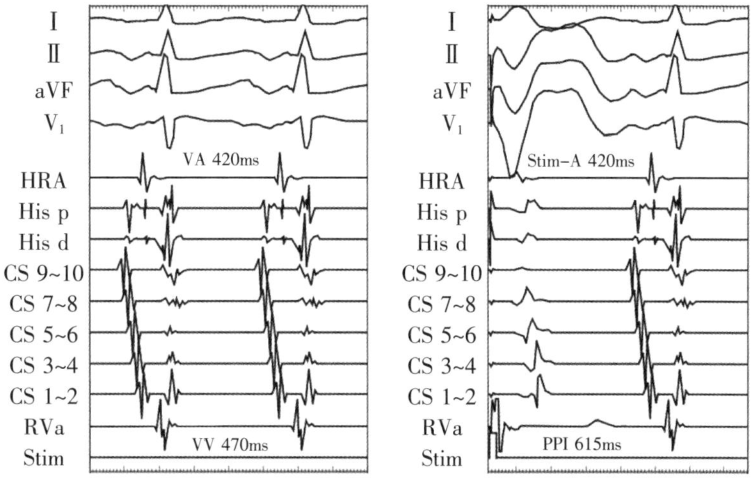

RVa 以 440ms 经心室超速起搏拖带 (TCL 为 470ms,VA 间期为 420ms)。在拖带前立即测量室房(VA_{SVT})间期和 TCL(左图)。起搏终止后,由最后一个刺激信号至 A EGM 测量刺激-心房($Stim-A_{RVP}$)间期,由刺激信号至回归 CL 右心室(RV)EGM(右图)测量起搏后间期(PPI)。($Stim-A_{RVP}$)-VA_{SVT} 间期为 120ms,PPI-TCL 为 145ms,符合不典型 AVNRT。

○ 经心房超速起搏拖带：

■ 心房超速起搏拖带用于鉴别 AVNRT 和 AT。

■ 起搏终止时：

• AVNRT 和顺向型 AVRT 的第一个返回搏动的 VA 间期应为固定值(心动过速的 VA<10ms)(可有效排除房性心动过速和交界性心动过速)。

• AVNRT 的起搏后顺序应为 AHA。

HRA 的经心房超速起搏的拖带

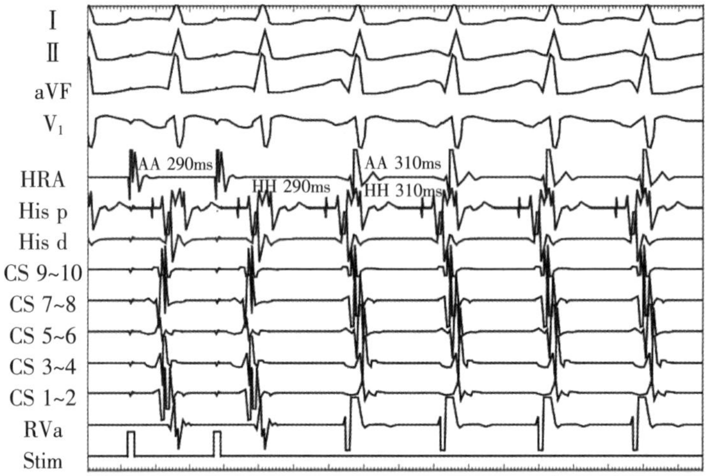

以 290ms 心房超速起搏(TCL 为 310ms)。注意最后 1 个提前希氏束电位的 HH 间期，起搏终止后可见 AHA 反应。

○ 差异性 RV 拖带：

■ RVa 和 RV 基底部拖带通常用于鉴别不典型 AVNRT 和间隔旁递减性 AP 的 AVRT。

■ 解释：

• [PPI–TCL(基底部)]–[PPI–TCL(心尖部)] >30ms。

• [Stim–A–VA(心尖部)]–[Stim–A–VA(基底部)] <0。

○ 希氏束旁拖带：

■ 伴或不伴希氏束夺获的拖带常用于鉴别 AVNRT 和间隔旁递减性 AP 的 AVRT。

■ 解释：

• SA 的变化值(ΔSA)(希氏束失夺获–希氏束夺获)>50ms。

• PPI–TCL(Stim 至局部 V EGM)≥100ms。

心动过速中的希氏束旁拖带：不典型 AVNRT

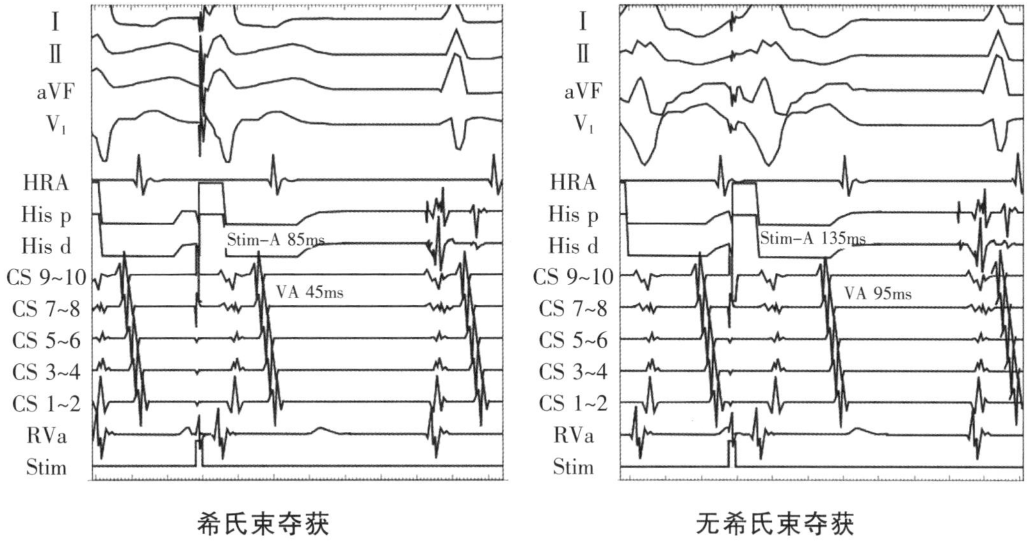

伴长 VA 间期的 NCT 和近端 CS 的最早心房激动(CL 为 420ms)。图示 2 个单独的 400ms 拖带。左图：希氏束夺获。右图：希氏束失夺获。希氏束失夺获时的ΔSA 为 110ms(480ms-370ms)，符合 AVNRT。

窦性心律时的操作

- 希氏束旁起搏：
  - 用于鉴别前间隔通路与 AVN 前方出口。
  - 解释：结性反应。
    - 逆向心房激动顺序是不变的。
    - Stim-A 间期增加(>50ms)，但希氏束-心房间期是固定的。

AVNRT:经过慢径路的逆向传导

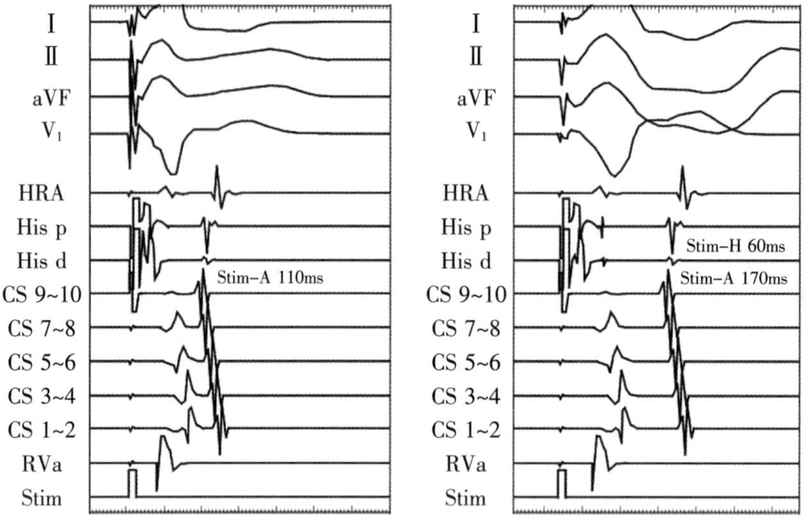

左图:心室和 HB-RB 夺获引起相对窄的 QRS 波和希氏束的提前激动(隐藏于希氏束导管电极的 V EGM 内)。

右图:HB-RB 失夺获,引起宽的 QRS 波,SH 间期增加(达 60ms),且 SA 间期增加 60ms(从 110ms 增至 170ms)。

稳定的 HA 间期(约为 100ms),提示逆向传导依赖希氏束激动而非心室激动(逆向传导只经过 AVN)。

最早的心房激动发生在近端 CS,提示逆向传导经过慢径路。

AVNRT：经过快径路的逆向传导

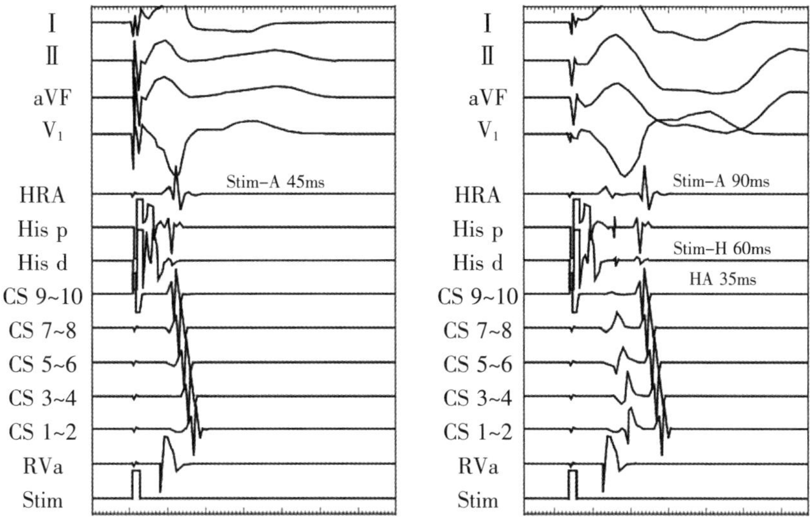

左图：心室和HB-RB夺获，引起相对窄的QRS波和希氏束早期激动(隐藏于希氏束导管电极的V EGM内)。

右图：HB-RB失夺获，引起宽的QRS波，SH间期增加45ms(由15ms增至60ms)，且SA间期增加(从45ms增至90ms)。

稳定的HA间期(30ms)，提示逆向传导依赖于希氏束激动而非局部心室激动(逆向传导只经过AVN)。

最早的心房激动发生在希氏束，表明逆向传导经过快径路。

- 差异性(心尖-心底)心室起搏：
  - 用于鉴别前间隔通路与AVN前方出口。
  - 在无AP传导的情况下，基底部起搏必定经过心尖部，然后在返回心房前侵入希氏束-浦肯野系统。
    - 这导致RV基底部起搏的Stim-A间期长于心尖部起搏的Stim-A间期(SA心尖:基底<10ms)。
    - 逆向心房激动顺序是不变的。
    - 间隔部HA间期是不变的。

RVa 和基底部的差异性起搏

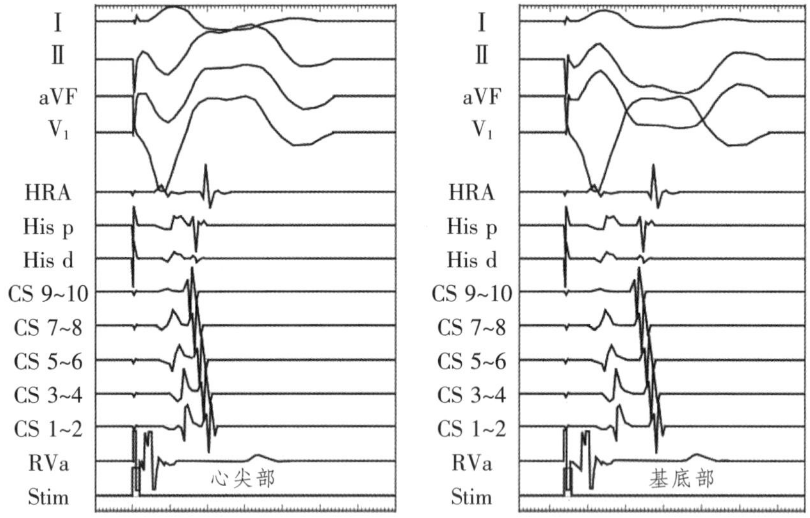

基底部起搏的较长 VA 间期提示不存在 AP 传导(结性反应)。

- 在 TCL 下的心房起搏:
  - 解释:起搏时的 AH 间期长于心动过速时的 AH 间期(>40ms)。

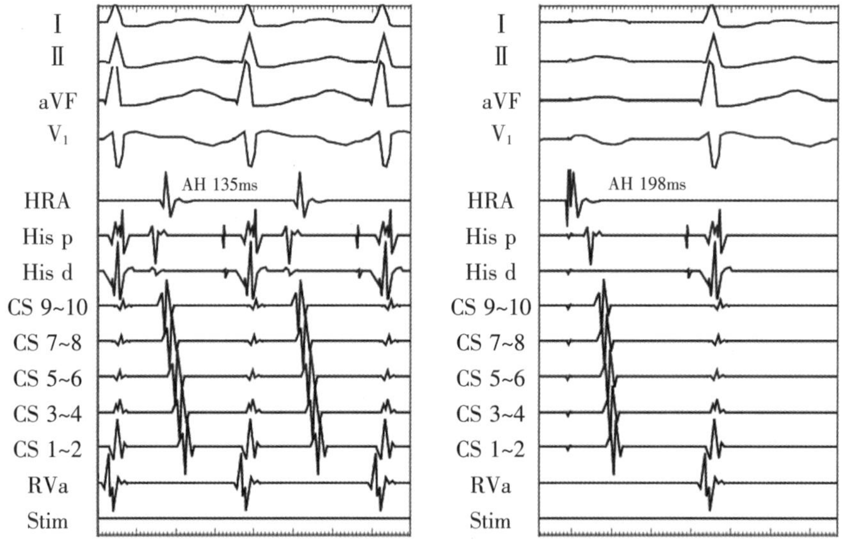

不典型 AVNRT(左图)和 TCL 下 HRA 起搏时(右图)的 AH 间期的比较。心动过速时的 AH 间期为 135ms(左图),心房起搏时的 AH 间期为 198ms,ΔAH 间期为 63ms。

○ TCL 下的心室起搏：

■ 解释：起搏时的 VA(和 HA)间期长于心动过速时的 VA 间期。

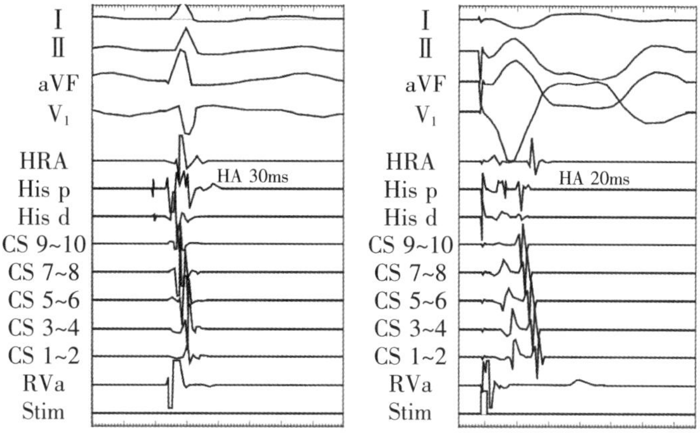

AVNRT(左图)和 TCL 下心室起搏时(右图)HA 间期的比较。心动过速时的 HA 间期为 30ms(左图)，心室起搏时的 HA 间期为 20ms(右图)，ΔHA 间期为–10ms。

○ 逆向 RBBB 的诱发：

■ VA 间期或 TCL 通常没有变化。

■ VH 间期的增加值接近(或短于)VA 间期的增加值。

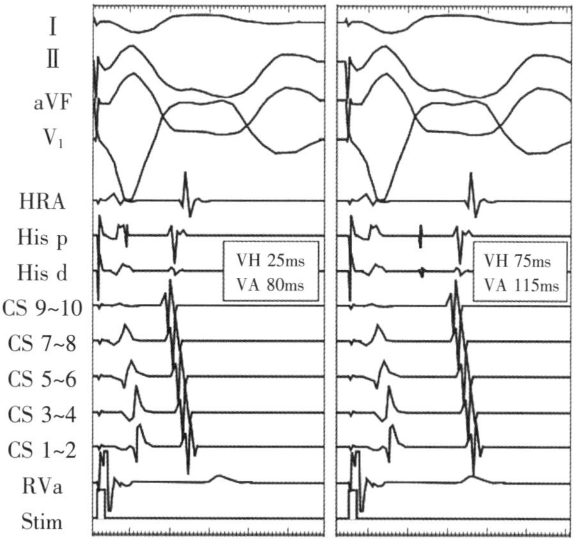

RVa 以 600ms 起搏，S_1S_2 联律间期为 320ms 的期前收缩，引起 QRS 波后 25ms 的逆向希氏束电位，VA 间期为 80ms。当 S_1S_2 联律间期减少至 300ms 时，诱发逆向的 RBBB（VH 间期增加至 75ms，ΔHV 间期为 50ms)，伴有 VA 间期延长(115ms，ΔVA 间期为 35ms)。

AVNRT 折返还路的定位见表 4.3。

表 4.3 AVNRT 折返环路的定位

	VA（希氏束）	VA（HRA）	心动过速的 AH:HA	最早的逆向心房激动
慢-快型 AVNRT				
● 向右向内延伸(90%)				下间隔 TV-CS
● 向左向内延伸(<10%)	<70ms	<100ms	>1	CS 顶部
● 左心房和左心室间隔(<10%)				左侧间隔希氏束 EGM,dCS
慢-慢型	>70ms	>100ms	>1	CS 顶部(60%) 下间隔 TV-CS(40%)
快-慢型 AVNRT(5%~10%)	>70ms	>100ms	<1	下间隔 TV-CS(75%) CS 顶部(25%)

房室结折返性心动过速与其他心动过速的鉴别

AVNRT 与房室结周围 AT 和 AVRT(间隔旁路)的特征性鉴别如表 4.4 和表 4.5 所示。AVNRT 与交界性心动过速的鉴别分开讨论。

表 4.4 AVNRT 与房室结周围 AT 的鉴别

	AVNRT	AT(房室结周围)
顺向起搏	双 AVN 生理学	
心律失常诱发	心房期外刺激或短阵快速脉冲刺激(心室起搏较难诱发)	心房期外刺激或短阵快速脉冲刺激(心室起搏不诱发)
心动过速时房室关系	1:1(罕见 2≥1 或 1≤2)	1:1 或 2≥1
心动过速时发生 AV 阻滞(迷走神经刺激、腺苷、维拉帕米或期前收缩刺激)	有时出现 ● 通常终止心动过速 ● 极少可见 2:1 希氏束下 AV 阻滞伴持续性心动过速	强预示 AV 传导阻滞时心动过速不间断是 AT 的典型特征 ● AVN 不是折返环路所必需的 ● 极少终止心动过速
心动过速时间隔 VA 间期(在希氏束或 CS 近端最早的 V 波至同一导联 A 波间期)	≤70ms(典型) >70ms(不典型)	变化(≤70ms,不能排除)
心动过速时 HRA 的 VA 间期(在希氏束或 CS 近端最早的 V 波至 HRA A 波)	≤100ms(典型) >100ms(不典型)	变化
心动过速时心房激动顺序	向心性多于偏心性	偏心性多于向心性

(待续)

表 4.4(续)

	AVNRT	AT(房室结周围)
心动过速时周长变化	HH 间期的变化早于 AA 间期的变化 • 房室结顺向传导的延迟（折返环路的关键组成部分）	AA 间期的变化早于 HH 间期的变化(房室结不是折返环路的关键组成部分)
心动过速终止(自发性)	以 A 波终止(常见) • 传导在慢径路被阻断，以 V 波终止(不常见) • 传导在快径路被阻断	以 V 波终止(常见) • 以 A 波终止伴正常的房室传导 • 可以有效排除房性心动过速
RVa 拖带	是否拖带心动过速 • 是 心房激动顺序 • 起搏时=心动过速时 起搏后激动顺序 • VAV(房-室) • AHAV(房-室)	是否拖带心动过速 • 否 心房激动顺序 • 起搏时≠心动过速时(常见) 起搏后激动顺序 • VAAV • AAHV
RV 以 200~250ms 短阵快速起搏 3~6 个周期	可以有 AV 分离 可以终止心动过速	AV 分离很常见 不改变心房激动顺序,却能终止心动过速,可以排除房性心动过速
心房拖带	回归的 VA CL:固定或有关(与心动过速时的 VA 间期相比,<10ms)	回归的 VA CL:有变化(与心动过速时的 VA 间期相比,通常>10ms)
鉴别诊断性拖带 • HRA 和 CS	回归的 VA CL:固定或有关(与心动过速时的 VA 间期相比,<10ms)	回归的 VA CL:有变化(与心动过速时的 VA 间期相比,通常>10ms)
短联律间期的 PAC	能够使希氏束提前,伴短的 AH 间期→终止心动过速(快径路不应) 回归的 VA CL:固定或有关(与心动过速时的 VA 间期相比<10ms)	能够使希氏束提前,伴短的 AH 间期→终止心动继续发作 回归的 VA CL:有变化
窦性心律时以心动过速 TCL 行心房起搏 • $AH_{pacing}-AH_{SVT}$	>40ms	<10ms

AVNRT 与 AVRT(间隔 AP)

- ECG 表现有助于鉴别 AVNRT 与 AVRT。
  - 由伪 r'波或伪 S 波提示 AVNRT。

- V_1 导联和Ⅲ导联之间的 RP 间期增加>20ms，提示后位 AVNRT。
- AV 阻滞和 AV 分离在 AVNRT 和 AT 均可以存在。
- TCL 或 VA 间期延长伴束支阻滞，提示同侧 AP 的 AVRT。

表 4.5 AVNRT 区别于 AVRT 的 EPS 特征

	AVNRT	AVRT
HV 间期<35ms(窦性心律时)	通常不存在	强预示
逆向传导	递减	非递减(如果传导经过 AP)
逆向激动顺序	向心性>偏心性	偏心性>向心性(依赖于 AP 定位)
顺向激动顺序	正常	提前的心室激动(如果有明显的预激)
顺向起搏	递减的 AV 传导 双 AVN 电生理	非递减的 AV 传导 明显的预激
心律失常诱发	心房期外刺激或短阵快速脉冲刺激(心室起搏较难诱发)	心房期外刺激或短阵快速脉冲刺激
SVT 时的 AV 阻滞	有时会见到	心室期外刺激或短阵快速脉冲刺激 终止心动过速
SVT 中的间隔 VA 间期(希氏束或 pCS 上最早的 V 波至同导联 A 波)	≤70ms(典型的) >70ms(不典型的)	>70ms(通常>100ms) (≤70ms，排除 AVRT)
SVT 中 HRA 的 VA 间期(希氏束或 pCS 上最早的 V 波至 HRA 上的 A 波)	≤100ms(典型的) >100ms(不典型的)	>100ms
SVT 中的心房激动	向心性>偏心性	偏心性>向心性
SVT 中的束支阻滞对 VA 间期的影响	无影响 (增加≥25ms，排除 AVNRT)	VA 间期和 TCL 增加≥25ms ● 提示同侧 AP，对侧不影响
SVT 中 RVa 的起搏拖带	心房激动测时 ● 仅在完全心室夺获后提前 PPI−TCL (刺激到 V EGM)≥115ms cPPI=PPI−TCL−(AH_{RVP}−AH_{SVT})：≥110ms Stim−A_{RVP}−VA_{SVT}：≥85ms Stim−A_{RVP}/VA_{SVT}：0.3	心房激动测时 ● 部分心室夺获后提前(融合) PPI−TCL (刺激到 V EGM)<115ms cPPI=PPI−TCL−(AH_{RVP}−AH_{SVT})：<110ms Stim−A_{RVP}−VA_{SVT}：<85ms Stim−A_{RVP}/VA_{SVT}：1.0
SVT 中的希氏束旁起搏拖带	PPI−TCL(刺激到心室电图)：≥100ms Stim−A_{RVP}−VA_{SVT}：≥75ms	PPI−TCL (刺激到心室电图)：<100ms Stim−A_{RVP}−VA_{SVT}：<75ms

(待续)

表 4.5(续)

	AVNRT	AVRT
RVa 至基底部 SVT 中的差异性拖带	cPPI-TCL(基底部-心尖部):>30ms Stim-A(心尖部-基底部):<0(VA 在心尖部较短)	cPPI-TCL(基底部-心尖部):<30ms Stim-A(心尖部-基底部):>0(VA 在基底部较短)
RV 以 200~250ms 短阵快速起搏 3~6 个周期	可以房室分离 可以终止心动过速	房室分离可排除 AVRT 可能终止心动过速
SVT 时希氏束同步 PVC	没有反应	心房除极 • 提前:验证 AP 的存在 • 延迟:验证 AP 的存在,并且 AP 参与了 SVT 心动过速终止 • 验证了 AP 的存在,并且 AP 参与了 SVT
	预激性心动过速指数(PEI) • >120ms:AVNRT	PEI • <45ms:间隔 AP
心室起搏时诱发出 RBBB(VH 间期增加>50ms)	VH 间期的增加值<VA 间期的增加值	VH 间期的增加值>VA 间期的增加值
窦性心律时希氏束旁起搏	心房逆传激动顺序 • 没有改变:房室结传导 • 改变:传导由慢径路改至快径路 结性反应 • SA 间期增加(>50ms) • HA 间期不变	心房逆传激动顺序 • 没有改变:AP 传导 • 改变:传导由房室结转至 AP 结外反应 • SA 间期增加(<40ms) • HA 间期缩短(间隔旁路)
窦性心律时 RVa 和基底部差异性起搏	心房激动顺序 • 不变(房室结) 间隔的 HA 间期 • 不变 SA 心尖部-基底部(VA) • <5ms	心房激动顺序 • 改变(AP 至房室结) • 不变(AP) 间隔的 HA 间期 • <20ms 或负性 VA 心尖部-基底部(VA) • >10ms
窦性心律时以心动过速 TCL 行心房起搏 • $AH_{Pacing}-AH_{SVT}$	>40ms	<20ms(间隔 AP)
窦性心律时以心动过速 TCL 行心室起搏 • $HA_{Pacing}-HA_{SVT}$	正数	负数

AVNRT 与交界性异位心动过速(JET)

- JET 表现为逐渐发作和终止的交界性心律(70~130 次/分)。
  - 窄 QRS 波心动过速伴 AV 分离是其特征。
  - RR 间期可以是不规则的。
  - 基本包括正常的 HV 和 AH 顺向传导曲线。
- JET 通常可由异丙肾上腺素诱发,>快速心房或心室起搏。
  - 心动过速时观察发现,前间隔、后间隔和中间隔位置的最早心房激动。
- 心动过速时的操作包括:
  - 当交界区不应期时(希氏束不应期)发放晚联律间期的房性期前收缩。
    - 如果该操作提前(或延迟),随后的希氏束电位和重建心动过速支持 AVNRT 诊断。
    - 不影响 TCL,支持 JET 诊断。
- 早联律间期的 PAC 可使希氏束电位提前,伴短的 AH 间期。
  - 如果激动了快径路,并使其对逆向传导不应,即可终止心动过速,并诊断为 AVNRT。
  - 如果其重建了心动过速,则诊断为 JET。
- 心房超速起搏:
  - 拖带终止时为 AHA 反应:AVNRT。
  - 拖带终止时为 AHHA 反应:JET。
- 窦性心律下的操作包括:评估基底部起搏和心动过速期间 HA 间期的差异。
  - 正值:AVNRT。
  - 负值:JET。

房室结折返性心动过速的导管消融

适应证

- 用于治疗有症状的、反复发作的,或对药物治疗效果不佳的 AVNRT。

预期成功率

- 即刻成功率>96%。
- 1 年传导复发率为 5%~10%。
  - 快-慢型,1.2%。
  - 慢-快型,0.4%。
  - 慢-慢型,6%。

预期并发症

- ○ 以慢径路为消融靶点时，完全性传导阻滞的发生率为 1%~2%（如果快径路为消融靶点，发生率可达 20%）。
- ○ 其他可能出现的并发症与其他所有消融产生的并发症相似。

患者准备

- ○ 术前停用所有抗心律失常药物(AAD)3~5 个半衰期。
- ○ 清醒镇静优于全身麻醉，以免心律失常不能被诱发。

器械

- ○ 常规准备类似 SVT。
- ○ 消融导管的选择：
  - ■ 非灌注射频(RF)消融：D 弯（中号/蓝色），或 F 弯（大号/橘色）±导引鞘。
  - ■ 冷冻导管(6mm)。

慢径路标测与方法

- ○ 电解剖学途径：
  - ■ 消融导管位于 CS 和三尖瓣之间的 CS 口水平。
    - • 小的 A EGM，大而尖的 V EGM(A:V 的比值为 1:10~1:2)。
    - • 消融导管上的 A EGM 应该比希氏束电极导联上的 A 波晚 20~30ms。
- ○ 慢径路消融的途径：
  - ■ 在 Koch 三角的后部标测，近端的单极电极可以发现慢径路电位。
  - ■ 良好的消融靶点位置：
    - • 初始小的远场心房电位可来自 RA 后部至欧氏嵴。
    - • 接下来是一段等电间隙，其后是尖锐的慢径路电位。
    - • 可见大的、尖锐的心室电位（来自肌部 AV 间隔心房肌以下的心室肌）。
  - ■ 注意：窦性心律时较晚出现的慢径路电位（如近端 CS 激动后）可以用欧氏嵴的传导阻滞来解释。
    - • 窦性脉冲经右心房下部（经由界嵴激动延伸）或经 CS 由 LA 进入 Koch 三角。
- ○ 三尖瓣环至 CS 口连线的途径：
  - ■ 三尖瓣环至 CS 口的前缘之间有线性损伤（在 CS 口的中部水平）。
    - • 从三尖瓣环的心室面开始，通过记录到慢径路电位来确定。
    - • 发放射频能量，直至电极 EGM 的心房电位明显变小。
    - • 继续回撤消融导管，直至电极到达 CS 口顶端的边缘。

消融(慢径路改良)

RF 消融(非灌注)

- ○ 在远离致密 AVN 的位置,以 25~45W 功率(电极温度<60°C)消融。
  - ■ 当接近 CS 口时,功率降至 20~25W。
- ○ 如果在上部(靠近 AVN)消融时,从 10~15W 开始,并逐渐递增。
- ○ 在成功消融位置,消融时出现 1:1 逆向 VA 传导的"慢交界"心律(经快径路),其出现在消融开始的数秒内,由受热的组织自律性升高所致。
  - ■ 如果观察到非 1:1 传导,或快的交界性心律,立即停止 RF 消融。
    - • 提示损伤致密 AVN 或快径路。
    - • 预示即将发生完全性心脏阻滞。
  - ■ 连续消融,直至慢交界性心律停止或变缓后 15~20s。
- ○ 如果消融无效:
  - ■ 在进一步消融前,再次评估消融终点(见下文)。
  - ■ 交界性心律可能没有被观察到或慢径路已经成功消融。
  - ■ 如果不是,由初始的下后位重新消融,直到前上位消融。
- ○ 注意:避免在 CS 口的底部释放能量,因为在该位置消融可能损伤冠状动脉。

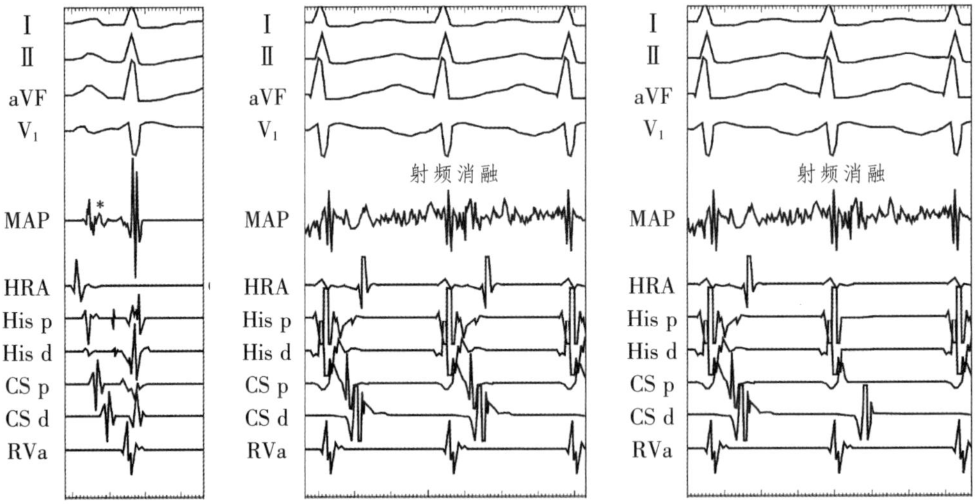

左图:消融导管位于 CS 口,介于 CS 口和三尖瓣之间。可见大 VEGM 和小 A EGM,同时可见略早于预激的希氏束电位的慢径路电位(*)。

中图:RF 消融引发的 1:1 AV 的交界性心律,系由经希氏束-浦肯野系统的顺向传导(V)和经快径路逆向传导至心房(A)。这种反应提示该点为成功消融靶点,该现象可以在数秒内观察到。

右图:与中图相似,RF 消融引发的 1:1 AV 的交界性心律,系由经希氏束-浦肯野系统的顺向传导(V)。第二次心脏搏动因快径路损伤发生逆向阻滞。这是立即终止消融的指征。

冷冻消融

- 消融靶点与 RF 消融相似,但更接近头侧(A:V 比值更大)。
  - 冷冻消融也可在 CS 口完成消融。
- 在冷冻消融开始的第一个 60~90s,应该监测 AH 间期。
  - 如果 AH 间期较基线延长 20%~30%,则终止消融。
  - 如果 AH 间期是稳定的,而后在消融中测试顺向传导。
    - 如果心律失常仍然可被诱发,终止消融。
    - 如果不能诱发,继续消融满 4min 后,再次测试。

消融成功的决定因素

- 消融成功的决定因素依赖于消融术前心动过速诱发的难易程度。
- 理想情况下,下列参数标准(如果可能的话)均应该达到:
  - 不能再诱发心动过速(静息和异丙肾上腺素刺激时)。
    - 如果消融术前容易诱发,消除心动过速是令人满意的终点。
    - 单一的心房回波是被允许的(如慢径路改良)。
  - 在心房递增起搏中,跨慢径路的 1:1 顺向传导消失。
    - AV 阻滞的 CL 增加。
    - 在心房超速起搏中,不能产生长的 AH 间期。
  - 消融术前存在的 AH 跳跃现象被消除(如慢径路消融)。
    - 这是在消融前不能诱发心动过速患者的消融靶点。

不典型房室结折返性心动过速基质的导管消融

"向左下延伸"的慢–快型 AVNRT(5%)

- 消融靶点是沿着 CS 近端顶部(CS 口内 2~4cm)前上缘,向左下延伸的心房端。
- 在 CS 口消融时,避免导管垂直于 CS 顶部。
  - 快径路可能因消融直接损伤或因导管电极移动至高危位置而发生损伤。

"左心房插入点"慢–快型 AVNRT(<1%)

- 初始靶点是向左下延伸的心房端。
- 如果消融不成功,以 LA 靠近下方二尖瓣环慢径路的心房端为靶点。
  - 该靶点可以通过"重建反应"确定:在 AVNRT 期间,下方二尖瓣环的晚期心房期外刺激(逆向心房激动开始后)使下一个希氏束电位提前 10ms,随后心动过速重建(HH 间期等于 TCL)。

- 重建反应提示起搏点靠近慢径路的心房端。
- 重建位置的消融通常导致交界性心律加速伴逆向快径路传导（慢径路自律性）和心动过速消除。
- 注意：如果期外刺激不能使下一个希氏束电位提前，该点消融不能成功。

慢-慢型 AVNRT

○ 初始靶点是逆向慢径路传导（心动过速最早的逆向心房激动），典型位置为 CS 近端顶部。
- 消融应导致心动过速终止（连续消融满 1min）。
- 监测 1:1 的逆向 VA 传导（经快径路）。
- 考虑以略慢于心动过速的 CL 起搏心房，以避免心动过速终止时发生导管电极移位。

○ 如果消融不成功，以顺向慢径路传导靶点，消融三尖瓣环和 CS 口之间的向右下延伸部位。
- 注意：在大多数慢-慢型 AVNRT 患者中，在该点消融时，因为逆向快径路传导不存在或较差，加速的交界性心律常伴有 VA 阻滞。

快-慢型 AVNRT

○ 初始靶点是逆向慢径路传导（心动过速最早的逆向心房激动），典型位置是三尖瓣环下间隔和 CS 口之间。
- 注意：避免在 CS 底部进行 RF 消融，因为其可引起冠状动脉损伤。
- 消融应导致心动过速终止（连续消融满 1min）。
- 监测 1:1 的逆向 VA 传导（经快径路）。
- 考虑以略慢于心动过速的 CL 起搏心房，以避免心动过速终止时发生导管电极移位。

○ 如果消融不成功，消融顺向传导的慢径路区域，以消除慢径路传导作为成功消融的决定因素（消融前存在慢径路传导）。

参考文献

○ Katritsis DG, Camm AJ. Atrioventricular nodal reentrant tachycardia. *Circulation.* 2010;122:831–840.
doi.org/10.1161/CIRCULATIONAHA.110.936591

○ Delacrétaz E. Supraventricular tachycardia. *N Engl J Med.* 2006;354:1039–1051.
doi.org/10.1056/NEJMcp051145

○ Gonzalez-Torrecilla E, Almendral J, Arenal A, Atienza F, Atea LF, del Castillo S, et al. Combined evaluation of bedside clinical variables and the electrocardiogram for the differential diagnosis of paroxysmal atrioventricular reciprocating tachycardias in patients without preexcitation. *J Am Coll Cardiol.* 2009;53:2353–2358.
doi.org/10.1016/j.jacc.2009.02.059

- Veenhuyzen GD, Quinn R, Wilton SB, Clegg R, Mitchell LB. Diagnostic pacing maneuvers for supraventricular tachycardia: Part 1. *Pacing Clin Electrophysiol.* 2011;34:767–782. doi.org/10.1111/j.1540-8159.2011.03076.x
- Knight BP, Ebinger M, Oral H, Kim MH, Sticherling C, Pelosi F, et al. Diagnostic value of tachycardia features and pacing maneuvers during paroxysmal supraventricular tachycardia. *J Am Coll Cardiol.* 2000;36:574–582. doi.org/10.1016/s0735-1097(00)00770-1
- Nakagawa H, Jackman WM. Catheter ablation of paroxysmal supraventricular tachycardia. *Circulation.* 2007;116:2465–2478. doi.org/10.1161/CIRCULATIONAHA.106.655746
- Schwagten B, Van Belle Y, Jordaens L. Cryoablation: How to improve results in atrioventricular nodal reentrant tachycardia ablation? *Europace.* 2010;12:1522–1525. doi.org/10.1093/europace/euq294
- De Sisti A, Tonet J. Cryoablation of atrioventricular nodal reentrant tachycardia: A clinical review. *Pacing Clin Electrophysiol.*. 2012;35:233–240. doi.org/10.1111/j.1540-8159.2011.03244.x

第 5 章

旁路及其概念

旁路的认识和理解

概述

正常情况下,心室和心房是被纤维结缔组织骨架(包括瓣膜结构)分隔开的。

- 在某些情况下,结外旁路[或旁路(AP)]跨越房室沟连接心房和心室肌,越过 AVN 形成房室连接。
- 这种 AP 允许心房脉冲经 AVN 和希氏束-浦肯野传导系统到达心室肌前,对心室肌进行电激活,从而引起预激。

解剖学和病理生理学

大多数 AP 是快速、非递减性传导的,与心肌和希氏束-浦肯野系统相似。

- 大多数旁路存在双向传导。
  - 双向传导可致顺向型或逆向型反复性房室折返性心动过速(AVRT)和预激的房性心律失常/心房颤动(AF)。
- 顺向传导可致逆向型 AVRT 和预激的房性心律失常/AF。其可能有如下表现。
  - 显性:经 AP 向下的顺向传导引起 ECG 预激。
  - 隐匿性:由于 AVN 传导程度较高,经 AP 的顺向传导不明显。AVN 和 AP 传导的相对平衡取决于:
    - AVN 传导速度[迷走神经刺激、房性期前收缩(PAC)和腺苷等通过延缓 AV 传导增加预激]。
    - AP 传导速度(快速传导而增加预激)。

    - AP与心房脉冲的距离。例如,窦房结脉冲到达AVN和右侧AP的时间短于到达左侧AP的时间。
  - 间歇性:提示相对较长的顺向有效不应期(ERP)。
- 逆向:唯一的逆向传导通路被称为隐匿性AP。
  - 由于没有顺向传导,δ波不可见。
  - 顺向型AVRT可能发生,但不能发生预激性房性心律失常/AF。

AP的分类

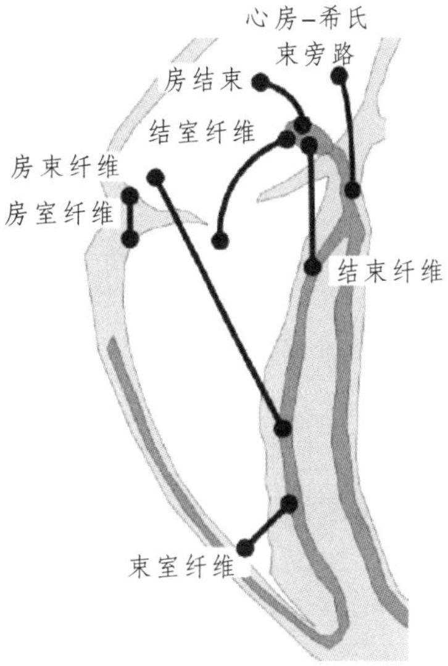

- 房室AP[Kent束;沃-帕-怀综合征(WPW综合征)]:
  - AP沿房室沟连接心房肌与心室肌(跨越AVN和希氏束-浦肯野系统)。
  - ECG:短的PR间期和宽QRS波/δ波(如果为显性)。
  - 电生理检查(EPS):短的HV间期(如果为显性)。
- 房结AP(James纤维;L-G-L综合征):
  - AP连接心房与致密的AVN远端。
  - ECG:短的PR间期,QRS波正常。
  - EPS:短的AH间期。
- 结内AP(James纤维;L-G-L综合征):
  - 结内特化传导纤维。
  - ECG:短的PR间期,QRS波正常。
  - EPS:短的AH间期。
- 心房-希氏束AP(Brechenmacher纤维;L-G-L综合征):
  - AP连接心房与希氏束。
  - ECG:短的PR间期,QRS波正常。
  - EPS:短的AH间期。
- 其他:
  - 房束纤维:连接心房(三尖瓣环前侧)与远端浦肯野纤维(靠近RVa的右束支部位)。
  - 结束纤维:连接AVN与远端浦肯野纤维(结内连接)。

■ 结室纤维：连接希氏束与心室肌。

12 导联心电图

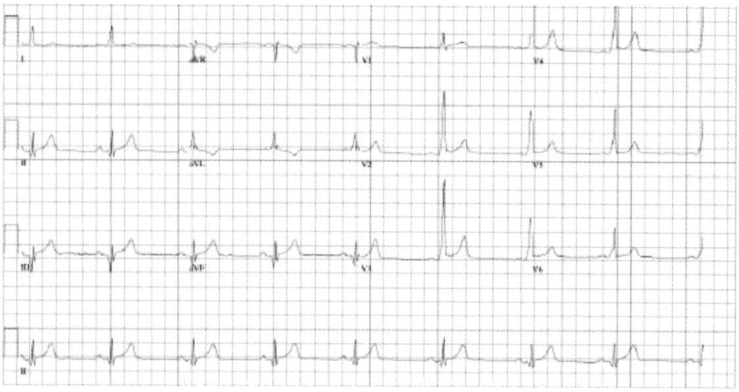

○ 预激的 ECG 诊断标准如下：

■ PR 间期<120ms（成人）或<90ms（儿童）。

■ QRS 间期>120ms（成人）或>90ms（儿童）。

■ 大多数导联可以见到 δ 波（QRS 波升支含混）。

AP 的定位

传统的 AP 定位	实际的 AP 定位

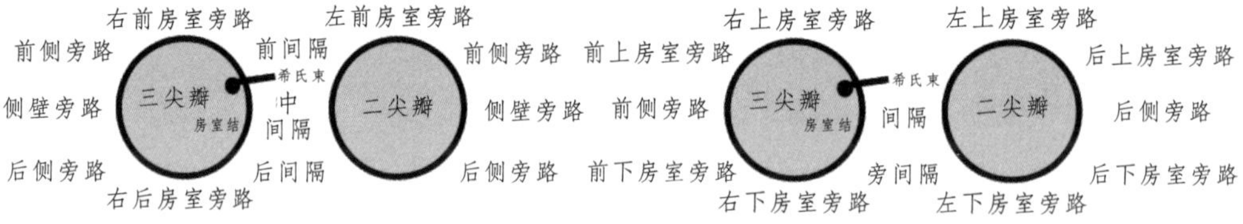

通过 δ 波和 QRS 波形态的 AP 定位

○ AP 定位的基本原则：负向 δ 波指向 AP。

○ 第一步：

■ 左侧游离壁：侧壁导联（Ⅰ，aVL）δ 波为负向、V_1 导联为正向（R>S）。

■ 右侧游离壁：V_1 导联 δ 波为正向，伴移行的 V_5 导联（R>S）。

■ 间隔：V_1 为双向或负向，移行至 V_2 导联。

○ 下一步：

■ 游离壁 AP：

• 在 aVF 导联的正向 δ 波提示前方的定位。

• 在 aVF 导联的负向 δ 波提示后方的定位。

- 间隔 AP：
  - 在 aVF 导联的正向 δ 波提示前间隔或中间隔 AP(Ⅲ导联 R>S 提示前间隔定位)。
  - 在 aVF 导联的负向 δ 波提示后间隔 AP（V_1 导联 δ 波为负向提示右侧定位；V_1 导联 δ 波为正向提示左侧定位）。

其他检查

- 24 小时动态心电图和运动激发试验：
  - 如果观察到间歇性预激(δ 波突然消失)，AP 的风险较低。
- 超声心动图：
  - 用于评价左心室功能和排除结构性或先天性心脏病。
  - 排除 Ebstein 畸形：发病率为 10%~15%，与右侧多 AP 有关。
- 通过静脉注射普鲁卡因胺 10mg/kg 5min 或阿义马林 1mg/kg 3min 行药物激发试验。
  - 寻找 AP 顺向传导突然消失的现象(很少应用)。
- EPS：
  - 用于评价 AP 传导特性(AP 不应期)。
    - 应用异丙肾上腺素[0.02μg/(kg·min)]评估 AP 是否是高度危险的(导致 20%~30%的再分类)。应用异丙肾上腺素导致：①附加 AP 的不应期(APERP)缩短 60~90ms；②在较短的周期长度下增加 1:1 的 AV 传导可能性；③增加 AF 时最短 RR 间期(SPERRI)的 AP 风险。
  - 用于 AP 定位和(或)消融。

处理

- 生活方式干预：
  - 驾驶：除非患者发生过晕厥，通常不予限制。
    - 如果患者发生过晕厥，除非疾病得到控制，否则应该予以限制。
  - 运动：不受限制；对于危险运动，如登高(山)、摩托车运动、高山滑雪，应谨慎选择。
- 在无症状患者中，“预防性”导管消融的风险可能超过其获益。
  - 高危职业(职业司机、飞行员、竞技运动员、潜水员)的患者只行 EPS。
    - 消融后：1~3 个月后可以重新开始进行竞技运动。
  - 对每例患者而言，如果出现临床症状(如心悸、晕厥前状态)，应该及时就诊。

预后和危险分层

心脏性猝死(SCD)

- 流行病学：
  - 年风险为 0.05%~0.1%，终身风险为 3.4%。

- SCD 通常由快速传导的 AF 引发心室颤动。
  - SCD 的风险与 AP 的顺向传导不应期有关。
  - 高危特征包括：
    - 高功能 AP(顺向 APERP、心房颤动时的 SPERRI、最短 1:1 顺向传导≤250ms)。
    - 有症状的(或可诱发的)AVRT 病史。
    - 存在多个 AP。
    - 中间隔或右侧 AP。
    - 与 Ebstein 畸形有关的 WPW 综合征。
    - 男性患者。
  - 低危特征(提示 AP 的不应期较长)包括：
    - 窦性心律下预激间断性自发消失。
    - 随 HR 增加的 δ 波突然消失(例如,压力试验或动态心电图监测)。
    - 使用Ⅰc 类抗心律失常药物(如普鲁卡因胺、阿义马林)时预激消失。
    - AF 时 SPERRI>300ms。
    - 无症状性心律失常病史(如果>35 岁)。

参考文献

- Fox DJ, Klein GJ, Skanes AC, Gula LJ, Yee R, Krahn AD. How to identify the location of an accessory pathway by the 12-lead ECG. *Heart Rhythm.* 2008;5:1763–1766. doi.org/10.1016/j.hrthm.2008.09.012
- Obeyesekere MN, Leong-Sit P, Massel D, Manlucu J, Modi S, Krahn AD, et al. Risk of arrhythmia and sudden death in patients with asymptomatic preexcitation: A meta-analysis. *Circulation.* 2012;125:2308–2315. doi.org/10.1161/CIRCULATIONAHA.111.055350
- Wellens HJ. When to perform catheter ablation in asymptomatic patients with a Wolff-Parkinson-White electrocardiogram. *Circulation.* 2005;112:2201–2216. doi.org/10.1161/CIRCULATIONAHA.104.483321

第 6 章

房室折返性心动过速

与附加旁路相关的心律失常

- ○ AV 折返性/反复性心动过速(85%):
  - ■ 见下文。
- ○ 室上性心动过速伴预激 QRS 波:
  - ■ 房性心动过速、心房扑动(AFL)或房室结折返性心动过速(AVNRT)。
    - • ECG:QRS 波形态与预激波相似,规整的宽 QRS 波心动过速。
  - ■ 心房颤动(5%~15%):
    - • ECG:QRS 波形态多变,不规整的宽 QRS 波心动过速(QRS 波形态取决于 AP 和 AV 结传导间的融合程度)。

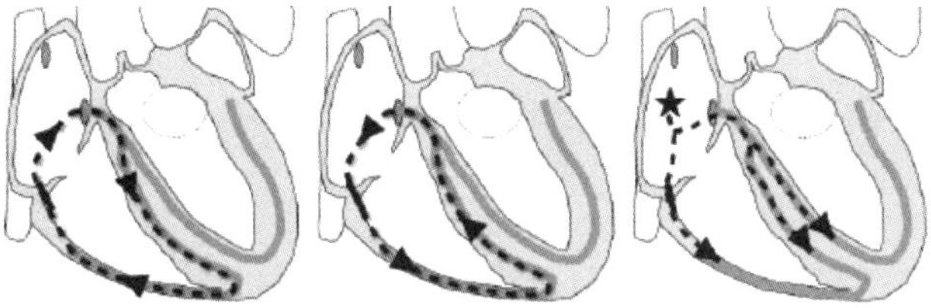

顺向型 AVRT　　逆向型 AVRT　　预激的 AT

房室折返性心动过速

概述

- ○ 房室折返性心动过速(AVRT)是阵发性、规则的窄 QRS 波的心动过速,其大的折返环路涉及经 AP 连接的心房和心室肌。

■ 在心动过速期间，可以观察到长的 RP 间期。

■ 基线（未发作）ECG 可见到预激表现。

流行病学和临床特点

○ 30%为有症状的阵发性室上性心动过速（PSVT）。

○ 男性患者更多发。

■ 顺向型 AVRT：男性患者更多见（表 6.1）。

■ 逆向型 AVRT（罕见）：女性患者更多见。

○ 症状通常在 20 岁（或以下）时出现。

○ 心悸、头晕、晕厥（10%）。

○ 很少与结构性心脏病（直接）相关。

表 6.1　AVRT 的分类

	顺向型（95%）	逆向型（5%）	旁路-旁路型
顺向传导	AVN	AP	AP
逆向传导	AP	AVN	AP
	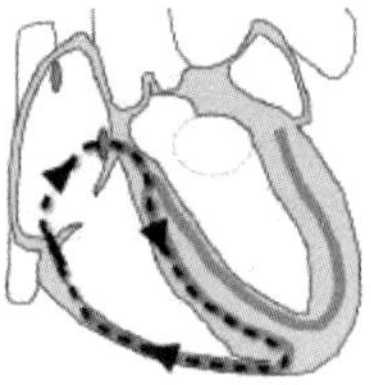	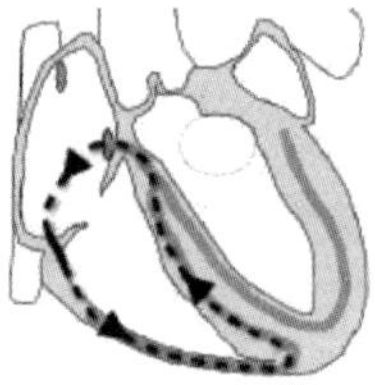	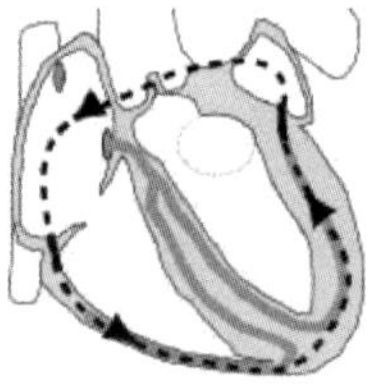

12 导联 ECG（表 6.2）

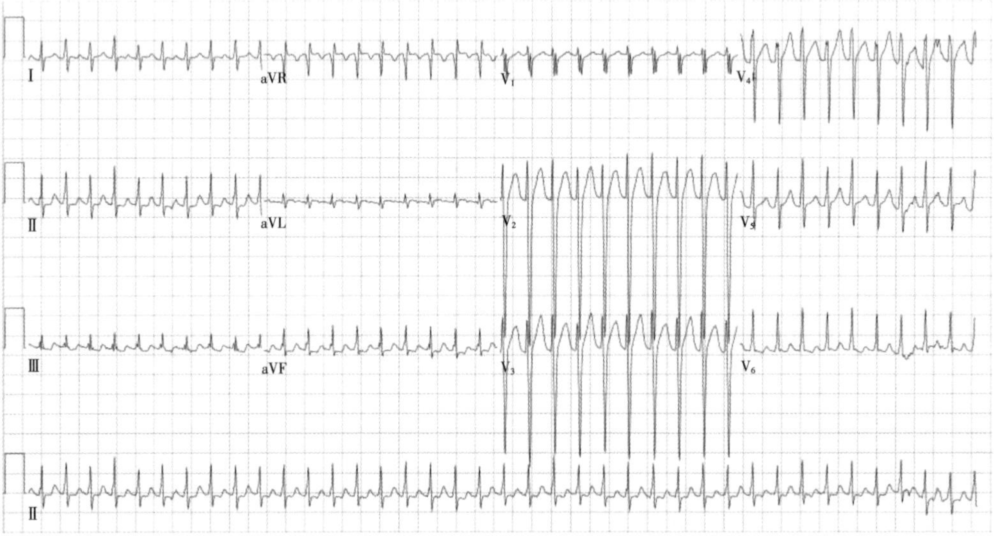

- ○ 心率：通常是 140~250 次/分。
- ○ 节律：规整。
- ○ P 波、PR 间期和 QRS 波是可变的。
  - ■ 取决于 AP 定位、AVN 传导时间、传导方向。
  - ■ Ⅰ、aVL 导联的 P 波是负向的(左心房参与的左侧折返通路)。

表 6.2　以 QRS 波宽度和 RP 间期区分 AVRT 的机制

	顺向型	逆向型	旁路-旁路型
QRS 波宽度	窄	宽	宽
RP 间期	长	短	长

- ○ 发作起始/终止：阵发性。
  - ■ 通常其前有异位搏动(心房或心室)。
- ○ 其他：
  - ■ 基线 ECG 可见预激表现(显性 AP)。
  - ■ 心动过速时心率突然降低，同时伴有束支阻滞(BBB)，提示所涉及的束支与 AP 位于心脏的同一侧，且都参与折返环路。

其他检查

- ○ **24 小时动态心电图**
  - ■ 用于诊断每周发作 1 次以上的患者。
- ○ **事件记录仪**
  - ■ 用于诊断 1 周至 1 个月发作 1 次的有症状患者。
- ○ **超声心动图**
  - ■ 用于评价 LV 功能，排除结构性或先天性心脏病。
- ○ **电生理检查**：见下文。

处理

急性期处理

- ○ 窄 QRS 波心动过速(顺向型)：
  - ■ 迷走神经刺激、腺苷、非二氢吡啶类钙通道阻滞剂(推荐)。
  - ■ β-受体阻滞剂、地高辛、胺碘酮(替代)。
  - ■ 同步直流电复律(用于血流动力学不稳定者)。
- ○ 宽 QRS 波心动过速：
  - ■ 同步直流电复律(用于血流动力学不稳定者)。

- ■ 伊布利特、氟卡尼或普鲁卡因胺(推荐)。
  - • 减慢传导和(或)引起 AP 阻滞。
- ■ AVN 靶向药物:
  - • 对逆向型和顺向型 AVRT 有效。
  - • 由于 AVN 并不是折返环路的一部分, 对旁路-旁路型的 AVRT 和预激的房性快速性心律失常无效。
  - • 有预激传导的心房颤动(AF)患者应避免使用。
- ■ 应避免使用腺苷。
  - • 可能诱发 AF 并伴有快速心室率。

慢性期处理(表 6.3)

表 6.3 AVRT 的临床处理

	耐受性差的 AVRT	耐受性良好的 AVRT	AF 伴预激综合征	发作不频繁的 AVRT (非预激)	无预激症状
随访监测	–	–	–	Ⅰ	Ⅰ
迷走神经刺激	–	–	–	Ⅰ	–
β-受体阻滞剂	Ⅱb	Ⅱa	–	Ⅰ (随身携带治疗药物)	–
ND-CCB	Ⅲ	Ⅲ	–	Ⅰ (随身携带治疗药物)	–
氟卡尼、普罗帕酮	Ⅱa	Ⅱa	–	Ⅱb	–
索他洛尔、胺碘酮	Ⅱa	Ⅱa	–	Ⅱb	–
消融术	Ⅰ	Ⅰ	Ⅰ	Ⅱa	Ⅱa

Ⅰ,推荐;Ⅱa,可考虑;Ⅱb,可替代;Ⅲ,不推荐。ND-CCB,非二氢吡啶类钙通道阻滞剂。

- ○ 非药物治疗:
  - ■ 迷走神经刺激。
- ○ 药物治疗:
  - ■ 长期日常预防性用于症状发作频繁的患者。
    - • 应用Ⅰc 和Ⅲ类抗心律失常药物(AAD)(推荐)。
      - ▫ 应用Ⅰc 类(氟卡尼、普罗帕酮)AAD 和Ⅲ类(索他洛尔、胺碘酮)AAD 改变 AP 和 AVN 传导。
      - ▫ 应用 Ia 类(奎尼丁、普鲁卡因胺、丙吡胺)AAD 改变 AP 传导(较少应用)。
      - ▫ 注意:因增加顺向传导不应期,有可能导致心律失常发作增加,从而增加心动过速带。

- β-受体阻滞剂、非二氢吡啶钙通道阻滞剂(ND-CCB)、地高辛。
  - AVN 药物;因为其不能直接影响 AP 而作为二线药物。
- 对于发作不频繁但发作时间长的患者(有症状但每月发作不足 1 次),应随身携带治疗药物。
  - 普萘洛尔 80mg 和(或)地尔硫䓬120mg>氟卡尼,3mg/kg。

○ 侵入性治疗:
- 对大多数病例推荐使用消融治疗。

房室折返性心动过速

电生理检查

基线间期

○ 增强 AVN 传导(L-G-L:房室结,心房-希氏束)。
- 窦性心律下 AH 间期≤60ms(正常值:大多数人为 80~120ms)。
- 房室结不应期缩短。
  - 右心房起搏时,当 CL<300ms 时,心房和希氏束之间为 1:1 传导。
- 对心房分级起搏的异常反应。
  - 与窦性心律时相比,在最短 1:1 传导的 AH 间期延长≤100ms。

○ 在显性预激的情况下:
- HV 间期较短(<35ms)。
- 局部 AV 时间较短:AP 附近可以观察到最早的心室(V)EGM。

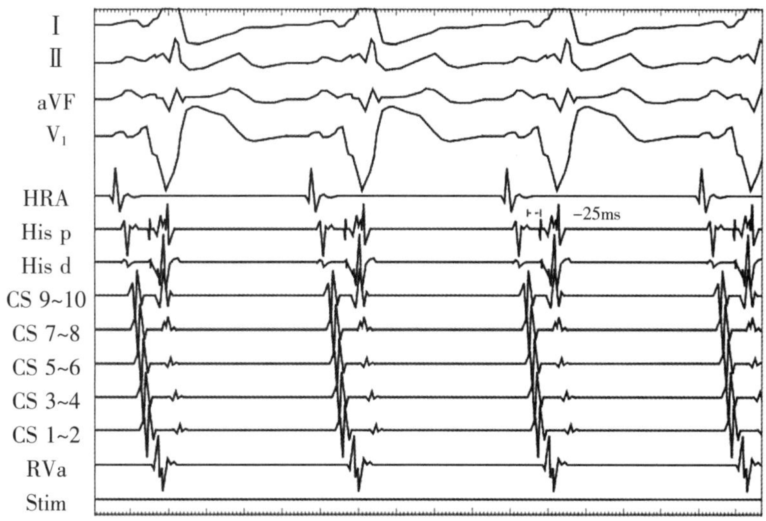

来自右侧 AP(HV 间期为-25ms)的显性预激。

顺向传导

○ 递减的心房起搏(DAP):

■ 对于显性或隐性 AP,预激的程度取决于 AP 顺向传导的特性、AP 和 AVN 传导速度的关系。

• 注意:对于隐匿性 AP,顺向传导将经过 AVN。

■ DAP 所致的经 AVN 递减传导引起 AH 间期延长, 导致更有利于 AP 传导的心室激动偏移,该现象与以下两方面有关:

• AH 间期缩短(经 AP)。

• QRS 波增宽(预激程度增加)。

■ AP 传导通常是非递减传导(90%),并且连续传导,直至 AP 阻滞点(APERP)。

• 注意:如果 APERP 长于 AVNERP,则预激消失(长 AH 间期、正常 HV 间期和窄的 QRS 波),并且传导经 AVN 继续递减,直至到达 AVNERP。

• 注意:如果 APERP 短于 AVNERP,当到达 APERP 时即出现 AV 阻滞。

未被快速心房起搏掩盖的隐匿性左侧壁 AP

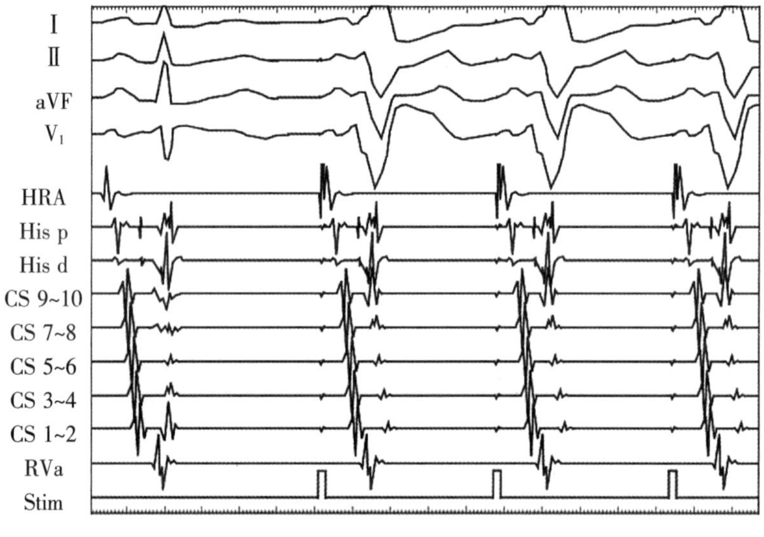

随着心房起搏频率增加,AVN 脉冲减慢(AH 间期延长),经过 AP 传导的心室激动程度增加(显性预激和 HV 间期缩短)。注意在远端 CS 导管电极表现为短的局部 AV 间期,该位置靠近 AP 插入点。

○ 顺向传导曲线:

■ 由于从 AVN 至 AP 的传导偏移,表现为不连续传导曲线(反之亦然)。

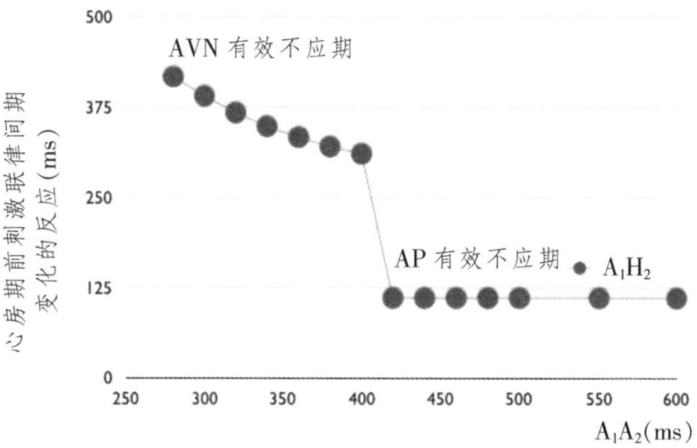

逆向传导

- ○ 必须存在完整的 AVRT 环路。
  - ■ 如果旁路仅能顺向传导,逆向传导将经过 AVN 进行。
  - ■ 如果旁路逆向传导,则逆向传导可能是:
    - 经 AVN 递减传导。
    - 经 AP 非递减传导。
- ○ 心房激动顺序:
  - ■ 最早的心房激动经过 AVN 以外的部位,通常是偏心性的。
    - 左侧壁 AP(55%):远端 CS→近端 CS→希氏束 EGM(HBE)→高位右心房(HRA)。
    - 右侧游离壁 AP(10%):HRA→HBE→近端 CS→远端 CS。
    - 后间隔 AP(35%):近端 CS→HBE→远端 CS→HRA。
  - ■ 以下情况可能是向心性传导:
    - 前间隔 AP(5%):心房插入位置靠近正常 AVN 出口。
      - ▫ HBE→近端 CS→远端 CS 和 HRA。
      - ▫ 注意:AP 不显示递减传导的特性。
    - 远距离 AP(如左侧壁 AP,右心室尖部起搏):
      - ▫ 在脉冲能够经 AP 传导之前,正常心房激动经 AVN 发生。
      - ▫ 随着 AVN 的递减传导、靠近 AP 插入位置的心室起搏或使用药物(如腺苷、维拉帕米)导致 AVN 传导减慢或阻滞,激动将由向心性转为偏心性。
    - 缓慢传导的 AP:
      - ▫ AP 的传导速度慢于 AVN。
    - 传导不良的 AP:
      - ▫ AP 的 ERP 发生在较长的 CL,长于 AVNERP。
    - 房束 AP:
      - ▫ 正常心房激动经过 AVN(非逆向 AP 传导)。

心动过速的诱发

- 心动过速可由心房或心室超速起搏或期外刺激诱发。
- 顺向型 AVRT：
  - 顺向传导：
    - 逐渐加快心房起搏和期外刺激可导致 AH 间期延长(预激的 QRS 波)。
    - AVN 阻滞前的 AP 阻滞将只允许激动沿 AVN 下传(窄 QRS 波)。
    - 如果经过 AVN 的传导足够慢(或伴有同侧的 BBB),AP 可以恢复(传导)并逆向传导;可导致“心房回波”(完整的环路)。
    - 如果 AVN 恢复(传导),心房回波可以再次顺向传导,从而诱发和维持心动过速。

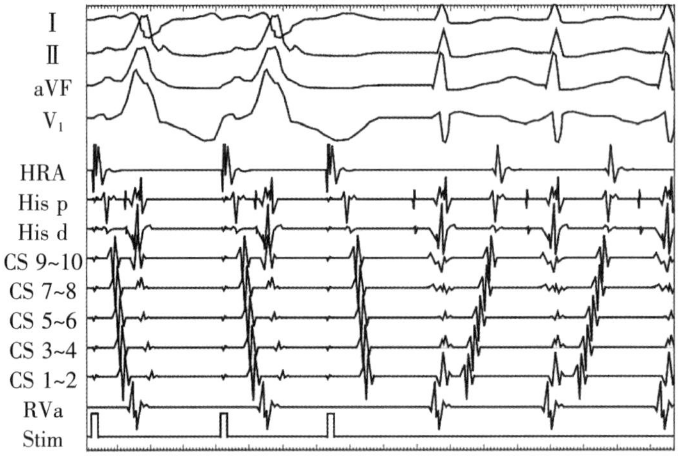

  - 逆向诱发(顺向型)：
    - 诱发原理如前所述。
    - 逐渐加快心室起搏或期外刺激可导致伴连续逆向 AP 传导的 AVN 逆向阻滞。
    - 如果 AVN 恢复(传导),可导致顺向传导。

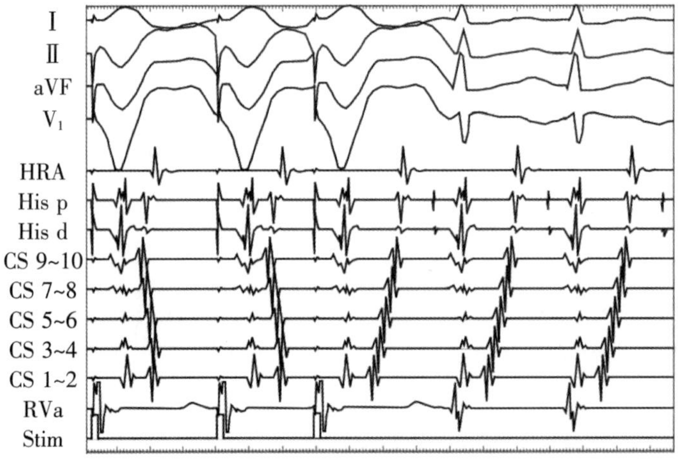

- 逆向型 AVRT：
  - 诱发原理如前所述(除逆向过程外)。
  - 顺向诱发：
    - AVN 阻滞，只允许传导经 AP 下传(预激的 QRS 波)。
    - 如果传导足够慢，则 AVN(传导)可以恢复并逆向传导。
    - 如果 AP 恢复(传导)，除极波可向下经过 AP 顺向传导。
  - 逆向诱发：
    - 逆向 AP 阻滞，仅允许经过 AVN 下传。
    - 如果传导足够慢，则 AP(传导)可以恢复并顺向传导。
    - 如果 AVN 恢复(传导)，则其可逆向传导脉冲至心房。
- 隐匿性旁路：
  - 大折返的诱发可能比较困难。
  - 尽管始终并不表现预激，AP 通常有一定程度的隐匿性传导(心房脉冲的顺向播散)，导致 AP 难以逆向传导。
  - 为了引发大折返，脉冲必须足够早，以便进入旁路的隐匿性传导被阻滞。
    - 靠近旁路的起搏更容易诱发，可使 AP 有更多的时间恢复(传导)。

心动过速时的观察

- VA 的关系：
  - 严格的 1:1 关系(除非是结束 AP、结室 AP，可能 V>A)。
- 长的 VA 间期(如希氏束导管间期>70ms 或 HRA 导管间期>100ms)。
  - 心房和心室被连续激动。
- 心房激动：
  - 向心性或偏心性(见上文)。
- TCL 的自发性变化：
  - VA 间期通常固定。
  - CL 的变化通常是由 AVN 传导的变化所致。
- 自发性 BBB 可以改变 TCL 和 VA 间期(延长≥25ms)。
  - 同侧的 BBB 迫使激动经过对侧束支传导，并在返回 AP 前跨过室间隔，致 TCL 和 VA 间期延长。

经过左侧 AP 的顺向型 AVRT

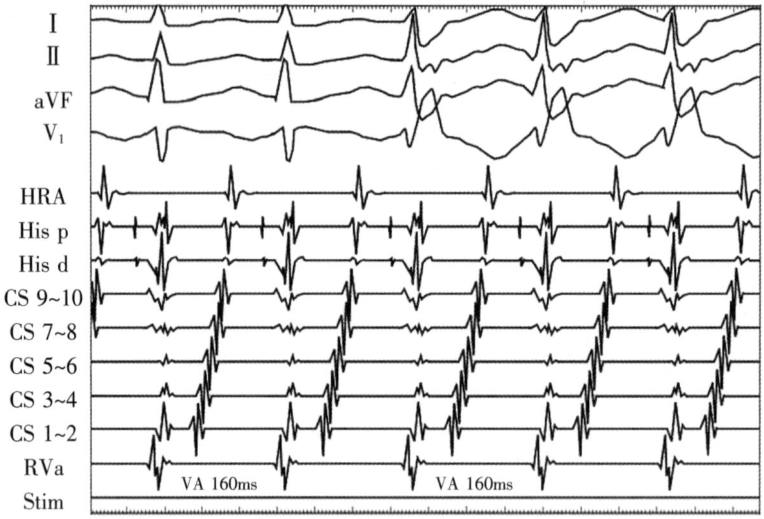

RBBB 的发生并不影响 VA 间期，也不影响 TCL，提示右束支并不是心动过速环路的一部分。

经过左侧 AP 的顺向型 AVRT

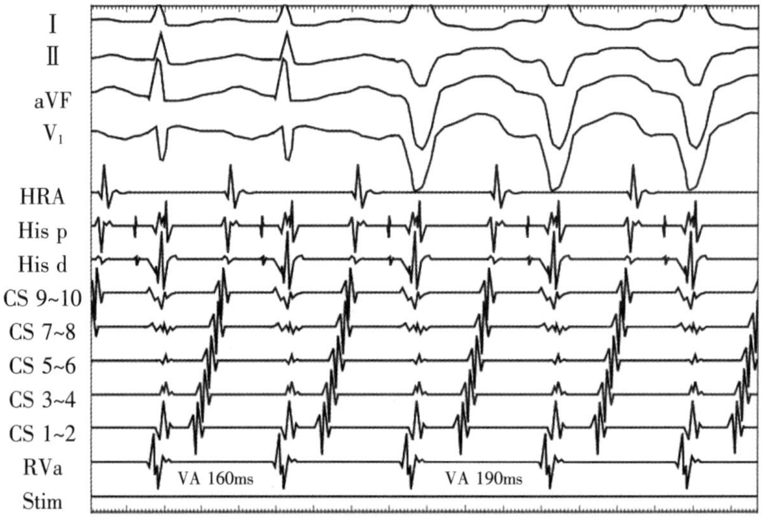

当出现 LBBB 时，引起心动过速 CL 和 VA 间期延长(30ms)，提示左束支是心动过速环路的一部分。

心动过速时的操作

- ○ 心室期前脉冲(与希氏束同步的室性期前收缩):
  - ■ 用于鉴别不典型的 AVNRT 和经间隔 AP 的 AVRT。
  - ■ 在交界性(希氏束)不应期内发放心室期前脉冲后,测量心房激动(A EGM)的时间或 TCL。
    - • 对于 AVRT 来说,希氏束同步 PVC 能够提前或终止下一次心房激动、终止心动过速,或者没有影响。

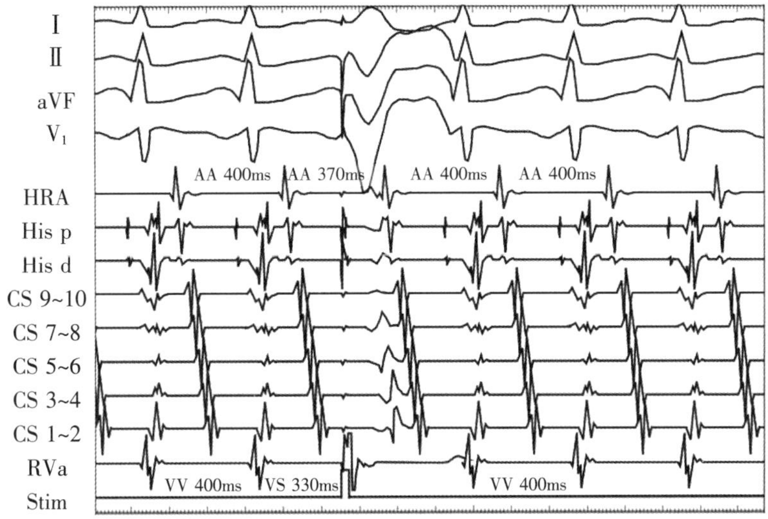

希氏束同步室性期前收缩(PVC;提前 70ms 发放)使下一个 A 波提前,心动过速周期缩短 30ms(由于 AP 的递减传导),从而确定存在 AP(但其并不参与心动过速)。

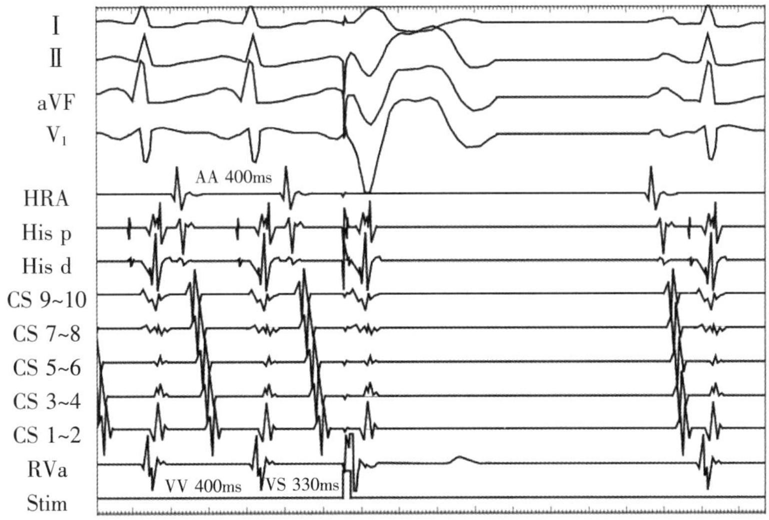

希氏束同步室性期前收缩(PVC;提前 70ms 发放)终止了心动过速,且不传导至心房,证实了 AP 的存在,并且它参与了心动过速(心室是折返环路的关键部分)。

○ 经心室超速起搏的拖带：

■ 用于鉴别间隔 AP 参与的 AVRT 与 AVNRT 或 AT。

■ VA 激动应与起搏和心动过速时相似。

■ 起搏终止时可发生下列情况：

• 可观察到 VAV 反应(AHV)。

• 返回 CL 具有基线 VA 间期(固定的联律间期)。

• 对于间隔 AP 参与的 AVRT,PPI-TCL(Stim 至 V EGM)<115ms。

• 校正的起搏后间期(cPPI)=(PPI-TCL)-(AH_{RVP}-AH_{SVT})<110ms。

• Stim-A_{RVP}-VA_{SVT}<85ms。

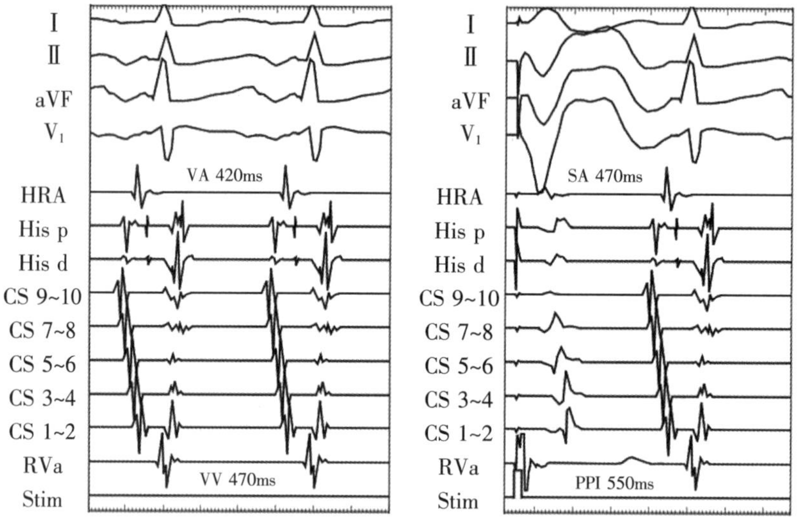

通过 440ms 的 RV 起搏拖带 SVT (左图:TCL 为 470ms,VA 间期为 420ms)。Stim-A_{RVA}-VA_{SVT} 为 50ms,PPI-TCL 为 80ms,符合右后间隔 AP 参与的 ORT。

○ 经心房超速起搏的拖带：

■ 用于鉴别 AVRT 与 AT。

■ 起搏终止时可发生下列情况：

• VA 的第一个返回搏动在 AVNRT 和顺向型 AVRT 中,VA 间期固定(相比心动过速 VA 间期<10ms)(可有效排除房性和交界性心动过速)。

• AVRT 起搏后顺序应该是 AHA。

○ 差异性的 RV 拖带：

■ 在 RVa 和 RV 基底部的拖带常用于鉴别间隔旁递减性 AP 参与的 AVRT 与不典型 AVNRT。

■ 鉴别点：

• [PPI-TCL(基底部)]-[PPI-TCL(心尖部)] <30ms。

- [Stim–A–VA(心尖部)]–[Stim–A–VA(基底部)] >0。

○ 希氏束旁拖带：

■ 希氏束夺获和希氏束失夺获的希氏束旁起搏拖带用于鉴别间隔递减性 AP 参与的 AVRT 与不典型的 AVNRT。

■ ΔSA 间期(希氏束失夺获–希氏束夺获)<40ms：AVRT。

■ 希氏束失夺获：

- PPI–TCL(Stim 至局部 V EGM)<100ms：AVRT。
- $Stim–A_{RVP}–VA_{SVT}$ <75ms：AVRT。

心动过速的希氏束旁拖带：经后间隔 AP 的 ORT

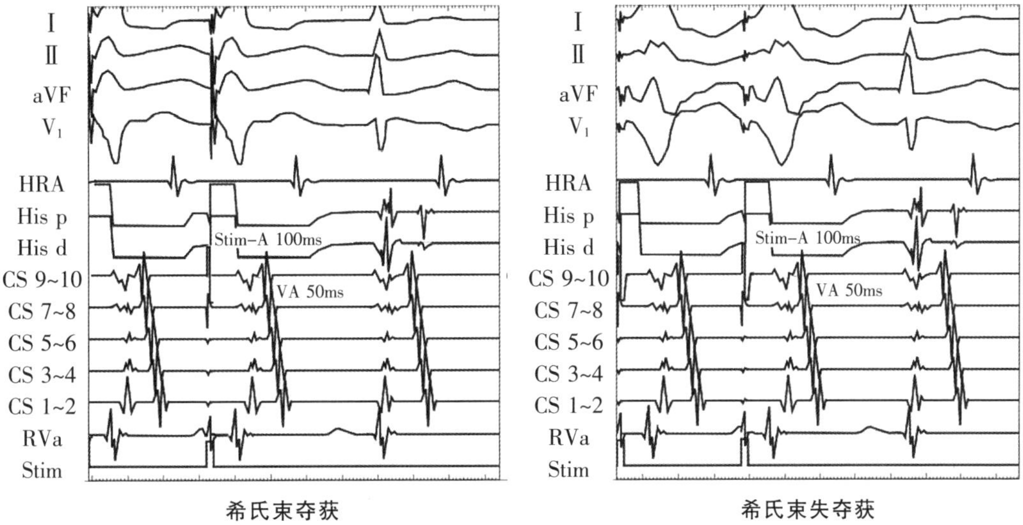

长 VA 间期的窄 QRS 波心动过速和近端 CS 的最早心房激动(CL 为 295ms)。图示以 250ms CL 起搏的两个分开的拖带操作。左图为希氏束夺获；右图为希氏束失夺获。希氏束失夺获时的 Stim–A 为 0，符合 AVRT(后间隔 AP)。

窦性心律时的操作

○ 希氏束旁起搏：

■ 用于鉴别前间隔 AP 与前方 AVN 出口位置的心动过速。

■ 鉴别点：结外反应。

- 逆向心房激动顺序：
  - □ 存在逆向 AP 传导和逆向 AVN 传导的变化。
  - □ 若不存在变化，则排除逆向 AP 传导。

- Stim–A 间期通常缩短或不变。
  - 罕见情况下，Stim–A 间期增加(<40ms)。
- 希氏束–心房间期通常缩短(但也可能保持不变)。

前间隔附加 AV 旁路的希氏束旁起搏

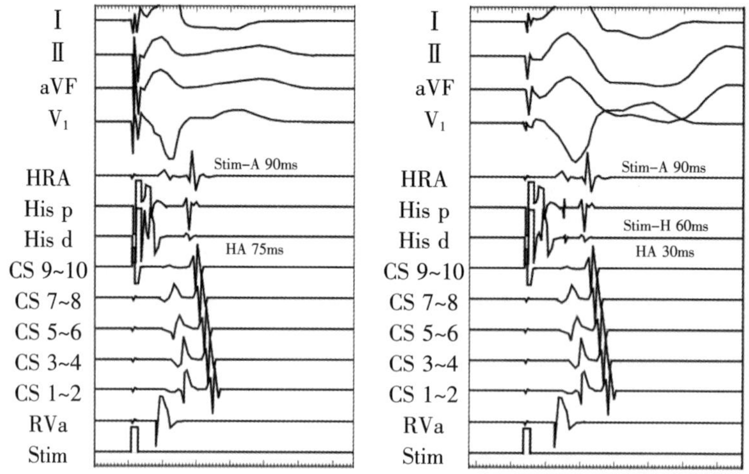

左图：心室和 HB–RB 夺获导致相对窄的 QRS 波和较早的希氏束激动(含混在希氏束导管上的 V EGM 中)。

右图：HB–RB 失夺获导致宽的 QRS 波，且 S–H 间期增加 45ms(由 15ms 增至 60ms)，但 Stim–A 间期不变(固定在 90ms)。

稳定的 Stim–A 间期(90ms)提示逆向传导依赖于心室激动时间，而不取决于希氏束的激动时间。

最早心房激动出现在希氏束导管，提示逆向传导经过了前间隔附加 AV 通路。

- RVa/RV 基底部/RVOT 的差异性起搏：
  - 用于鉴别间隔旁路与前向/后向的 AVN 出口位置。
  - 存在右侧 AP 的情况下，刺激信号能直接到达心房(例如，不经过心尖部而侵入希氏束–浦肯野系统)。
    - 它并不引起 RVa 和 RV 基底部起搏 Stim–A 时间的变化。
    - 逆向心房激动顺序可能发生变化。
    - HA 间期轻度延长(<20ms)或变为负值。

RVa 和 RV 基底部的差异性起搏

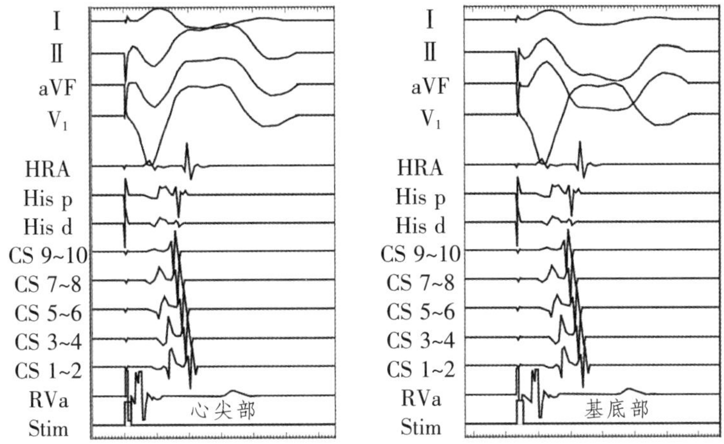

基底部起搏的 VA 间期无变化，提示后间隔 AP。

○ 差异性心房起搏：

■ 右侧旁路：

• 沿 TVA 起搏时可以确定最短刺激信号至 δ 波的间期。

■ 左侧旁路：

• 远端 CS 起搏更易使脉冲早于 AVN 到达 AP。引起预激并导致刺激信号至 δ 波的间期缩短。

○ 方向一致和不一致的起搏(表 6.4)。

表 6.4　方向一致和不一致的起搏

方向一致的起搏	方向不一致的起搏
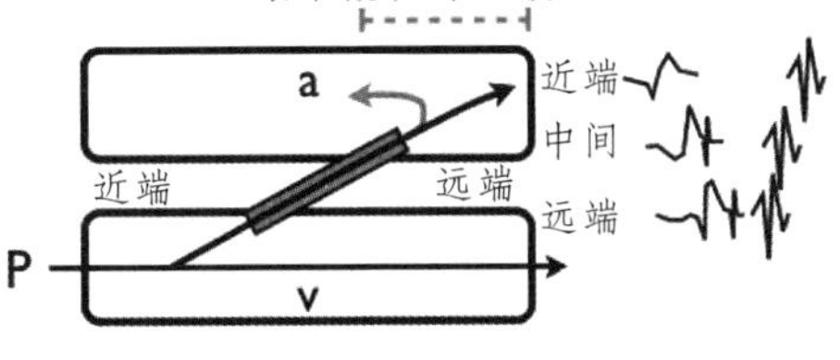	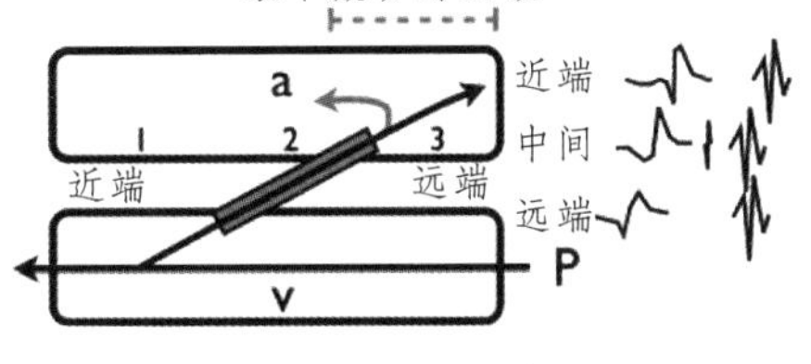
心肌和 AP 激动是同步发生的 ● 引起 A 和 V 电位的重叠 ■ 人为缩短局部 AV/VA 间期 ■ 掩盖 AP 电位和较早激动位置 ● 注意：最短的局部间期常在 AP 远端以外被记录到 ■ 这意味着在该位置进行消融常不能成功	波前方向相反，在激动 AP 前激动局部心肌 ● 由 AP 分开了 A 和 V 的激动 ■ 延长局部暴露的 AP 电位和激动顺序的 AV/VA 间期

○ 以 TCL 起搏心房：

■ 鉴别点：起搏时的 AH 间期与心动过速相似(较心动过速时延长<20ms)。

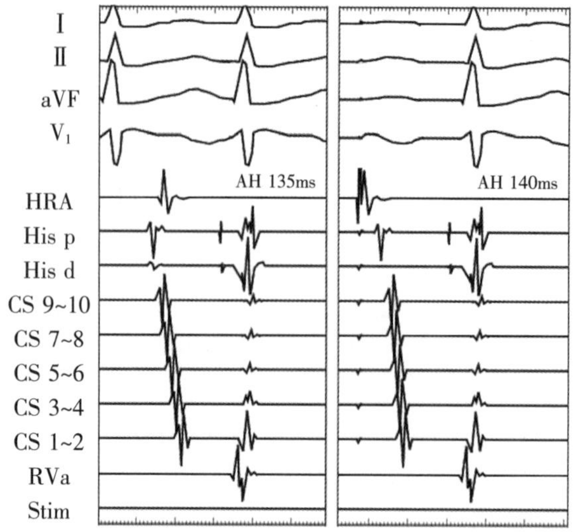

比较顺向型 AV 折返性心动过速(左图)以 TCL 在 HRA 起搏时(右图)的 AH 间期。心动过速时(左图)和心房起搏时(右图)的 AH 间期是 95ms,ΔAH=0。

- 以 TCL 起搏心室:
  - 鉴别点:起搏时的 VA 间期与心动过速相似(较心动过速时延长<30ms)。
- 诱发逆向 RBBB:
  - 延长 VA 间期或 TCL≥20ms。
  - VH 间期延长>VA 间期延长。

经 AP 传导并诱发逆向 RBBB

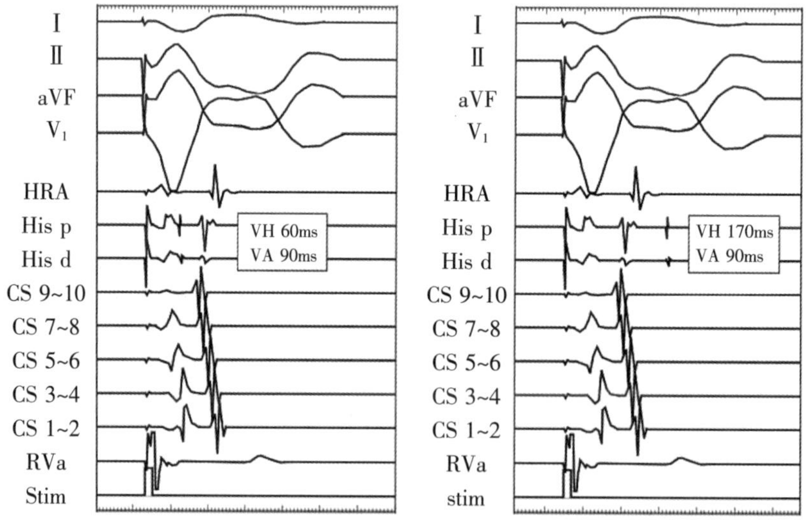

在 VA 间期为 90ms 的 QRS 波之后,以 600ms 间期行 RVa 起搏,并予以 360ms S_1S_2 联律间期刺激。当联律间期缩短至 350ms,逆向诱发了 RBBB,且不伴有 VA 间期的变化(90ms);希氏束电位发生在心房激动之后(QRS 波后大约 170ms)。ΔVA=0,ΔVH=110ms。

特殊情况

逆向型 AVRT

逆向型 AVRT 常发生在侧壁和右侧游离壁 AP，使得 AVN 和 AP 之间，以及 AP 与希氏束之间的传导时间更长。

- 特征：
  - 存在 1:1 的 VA 传导关系。
  - QRS 波形态与最大预激的形态一致。
  - VH 间期的变化先于 TCL 的变化。
  - 心动过速时的 HA 间期>70ms。
  - 当房间隔处于不应期时，靠近心房插入点的 PAC 可使心室激动提前。
  - 心动过速时的 VH 间期=心室插入点附近起搏时的 VH 间期。

AVRT 的导管消融

适应证

- 有症状的、反复发作的、药物治疗无效的 AVRT。
- 伴快速心室率的心房颤动。

预期成功率

- 消融的即刻成功率>98%。
  - 左侧，95%(导管定位更稳定)。
  - 右侧或游离壁，90%(导管的稳定性较差)。
  - 后间隔，90%~95%(位于间隔或靠近传导系统，或 RCA)。
  - 中/前间隔，95%。
- 1 年的传导复发率不足 5%。
  - 前间隔(15%复发)。
  - 后间隔(10%复发)。
  - 侧壁(2%~3%复发)。

预期并发症

- 并发症总发生率为 2%~4%。
  - 冠状动脉损伤/夹层(RCA 或 LCX)。
    主动脉或主动脉瓣损伤(逆向跨主动脉瓣入路)。

- 卒中或栓塞性 MI(左侧入路)。
- 完全性心脏阻滞发生率为 0.17%~1%(间隔/结周旁路风险较高)。

患者准备

- 在消融术前停用全部 AAD 3~5 个半衰期。
- 由于可能有不能诱发心律失常的风险,首选清醒镇静而非 GA。

器械

- 常规准备与 AVT 相似。
- 消融导管±导引鞘。
  - *左侧游离壁*:B 弯(小号/红色)优于 D 弯(中号/蓝色)(穿间隔或逆行经主动脉)。
  - *右侧游离壁*:B 弯(小号/红色)到 D 弯(中号/蓝色)加用导引鞘(RAMP 或可调弯)。
  - *左侧间隔*:B 弯(小号/红色)优于 D 弯(中号/蓝色)(经主动脉优于穿间隔)。
  - *右侧间隔*:B 弯(小号/红色)到 D 弯(中号/蓝色)。

标测(激动标测)

- 单极或双极记录:
  - 单极记录:
    - 可能更精确:双极记录的面积较大(准确性降低)。
    - 可提示插入点:单极 QS 型单极电图(心内膜);RS 型单极电图(心外膜)。
  - 双极记录:
    - 更准确地记录时间信息。
    - 更好地显示旁路电位。
- AP 电图:
  - 局部 V EGM 和 A EGM 应该是平衡的(A:V 比为 1:1),间隔通常<40ms。
    - 中间隔和前间隔 AP 例外,因为有 AVN 损伤导致完全性心脏阻滞的危险,这个部位的 V 波更大。
  - 可以有不伴有等电位线间期±旁路电位的连续电活动。
- AP 电位:
  - 在 A EGM 和 V EGM 之间可记录到低幅的高频电位。
    - 代表直接记录到 AP 激动(与希氏束电位相似)。
    - 注意:孤立的 AP 电位通常仅在倾斜的旁路上明显。
      - 在非倾斜的旁路上,该电位与心房或心室电位融合。
  - 附加旁路电位可以用于鉴别对期外刺激反应的局部碎裂电位。
    - *顺向 AP 电位*:通过心室期外刺激鉴别。

- 迟发心室期外刺激可使局部心室电位提前,不伴提前的 AP 电位(鉴别 AP 电位与局部心室激动)。
- 早发心室期外刺激使局部 AP 电位提前,不伴提前的心房电位(鉴别 AP 电位与局部心房激动)。

• **逆向 AP 电位**:通过心房期外刺激鉴别。

- 迟发心房期外刺激使局部 A 电位提前,不伴提前的 AP 电位(鉴别 AP 电位和局部心房激动)。
- 早发心房期外刺激使 AP 电位提前,不伴局部心室电位(鉴别 AP 电位和局部心室激动)。

○ 顺向传导时间仅靶定显性旁路的心室插入点。

■ 在窦性心律和心房超速起搏时,相对于 QRS 波,最早的局部心室激动沿着三尖瓣环(TVA;右侧旁路)或二尖瓣环(MVA;左侧旁路)。

• 右侧 AP:在 HRA 或近端 CS 行快速起搏。

• 左侧 AP:在远端 CS 行快速起搏。

■ 从双极 V EGM 第一个大的(尖锐)曲折波的顶点,或单相单极 QS 波的起点测量激动时间。

■ 激动应该同步或先于体表心电图 QRS 波的起点。

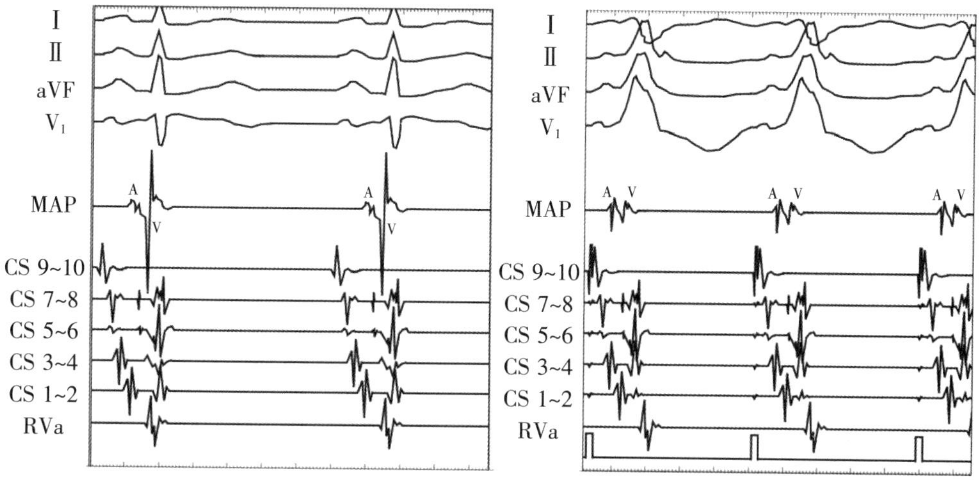

窦性心律时的顺向标测(左图)和心房驱动起搏时的顺向标测(右图)。将标测导管置于外侧二尖瓣环,可见同步于 QRS 出现的大的 V EGM 的连续电活动(左图),提示次佳(远端)消融位置。右图:可见融合的,但更均衡的 A EGM 和 V EGM,伴有先于 δ 波 10ms 的 V EGM。

○ 逆向传导时间靶定逆向传导的显性或隐匿性 AP 的心房插入点。

■ 在顺向型心动过速或心室起搏时，相对于 QRS 波起始点，最早的局部心房激动沿着三尖瓣(右侧旁路)或二尖瓣(左侧旁路)环。

• 注意：起搏频率必须较快，且靠近预估的 AP 位置，以避免逆向标测和 AVN 消融。

■ 起始点测量应参照 QRS 波起始点或起搏刺激信号，但应该先于逆向传导的 P 波。

■ 注意：心动过速时的标测主要用于间隔 AP，以避免意外的 AVN 消融。

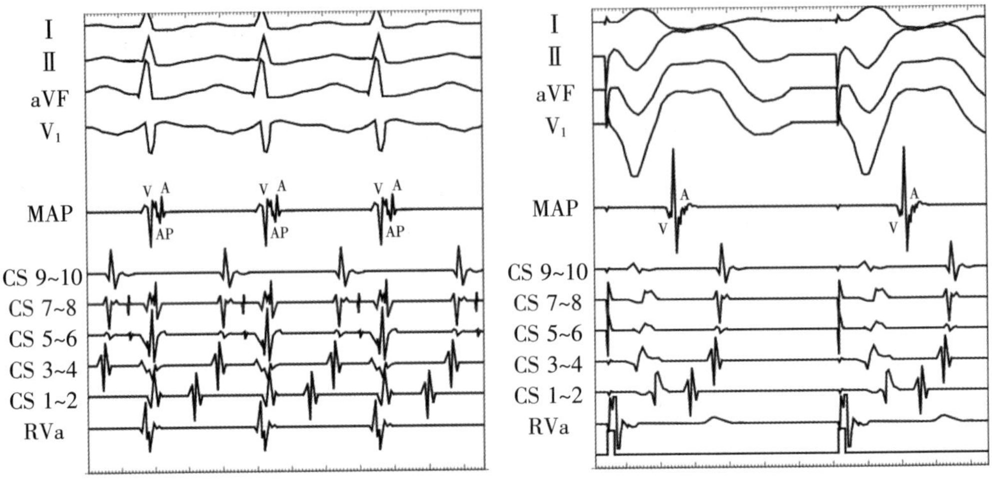

AVRT(左图)和心室超速起搏(右图)时的逆向标测。标测导管电极沿外侧 MVA 放置，显示了相对较大的 V EGM 和较小的 A EGM 的连续性电活动。

消融

○ RF 的理想位置是能够记录到 AP 电位的位置。

■ 在没有 AP 电位的情况下，消融靶点应该定位在最早逆向传导心房激动或最早顺向心室激动点。

○ RF 消融放电：

■ 非灌注 RF：50W，30~60s(目标温度为 60~65℃)。

• 如果 AP 位置较深或为心外膜，盐水灌注 RF 时则需要 25~35W。

■ 在大多数成功消融的位置，AP 功能一般在 RF 放电 5s 内消失。

• 如果 AP 功能在 RF 放电 10~15s 以后仍不消失，应该停止消融，此时有水肿或血栓危险。

○ 注意：应用肌松剂行全身麻醉使患者呼吸暂停 1~2min，有助于标测和保持消融过程中的导管稳定性。

■ 对于右侧游离壁、前间隔和中间隔 AP 是非常有用的。

消融成功的决定因素

- 显性顺向传导旁路：
  - 预激终止，在 6s 内较为理想，认为消融成功。
- 隐匿性逆向传导旁路：
  - 经过 AP 的 VA 传导脱落。
  - 心房激动顺序改变（由偏心性变为向心性），伴随心室起搏时明显的 VA 阻滞 CL 增加，6s 内较为理想，认为消融成功。
- 观察和测试：
  - 消融成功后至少观察 30min。
  - 腺苷试验（12~18mg，IV）可用于验证 AP 恢复传导情况。

特定解剖定位 AP 的导管消融

左侧游离壁 AP

- 入路：
  - 穿房间隔或逆向股动脉路径。
- 技术：
  - 尝试将 CS 电极定位调整到靠近最早激动点的位置。
  - 经间隔入路，使用导引鞘以使导管更加稳定。
- 导管和功率选择：
  - B 弯（小号/红色）或 D 弯（中号/蓝色）。
  - 非灌注消融：50W，30~60s（靶温度是 60~65℃）。
  - 灌注消融：25~35W。
- 故障排除：
  - 无较早信号：
    - 不能达到消融靶位置：改变导管入路（穿间隔或逆向主动脉途径）或加用长鞘管。
    - 心外膜 AP：在 CS 内或左心耳（LAA）内标测，或经过心包入路行心外膜消融。
    - Marshall 韧带：沿着嵴部从 LA 向前至左上肺静脉（LSPV）进行标测。
  - 复发性 AF：
    - AVRT 退化或复发性 PAC：静脉注射氟卡尼（10mg，逐渐增加至 50mg），或静脉注射普鲁卡因胺或胺碘酮。
  - 不成功的能量输出：
    - 导管稳定性较差：改变导管入路（穿间隔或逆向主动脉途径），或加用长鞘管。
    - 低功率输出：应用盐水灌注 RF 或冷冻消融。

右侧游离壁 AP

- 入路：
  - 右股静脉为首选入路。
  - 如果不成功，可尝试锁骨下或颈内静脉入路。
- 导管和功率：
  - D 弯（中号/蓝色）或 F 弯（大号/橘色）导管（可能需要较大的导管以达到 TVA 的不同位置）。
  - 非灌注消融：50W，30~60s（靶温度是 60~65℃）。
  - 灌注消融：25~35W。
- 故障排除：
  - 无较早信号：
    - 不能达到消融靶位置：改变导管入路（穿间隔或逆向主动脉途径）或加用长鞘管（如 SR0~4），或使用可调弯鞘管。
    - 难以辨认环的位置：使用多极导管或在有冠状动脉（RCA）内的导丝。
    - 心外膜 AP：在 RAA 内标测，或考虑心外膜消融。
  - 导管稳定性较差：
    - 改变导管入路（下腔静脉或上腔静脉）。
    - 使用长鞘管（如 SR0~4）、可调弯鞘管，或行冷冻消融。
    - 考虑应用全身麻醉和周期性呼吸暂停措施。
  - 低功率输出：
    - 使用盐水灌注 RF 或冷冻消融。
  - 由表浅的 AP 位置造成的机械性阻滞：
    - 无须移动导管，等待 AP 顺向传导再次出现，或使用 3D 可视化标测技术。

中前间隔 AP

- 入路：
  - 首选右股静脉入路。
  - 如果不能成功，可尝试锁骨下或颈内静脉入路。
- 技术：
  - 在以下 AP 位置进行消融有较高的 AV 阻滞危险，如可记录到尖锐希氏束电位（右前间隔 AP）、向后至希氏束和向前至 CS（右中间隔 AP）、左前间隔（即便应用逆向主动脉入路和周期性呼吸暂停技术）。
  - 避免致密型 AVN 损伤的策略：
    - 理想的定位：
      - 相比其他 AP 消融位置，将导管置于相对心室侧（大的 V EGM）的位置。

- ▫ 单极头端的 EGM：尖锐的 AP 电位伴小的心房电位或无心房电位。
- ▫ 注意：在成功消融的位置可以见到小的希氏束电位(<0.15mV)。
- • 当消融导管在 TV 瓣叶下时，由三尖瓣环(TVA)的心室侧接近 AP 可以提供前间隔和中间隔 AP 消融中稳定的导管定位(降低 AV 阻滞的危险)。
- ▫ 在前瓣叶下方(右锁骨下静脉入路)。
- ▫ 在间隔瓣下方(股静脉入路)。
- • 在窦性心律下进行消融(提高导管的稳定性)。
- • 冷冻消融：冷冻黏附可提高导管的稳定性，冷冻标测有助于不确定安全的消融位置。
- ■ 注意：在多达 40%的病例中，中间隔/前间隔 AP 往往表浅，会导致机械性 AP 阻滞。
- ○ 导管和功率：
- ■ 非盐水灌注 RF：从 10W 开始，10s 后增加到 20W(靶温度为 60~65℃)。
- • 如果 AP 发生阻滞，继续消融 45s。
- • 如果发生交界性搏动，应停止消融并调整导管位置更靠近心室侧。
- • 如果预激越发明显，应停止消融(AVN 消融发生)。
- • 如果以 20W 消融 10s 无反应，应停止消融并调整导管位置。
- ■ 冷冻消融：开始通过冷冻标测确认安全的消融定位，然后在冷冻消融中严密监测 AV 传导。
- ■ 消融后，将导管移除间隔，以避免机械性 AP 阻滞发生。
- ○ 故障排除：
- ■ 在最早信号位置标测到希氏束电位。
- • 希氏束旁 AP：应用冷冻消融或逐渐增加 RF 功率输出。
- ■ 消融过程中出现 RBBB。
- • 病变(靶点)太远：停止消融并重新定位导管。
- ■ 由于 AP 定位表浅，可发生机械性阻滞。
- • 无须移动导管，等待 AP 恢复传导，可采用 3D 可视化标测技术。

左侧中间隔 AP

- ○ 标志：
- ■ 几乎与希氏束和近端 CS 电位同步记录到的“最早”逆传心房激动。
- • 激动距 HB 和近端 CS 电位位置相同。
- ○ 路径：
- ■ 经间隔穿刺或逆向经主动脉途径。
- ○ 技术：
- ■ 当标测导管垂直进入 CS 口顶部时，可以记录到先于心房激动的远场 AP。

   - 在 CS 口顶部垂直进行消融(靠近二尖瓣环的心房侧)通常不能去除 AP 传导,还可能导致 AV 阻滞。
- 处理:
   - 沿着二尖瓣环(向后至希氏束,向前至 CS)消融,消融靶点是记录到大的、尖锐的 AP 电位的位置,消融可去除 AP 传导,且不会导致 AV 阻滞。

后间隔 AP(表 6.5)

- 路径:右心房消融是首选入路。
   - 在穿刺房间隔前,应在 CS(及静脉分支)内广泛标测,因为 AP 有时候可以从右侧静脉入路。

表 6.5 后间隔 AP 适宜于右侧或左侧入路的特征

适宜于右侧消融	适宜于左侧消融
• V_1 导联负向 δ 波,且 R>S,在 V_2 和 V_3 移行	• V_1 导联中 R>S
• ORT 中的最早心房激动点位于近端 CS	• ORT 中的最早心房激动点位于中段 CS
• 在希氏束电极和最短 CS 上的 VA 间期差值<25ms(右侧 AP 插入点和希氏束间较短的距离)	• 在希氏束电极和最短 CS 上的 VA 间期差值>25ms(左侧插入点和 RA 信号间较长的距离)

- 导管和功率:
   - D 弯(中号/蓝色)导管。
   - 非灌注消融:30~50W,30~60s(靶温度为 60~65℃)。
   - 灌注消融:由于 25%的病例的 AP 位置较深,需要设置为 25~35W。
- 故障排除:
   - 无较早的信号:
      - 标测不完全或心外膜 AP:标测近端 CS、分支和左心房。
      - 缓慢的/递减的顺向传导:标测 AP 电位、心房起搏下的最短 AV 间期,或单极下 EGM 翻转的位置(QS 至 RS)。
   - 低功率输出:
      - 低血流的或在 CS 内的消融。
   - 邻近 RCA 或 LCX 冠状动脉的心外膜连接(近端 CS 的 AP):
      - 采用冷冻消融。

右侧房束 AP

- 右侧房束 AP 与正常 AV 传导系统相同。
   - 沿前外侧至后外侧 TVA,接近 8~9 点钟的位置。
   - 连接独立的浦肯野纤维,延伸到右心室心尖游离壁(靠近节制索)。

○ ECG：

■ 基线情况：

- 可能无预激证据(缓慢、递减、顺向的传导)。
- 不明显的、LBBB 样的 QRS 波(Ⅰ、aVL、V_5 和 V_6 无间隔 Q 波)。

■ 逆向型 AVRT(CL 为 220~450ms)：

- LBBB 样 QRS 波(RV 插入)：Ⅰ导联 R 波，V_1 导联 rS 波。
- 心动过速的 QRS 波通常<150ms。
- 电轴为-75°~0°。
- QRS 移行<V_4。

○ EPS 特性：

■ 基线情况时的发现：

- AP 传导时间长(窦性心律时无基线预激)。
- 心房起搏时诱发预激，并伴有相对较长的 AV 间期。
  - ▫ 右心房起搏较左心房起搏预激程度更为明显。
- AP(“M”)电位可以在 TVA 上标测到。
- 递减顺向传导近端为 AP 电位(固定的 AP-V 间期)。
- 由于相对靠近心尖部的 AP 插入(进入或靠近束支)而出现最大的预激时，RVa 的心室激动早于 RV 基底部(TVA 或希氏束导管)的心室激动。
- 无逆向 AP 传导。

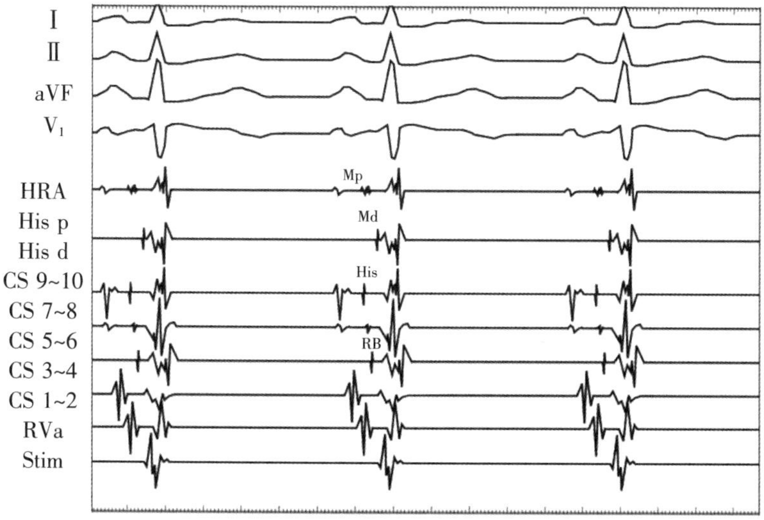

窦性心律时的标测记录。心室激动主要通过 AVN 传导[AH 短于 A-Mahaim 电位(Mp)间期；同时，希氏束除极先于右束支(RB)激动]。

■ 心动过速时的发现：

- 经 AP 顺向传导的逆向型 AVRT 和逆向传导经过：

- AVN(逆向型 AVRT;90%~95%的患者)。
- 隐匿性 AP 作为逆向传导通路(5%~10%的患者)。

- QRS 波群:
  - LBBB 样,QRS 波持续时间<145ms。
  - 由于右束支的参与,在Ⅰ导联和 V_1 导联可见快速的 QRS 起始点。
- RVa 的顺向心室激动早于 RV 基底部的心室激动。
- 右束支有较早的逆向激动。
  - 右束支较早的激动导致 QRS 波起始 30ms 内可记录到右束支电位和希氏束电位。
- 心动过速的 VH 间期<50ms(通常<20ms)。
  - V 波的起点位于束支 AP 插入点;随后,迅速出现经过正常传导系统的逆向希氏束激动。
- VA 和 VH 间期延长,而 RBBB 样的 TCL 不随预激而变化。
  - 这反映了右束支参与了心动过速的回传支。
- 心动过速时的 HA 间期=右心室起搏时的 HA 间期(经 AVN 的 VA 传导)。
  - 如果心动过速是伴有"旁观者"AP 的 AVNRT,室上性心动过速(SVT)的 HA 间期<RV 起搏时的 HA 间期。
- 心动过速时的 VH 间期<RV 起搏时的 VH 间期。
  - 这是因为 AP 的插入点直接进入束支,导致快速的逆向希氏束激动。
  - 与 RV 起搏时来自远离束支的逆向希氏束激动相比,间期较长。
- 与希氏束同步的 PAC(当间隔不应时发放的)可使 V 波和其后的 A 波提前。

跨越右侧房束 AP 的逆向型 AVRT

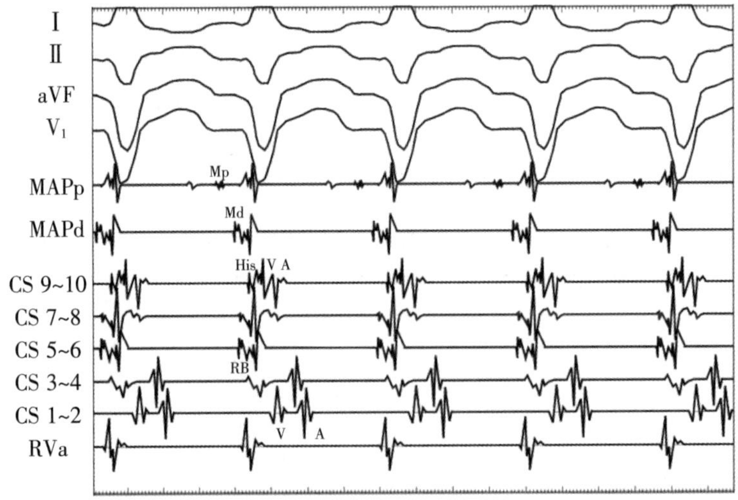

激动先于近端至远端的"M"电位,随后从右束支、希氏束至 AVN 逆向激动。

- 处理：
  - 标测：
    - 在 TVA 8~9 点钟位置寻找离散的 AP 电位（Mahaim 或 M 电位）。
    - 以相对较快的频率（最大预激）在靠近 AP 的心房插入点起搏心房，寻找最早的 δ 波（刺激信号至 δ 波的间期）。
  - 消融：
    - 理想的消融靶点沿着 TVA 的 AP“M”电位处。
    - 非盐水灌注 RF：50W，30~60s（靶温度为 60~65℃）。
    - 盐水灌注 RF：25~30W，30~60s。
    - 在消融过程中，可见非持续的预激心律。
  - 高级技术：
    - 如果导管在 TVA 上稳定性差，消融可能会沿着基底部或 RV 游离壁进行，可见高频的房束（RAF）电位（该电位与 RBB 电位相似）。
    - 注意：应该避免靠近心尖部消融，以防消融远端 RBB（RAF 近端），因为其增加了逆向型 AVRT 发作时心动过速的 CL，偶尔会导致持续的心动过速。

束室 AP

- 束室 AP 起自希氏束，插入 RV 心肌。
- ECG：
  - 房性期前收缩和心房颤动并不会改变预激程度。
  - 尽管无心房激动，交界性异位搏动仍被提早激动（预激）。
- EPS：
  - 递增心房起搏可导致以下情况：
    - AH 间期逐渐延长，并伴有 HV 间期的变化。
    - 预激程度固定。
  - 交界性期前收缩表现出相同程度的预激，且 HV 间期较短。
  - 无逆向 AP 传导。
  - 希氏束起搏诱发在窦性心律时观察到完全一致的 QRS 波。
  - 腺苷试验可诱发 AV 阻滞，但是预激程度无较大变化。
  - 阿义马林或普鲁卡因胺试验可导致预激现象消失。

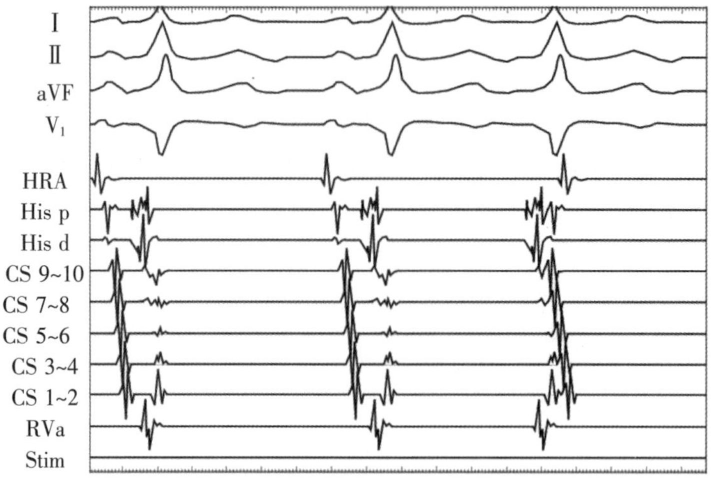

预激的交界性期前收缩的心房波(PAC)。

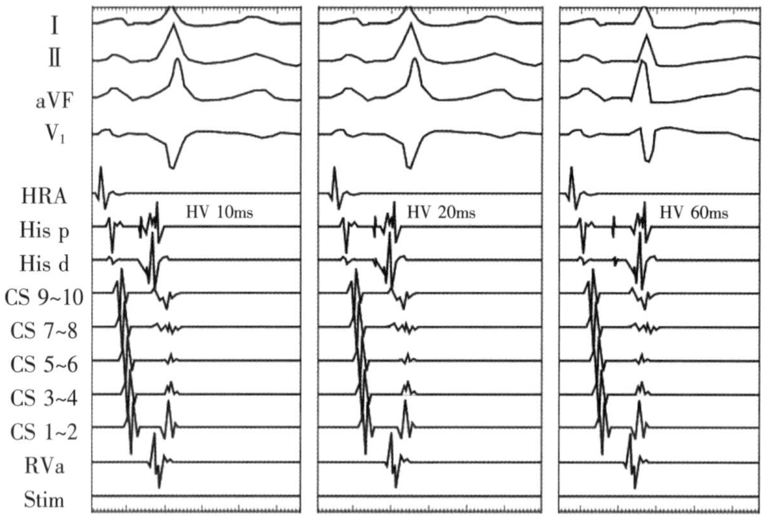

在阿义马林输注过程中 HV 间期延长和预激消失:0(左图);40mg(中图);60mg(右图)。

- 消融:
  - 由于束室旁路并不参与心动过速,无须进行消融。

结室或结束 AP

- 结室或结束 AP 是起自 AVN、插入 RV 心肌或右束支的 AP。
- 它可以引发窄的或宽的 QRS 波 SVT。
  - 逆向型心动过速:VH 间期。
    - <50ms,为结束 AP。
    - 50~80ms,为结室 AP。

- 当上端共径在 AVN 之内时,可能出现 AV 分离。
  - 当心房肌不是心动过速环路的一部分时,在心动过速发作时可以出现 VA 阻滞。
- 与希氏束同步的 PAC(当间隔不应时发放)不能使随后的希氏束电位/V 波提前。
- 与希氏束同步的 PVC 使随后的希氏束电位/V 波提前,或终止 SVT。
- 发生在同侧 AP 的 BBB 可延长 VA 间期或 TCL。
- 窦性心律时可见分离的旁路电位。

不常见的和非预期的 AP 定位

冠状窦(CS)“心外膜”AP

- 心外膜后间隔 AP 最常见的形式是源于左心室心外膜和 CS 心肌延伸部分之间的连接。
  - 在大多数情况下,心肌的连接延伸到心大静脉,从而提供电传导。
  - <5%的情况下,肌袖可覆盖心中静脉和心后静脉的末端。
  - 与 AP 相关的 CS 憩室可见于 20%的患者。
- ECG:
  - Ⅱ导联中锐利的负向 δ 波:特异性为 80%。
  - AVRT 导联中锐利的正向 δ 波:特异性为 98%。
  - V6 导联中深 S 波(R≤S):特异性为 90%。
- 标测:
  - 顺向传导:
    - 在远场 EGM 起始点之后的 25ms 可以记录到最早的心室心内膜激动。
      - 室间隔的左侧和右侧激动几乎是同步的。
      - 心尖至三尖瓣或二尖瓣环距离为 1~3cm。
    - 在来自心中静脉(或其他冠状静脉,或 CS 憩室)远场电位的起始点后 15ms 可以记录到最早的心室心外膜激动。
      - 在顺向传导之前,可见到 CS 心肌延伸部分顺向激动的电位。
  - 具有特征性的逆向传导有 3 个分裂电位, 这种分裂电位可以在心脏的冠状静脉系统记录到。
    - **第一个电位**:在冠状静脉记录到,源自 CS 心肌扩展部分的逆向激动。
    - **第二个电位**:在近端 CS 顶部记录到,源自 CS 肌肉组织的偏左的激动。
      - 由于心肌纤维的走向,CS 心肌激动 LA 的位置是心中静脉开口左侧 2~4cm 的部位。
      - 其引发一个偏左的快速 LA 激动。
      - 因在逆向激动过程中传导速度减慢,偏右(间隔)的左心房激动是延迟的。

- **第三个电位**：在邻近心中静脉口记录到，源自邻近心中静脉口部位的较晚的LA激动。

○ 消融：
- ■ 理想的消融位置是在冠状静脉内，此位置应该可以记录到最大的、尖锐的、源自CS心肌扩展部位的单极电位。
- ■ CS心肌和左心房之间存在广泛连接。
  - 以10~15W开始消融，并逐渐增加到25~30W。
  - 如果血流缓慢限制了功率，可以应用盐水灌注导管。
  - 注意：当消融过程中阻抗升高(达最低值的3~5倍)时，尽快终止RF放电，以防止电极导管附着于冠状静脉上。
- ■ 当理想的静脉消融位置位于邻近的冠状动脉4~5mm以内的区域时，推荐采用冷冻消融，因为冷冻消融后发生冠状动脉狭窄的风险较低。
  - 可能需要多次冷冻消融。
- ■ 注意：可以观察到最多持续60min的一过性AP传导阻滞。

心外膜前间隔AP

○ 特征：
- ■ 心内膜记录到远场早期顺向心室激动和逆向心房激动。
- ■ 沿TVA的单极记录显示，在远场电位±微小远场AP电位的起始点开始≥20ms的局部激动(快速的下降支)。

○ 技术：
- ■ 在无冠窦内标测到锐利的单极AP电位。
  - 位于前间隔和前间隔旁TVA的对侧。
  - 在此位置消融通常可去除AP传导。
- ■ 注意：在无冠窦内消融导致AV阻滞的风险似乎较低。

右心耳和左心耳连接

○ 发生率<0.5%。

○ AP传导可由带状心肌的心外膜连接产生，该连接位于右心耳（RAA）或左心耳(LAA)和其下方的心室之间(位于心尖至TVA或MVA约1cm的位置)。

○ ECG：
- ■ 预激与前方或前外侧AP类似。

○ 标测：
- ■ 相对较长的心动过速VA间期(较长的心外膜走行过程)。
- ■ **最早逆向心房激动**
  - 沿着瓣环标测到远场电位起始点后30~40ms局部激动(非滤波的单极EGM快

速的下降支)。

- 沿着心房壁连续标测，紧贴心耳开口，在远场激动起始点后标测到较早的电位,但仍明显滞后。

■ **最早顺向心室激动**

- 在瓣环 1~3cm 心尖部标测到较早的电位,但也滞后于远场激动起始点。

■ 心耳内标测:

- 确定最早的心内膜激动，其通常位于距远场逆向心房/顺向心室激动起始点 10ms 处。

■ 注意:由于这些 AP 源自心耳和心室肌之间的直接连接,通常记录不到 AP 电位。

■ 应用 3D 标测技术有助于定位。

○ 消融:

■ 在心耳内消融(盐水灌注消融,限制功率在 15~25W)。

- 考虑 ICE 直接导管显像(以保证导管接触)。
- 接触性压力 RF 或冷冻消融可以成功消融。
- 需要对附着于心室的心耳进行节段性隔离。

■ 对于这些特殊的连接,采用心外膜入路的消融已被证实有效。

多旁路

○ 定义:沿着房室环的多条(通常是 2 条)AP 之间相隔 1~3cm。

○ 发生率为 3%~15%(右侧游离壁或后侧 AP 发生率可能较高)。

■ 更常见于 Ebstein 畸形或既往有逆向型 AVRT 病史的患者。

○ 标测:

■ 在心房起搏或 AF 时表现为超过 1 种形态的心室预激。

■ 在 RV 起搏或 AVRT 时表现为超过 1 种形态的心房激动。

■ 旁路-旁路的心动过速:

- 特别是在心动过速时 BBB 并不影响 TCL。

■ 心动过速折返环路的顺向和逆向支之间(>1cm)不匹配。

■ 顺向型 AVRT 与逆向型 AVRT 相互转换。

○ 消融:

■ 确认一条以上 AP 是必要的步骤,以避免首次消融失败。

■ 应该在重复电标测之前,在靶点位置充分消融。

■ 在消融过程中,必须密切观察体表 ECG 预激形态的变化,以避免多次、不完全消融。

■ 使用多极标测导管(CS 或 Halo 导管可用于右侧或左侧 AP)有助于辨认心内激动顺序的微小变化。

○ 消融的成功率：
 ■ 即刻成功率:86%~98%。
 ■ 复发率:8%~12%。

持续性交接处反复性心动过速(不典型慢性顺向型心动过速)

○ 缓慢传导的、隐匿的右后间隔 AP 引起持续的 SVT。
 ■ 顺向传导向下至 AVN 和希氏束。
 ■ 心房由缓慢传导的发自右后间隔的 AP 逆向激动。
○ 临床特征：
 ■ 常见于儿童和青少年。
 ■ 如果不能纠正,可能导致扩张型心肌病。
○ 心电图诊断：
 ■ 无休止的 SVT。
 ■ 心动过速始于窦性搏动。
 ■ 正常的 QRS 波宽度(基线时无预激)。
 ■ 在 ECG 下壁导联和 V_3~V_6 为负向的 P 波。
 ■ 长 RP 间期。

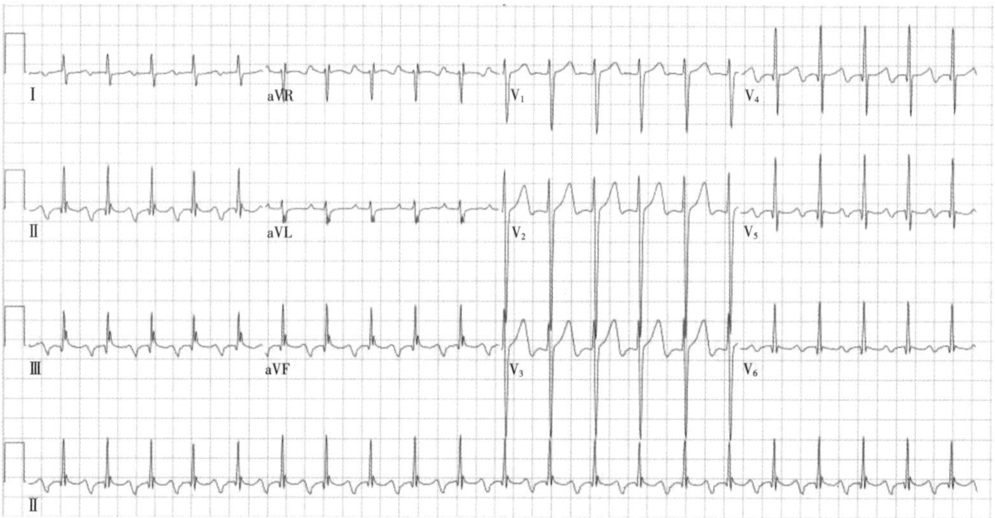

○ 标测：
 ■ 递减的、逆向的、唯一传导的右后间隔 AP。
 ■ 心房插入点通常邻近 CS 口。
 ■ 当希氏束不应时,在窦性心律下 PVC 开始(发作)。
 ■ 在拖带过程中,VA 间期因为 AP 的递减特性而延长。

- 在心动过速发作时，A 波可以随着希氏束同步的 PVC 提前。
  - AP 的递减特性也许会引起 A 波延迟。
- 在心动过速发作时，同侧 BBB 导致 VA 间期延长。

○ 消融：

- 最早心房激动的位置为消融靶点（参考 P 波的起始点或 CS 激动）。

○ 预后：

- AP 消融后 6 个月内，心肌病可逆转。

参考文献

○ Delacrétaz E. Supraventricular tachycardia. *N Engl J Med.* 2006;354:1039–1051. doi.org/10.1056/NEJMcp051145

○ Gonzalez-Torrecilla E, Almendral J, Arenal A, Atienza F, Atea LF, del Castillo S, et al. Combined evaluation of bedside clinical variables and the electrocardiogram for the differential diagnosis of paroxysmal atrioventricular reciprocating tachycardias in patients without preexcitation. *J Am Coll Cardiol.* 2009;53:2353–2358. doi.org/10.1016/j.jacc.2009.02.059

○ Veenhuyzen GD, Quinn FR, Wilton SB, Clegg R, Mitchell LB. Diagnostic pacing maneuvers for supraventricular tachycardia: Part 1. *Pacing Clin Electrophysiol.* 2011;34:767–782.
doi.org/10.1111/j.1540-8159.2011.03076.x

○ Knight BP, Ebinger M, Oral H, Kim MH, Sticherling C, Pelosi F, et al. Diagnostic value of tachycardia features and pacing maneuvers during paroxysmal supraventricular tachycardia. *J Am Coll Cardiol.* 2000;36:574–582.
doi.org/10.1016/s0735-1097(00)00770-1

○ Nakagawa H, Jackman WM. Catheter ablation of paroxysmal supraventricular tachycardia. *Circulation.* 2007;116:2465–2478.
doi.org/10.1161/CIRCULATIONAHA.106.655746

第 7 章

局灶性房性心动过速

局灶性房性心动过速的认识和处理

流行病学和临床特征

局灶性房性心动过速(FAT)可见于0.3%~0.4%的无症状患者和0.4%~0.5%的有症状患者。其特征表现如下:

- 阵发性心动过速。
- 持续性心动过速,伴有心悸、胸痛、疲乏、呼吸困难或耐力下降。
  - 如果快速心率持续存在,可以引发心力衰竭(心动过速诱发的心肌病)。
- 晕厥罕见,但是在快速的心动过速和1:1传导的情况下是可以发生的。
- “安静”的房性心动过速可能出现在无症状的患者,并由ECG、动态心电图,或植入性心脏装置发现。

解剖学和病理生理学(机制)

- 基本的机制是脉冲发自右心房[80%,界嵴、上腔静脉(SVC)、下腔静脉(IVC)]或左心房(20%,肺静脉、房间隔、二尖瓣环)的局部心房灶。
- 依据机制的亚型分类。
  - 异常自律性[如自律性异位房性心动过速(AEAT)]。
  - 触发性活动[如非自律性局灶性房性心动过速(NAFAT)]。
  - 局部(微小)折返。

病因学

- 肺疾病:慢性阻塞性肺疾病(COPD)和肺动脉高压,或慢性缺氧。
- 高肾上腺素能(高交感)状态:心肌缺血或心肌梗死。
- 代谢或电解质因素:低钾血症/低镁血症。

○ 药物：地高辛、茶碱类药物。
○ 心胸外科手术(特别是先天性心脏病)。

分类

○ **良性房性心动过速**
  ■ 阵发的、规则的、窄 QRS 波的心动过速，频率为 80~140 次/分。
○ **无休止的房性心动过速**
  ■ 持续性/永久性、规则的、窄 QRS 波的心动过速，频率为 100~160 次/分。
○ **伴有 AV 阻滞的局灶性房性心动过速**
  ■ 伴心室率变化的规则房性心动过速。
  ■ 常见于地高辛中毒，其原因可能是对窦房结(SN)和房室结(AVN)有副交感(抑制的)效应，而不是对起搏细胞的交感(刺激)效应(增强自律性)。
○ **多灶性房性心动过速**
  ■ 不规则的心动过速(100~250 次/分)，由多灶(>3 个)自发激动引起。
    • 自律性增强常见于急性疾病(典型的是肺脏疾病)。
  ■ 游走的心房起搏节律与多灶性房性心动过速相似，但其心率<100 次/分。
○ **交界性心动过速**
  ■ 由于源自 AVN 和希氏束交界部分自律性增强或触发活动引发的持续性/永久性心动过速。
  ■ 分类：
    • 局灶性交界性心动过速：心率为 110~250 次/分，通常由损伤、出血或炎症引起。
    • 非阵发性交界性心动过速：心率为 70~120 次/分，通常是明显病理状态的标志(如地高辛中毒、心肌缺血或心肌炎)。

12 导联 ECG(表 7.1)

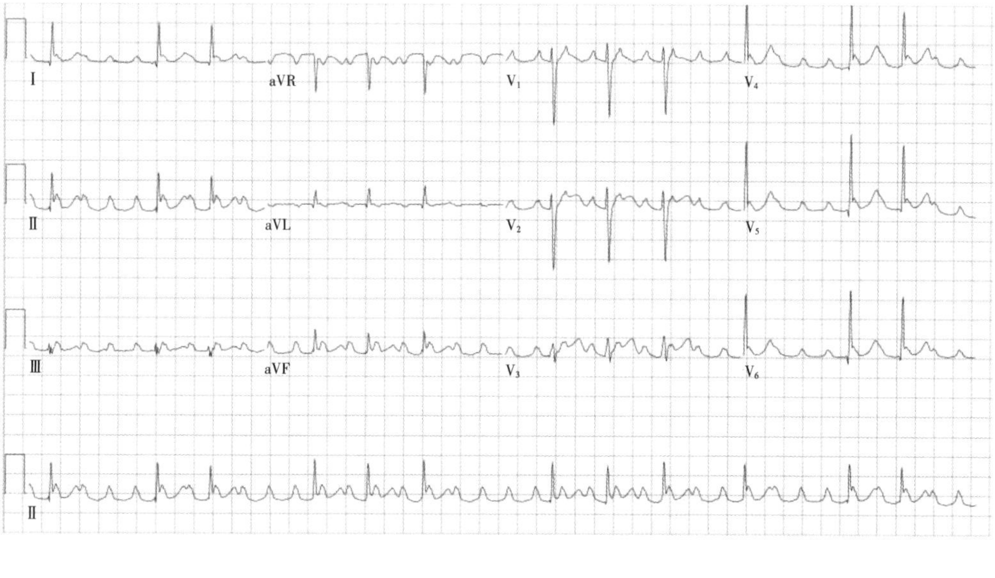

○ **心率**:心房率为 100~250 次/分。
○ **节律**:心室传导是变化的。
 ■ 规则(固定的心室传导):通常为 1:1、2:1、4:1。
  • 奇数传导比例(如 3:1)罕见。
 ■ 规则的不整齐节律(双水平 AV 阻滞,如 6:2)。
 ■ 绝对不整齐节律(变化的 AV 传导)。
  • 变化的 AV 阻滞可能与心房颤动不规则的心室律相混淆。
○ P **波**:异位的单一形态的 P'波与源自窦房结的 P 波不同。
 ■ FAT:在全部导联中,离散的 P 波被等电位线分开。
 ■ MAT:多种(>3 种)不同离散形态的不伴优势起搏的 P'波。

表 7.1 定位房性心动过速起源位置的 ECG 特征

	右心房 V_1:负性 P 波(特异性为 100%) aVL:正性或双相 P 波(特异性为 76%)	左心房 V_1:正性 P 波(特异性为 90%) aVL:负性 P 波(通常)
高位起源 Ⅱ、Ⅲ、aVF 正性	上腔静脉 • 类似肺性 P 波的大 P 波 界嵴 • P 波形态类似窦性 • aVR 导联负性 P 波(特异性为 93%)	上肺静脉 • Ⅱ导联 P 波振幅≥0.1mV(特异性为 74%) • 较正常窦性 P 波宽大(Ⅱ导联,特异性为 85%) 左侧肺静脉 • Ⅱ导联 P 波切迹(仅在异位兴奋点时出现,特异性为 95%) • Ⅲ导联和Ⅱ导联 P 波振幅比值≥0.8(特异性为 75%) • V_1 导联 P 波正相时限≥80ms(特异性为 73%) 右侧肺静脉 • aVL 导联正性 P 波(特异性为 100%) • Ⅰ导联 P 波振幅≥50mV(特异性为 99%)
低位起源 Ⅱ、Ⅲ、aVF 负性	下侧壁 • V_5~V_6 导联正性 P 波 下中 • V_5~V_6 导联负性 P 波 Koch 三角顶点或间隔侧 • 较窦性 P 波时限短	

○ PR **间期**:PR 间期等电位伴长 RP 间期(无心房激动期)。
○ QRS:除非有差异性传导或 BBB,为窄 QRS 波。
○ **发作/终止**:阵发性或非阵发性。
 ■ 发作时可以表现为频率加快("温醒"现象),终止时频率减慢("冷却"现象)。
○ **操作**:颈动脉窦按摩或应用腺苷通常会加重 AV 阻滞的程度或易于辨认 P 波。应用腺苷极少可以终止心动过速。

其他检查

- **实验室检查**
  - 研究基本的病因（见病因学）。
- **24 小时动态心电图**
  - 用于每周频繁发作的诊断。
- **事件记录器**
  - 用于每周至每月有发作的无症状发作的诊断。
- **超声心动图**
  - 评估心脏 LV 功能、排除结构性或先天性心脏病。
- **电生理检查（EPS）**
  - 见下文。

处理

急性期处理

- 心脏复律：
  - 有效性与机制相关。
  - 自主性 FAT 通常对心脏电复律无反应。
  - 选择：
    - DC 心脏复律（Ⅰ类指征）。
    - 腺苷、β-受体阻滞剂、ND-CCB（Ⅱa 类指征）。
    - 抗心律失常药（Ⅱa 类指征）：普鲁卡因胺、氟卡尼、普罗帕酮、胺碘酮和索他洛尔，目的是直接抑制心律失常灶。
- 心率控制：
  - β-受体阻滞剂、ND-CCB（Ⅰ类指征）。
  - 地高辛（Ⅱb 类指征）。

慢性期处理（表 7.2）

表 7.2　局灶性房性心动过速的处理

	反复，有症状	无休止性 SVT	非持续，无症状
无发作	–	–	–
BB/ND-CCBI	Ⅰ	–	–
丙吡胺	Ⅱa	–	–
氟卡尼/普罗帕酮	Ⅱa	–	–
索他洛尔/胺碘酮	Ⅱa	–	–
消融	Ⅰ	Ⅰ	Ⅲ

Ⅰ，推荐；Ⅱa，可考虑；Ⅲ，不推荐；BB，β-受体阻滞剂；ND-CCB，非二氢吡啶类钙通道阻滞剂。

- ○ 非药物治疗：
  - ■ 病因治疗。
- ○ 药物治疗：
  - ■ β-受体阻滞剂、ND-CCB、氟卡尼、普罗帕酮、索他洛尔或胺碘酮。
- ○ 侵入(介入)性治疗：
  - ■ 对大多数反复发作性房性心动过速推荐行导管消融。

电生理检查

顺向传导

- ○ 通常表现正常的 AVN 递减传导。

逆向传导

- ○ 如果存在，应该是递减的和向心性的。

心动过速的诱发

- ○ 应用或不应用异丙肾上腺素的情况下，给予程序电刺激(心房期外刺激或短阵心房起搏)。
  - ■ 心动过速几乎从来不能被心室起搏诱发。
- ○ 诱发或未诱发非临床的心律失常是 EPS 没有结果的常见原因。

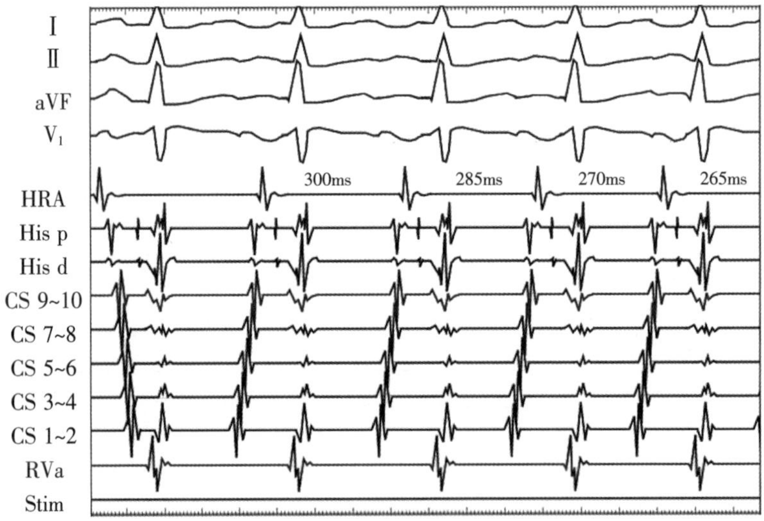

心律失常发作前有心房期前收缩(P 波形态和心房激动变化)。此后，诱发房性心动过速(AT)。注意，在心律失常开始后，心动过速的频率逐渐加快。

心动过速时的观察

- AV 比例通常是 1:1 或≥2:1。
  - 在 AV 传导阻滞中不间断的心动过速通常是 AT 的典型表现（因为 AVN 并不是心动过速折返环路的关键部分）。
  - A:V≥2:1 可排除 AVRT,AVNRT 也罕有发生。
- AA 间期的变化先于 HH 和 VV 间期的变化,因为 AVN 不是心动过速折返环路的关键部分。
- VA 间期是变化的。
- BBB 并不影响心动过速的周长或 VA 间期。
- 心动过速 CL 的变化：
  - [(最长 CL–最短 CL)/平均 TCL],超过 1min。
    - 变化>15%：提示局灶起源。
    - 变化<15%：提示大折返或局灶起源。
- CS 的激动顺序(表 7.3)。

表 7.3　CS 的激动顺序

		左心房	
	右心房	FAT	MRAT
近端到远端	FAT：任何情况	PV 心动过速(右上肺静脉或右下肺静脉)	二尖瓣环逆时针方向
	MRAT：任何情况	FAT：房间隔或左心房右侧	右侧顶部依赖性
		伴原先二尖瓣峡部线的 FAT	
远端到近端	–	PV 心动过速(左上肺静脉或左下肺静脉)	二尖瓣环顺时针方向
		FAT(左心房左侧)	左心房顶部依赖性
同时激动	–	FAT(顶部或后壁)	顶部依赖性

FAT,局灶性房性心动过速；MRAT,大折返房性心动过速；PV,肺静脉。

心动过速时的操作

- 心室超速起搏：
  - 该操作用于鉴别 AT 与房室结折返性心动过速(AVNRT 或 AVRT)。
  - 不应拖带心动过速。
  - 逆向激动顺序与心动过速不同。
  - VA 分离并不终止心动过速。

- 起搏终止时的反应：
  - 返回的 CL 不同于基线 VA 间期(联律间期变化)。
  - 起搏后的激动顺序是 VAAV 或 AAHV。

拖带后的 VAAV(AAHV)反应

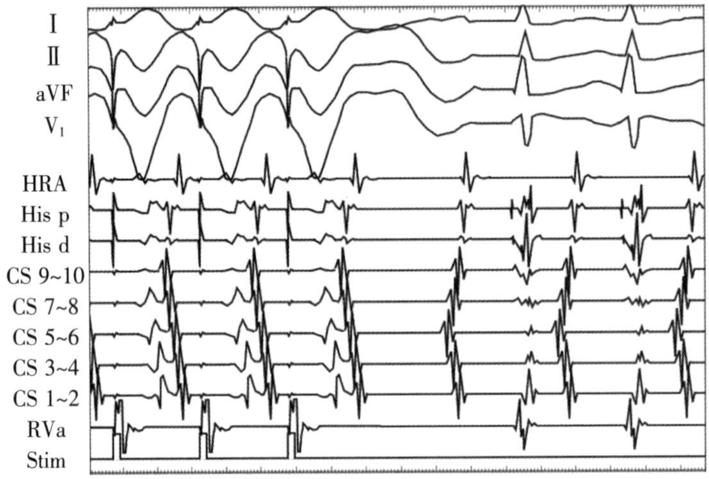

房性心动过速时的心室起搏拖带导致 1:1 VA 传导。心室起搏停止后，EGM 的激动顺序是心房-心房-心室(AAV)。

拖带后无 VA 耦联

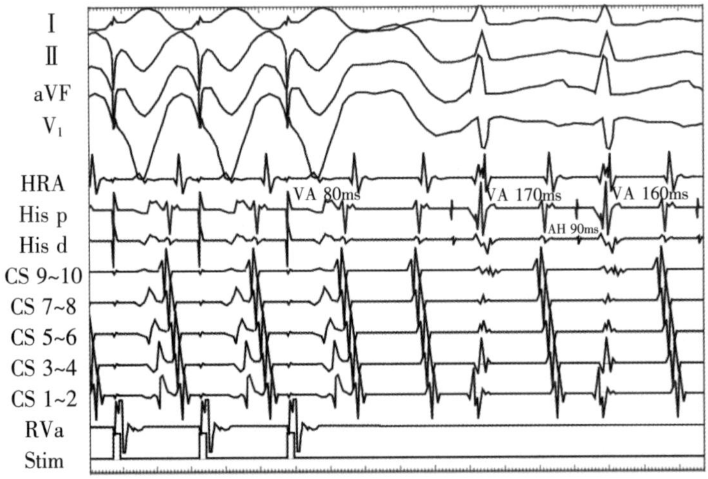

间隔房性心动过速经 RV 起搏的拖带。第一次起搏后心室起搏的 VA 间期>10ms，与心动过速的 VA 间期不同，表明无 VA 耦联。注意：尽管 VA 间期有变化，但是 AH 和 HV 间期是稳定的。

○ 经心房超速起搏的拖带：
- ■ 用于鉴别 AT 与房室结折返性心动过速(AVNRT 或 AVRT)。
- ■ 起搏终止心动过速：
  - • 第一次返回搏动的 VA 间期是变化的(较心动过速时的 VA 间期>10ms)。
  - • 起搏后顺序：AHHA 或 AHV。

交界性异位心动过速(JET)的拖带

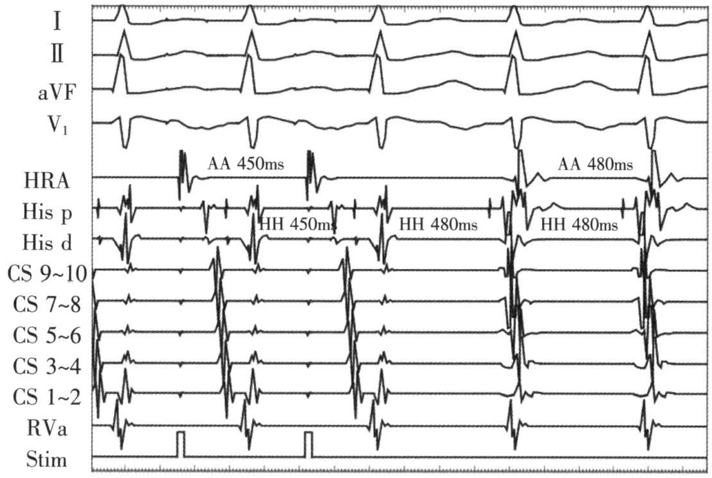

经 HRA，以 450ms 起搏拖带(TCL=480ms)。起搏后可见 AHHA 反应。

窦性心律时的操作

○ 以 TCL 行心房起搏：
- ■ 解释：起搏时的 AH 间期与心动过速时的 AH 间期差值<10ms。

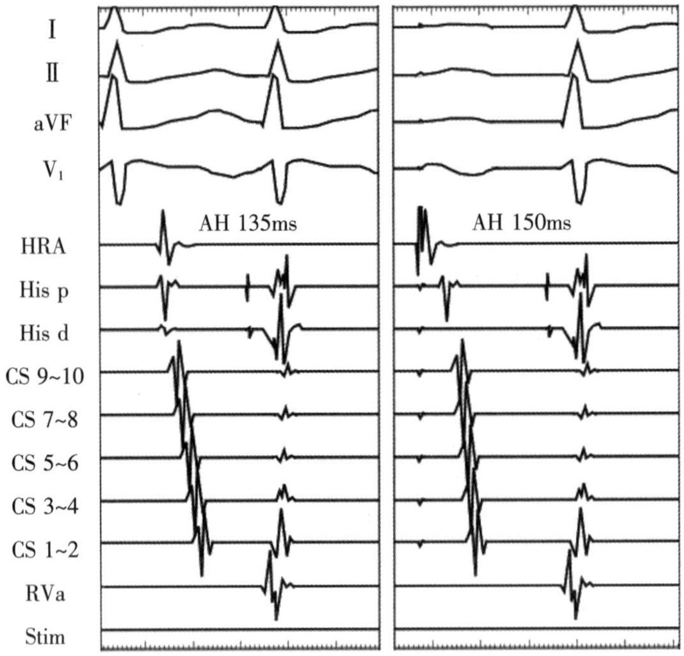

房性心动过速(左图)和以 TCL HRA 起搏(右图)时 AH 间期的比较。心动过速时(左图)的 AH 间期为 135ms,心房起搏中(右图)的 AH 间期为 150ms,△AH 为 15ms。

房性心动过速的导管消融

适应证

- 用于有症状、反复发作且药物治疗效果不佳的房性快速性心律失常(AT)治疗。

预期成功率

- 即刻成功率为 85%。
  - 无诱发或诱发非临床心律失常是治疗失败的常见原因。
- 复发率为 8%。

预期并发症

- 与所有侵入性消融过程相似。
- 具体的风险取决于心动过速的具体位置。
  - 左心房起源的 AT 消融的卒中风险较高。
  - 结周起源的 AT 消融的 AV 阻滞风险较高。

患者准备

- 术前停用所有抗心律失常药物(AAD)3~5 个半衰期。
- 首选清醒镇静(优于全身麻醉),以免不能诱发心律失常。

器械

- 3D 标测系统。
- 盐水灌注 RF 导管±鞘管(增加导管稳定性,便于导管定位)。
- CS 多极导管电极。
- 考虑应用 4 极导管电极:HRA、RVa 和希氏束。

标测

- 激动标测:
  - 由固定点离心方向扩布:FAT。
    - 一旦定位到“热点”,应保证集中在有单一起源的离心性扩布的(消融)点。
    - 注意:如果热点位于间隔或非离散,可考虑从心房对侧(Bachman 束、中间隔、CS)切入。
  - “首尾相接”的全范围周长:折返。
    - 注意:位于完整消融线附近,或与心房延迟相关的局灶性 AT,可致激动在心房周围散布,类似于在大折返中观察到的激动。拖带/重整可用于鉴别大折返和 FAT。
- 超速起搏/拖带标测:
  - 评估:
    - 以低于 TCL 10ms、20ms 和 30ms 的周长起搏单一心房位置。
  - 解释:
    - 不一致的 PPI(PPI 变化>30ms):FAT。
    - 一致的 PPI(PPI 变化<10ms):折返(微折返或大折返)。
    - PPI=TCL 的隐匿性拖带:在折返环路上的反应。
      - 伴有融合的拖带,且 PPI>TCL:折返环路外的反应。
      - 伴 PPI>TCL 的隐匿性拖带:旁观者(非有效)定位。
  - 在 2~3 个远端位置重复起搏。
    - 如果在折返环路内起搏,PPI 应该保持≤20ms。
- 特殊情况:
  - 顺序激发的多个不稳定的局灶性 AT。
    - 最频繁的 AT 消融通常引起心房的组构,可行其他 AT 的标测和消融。

消融靶点

- ○ 激动顺序提前，体表 ECG 的 P 波起点>30ms，且伴有离心性扩展。
- ○ FAT：单极记录通常显示锐利负向 QS 偏折波±舒张期电位。
- ○ 微折返：碎裂的低电压 EGM 占据表面 2cm 直径以内的整个 AT 周长。

HRA 房性心动过速的激动顺序标测

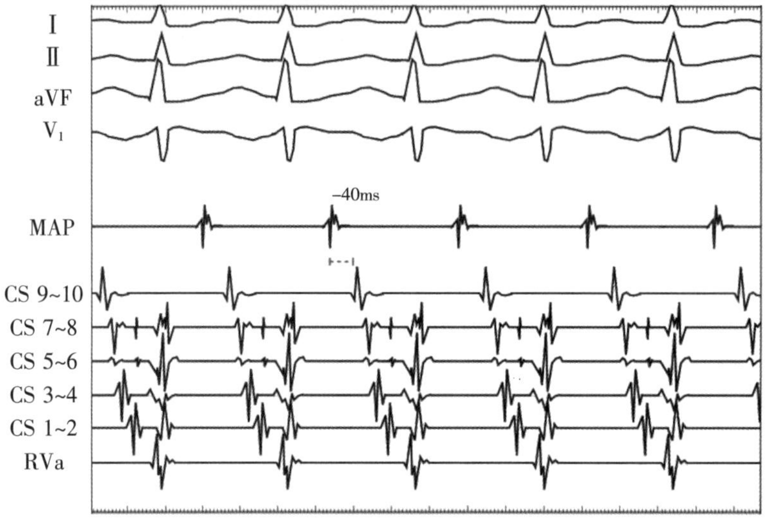

理想的消融靶点位置显示局部的心房 EGM，其提前于参考电极(HRA)40ms。

RF 消融放电

- ○ 非盐水灌注：40~60W(温度设为 60°C)，每个消融点 45~60s。
- ○ 盐水灌注：25~35W，每个消融点 45~60s。

消融成功的决定因素

- ○ RF 过程中心动过速终止：
  - ■ 在心动过速终止前可短暂加速(自律性)。
    - • 不伴有心动过速终止的加速提示消融点接近局灶点。
  - ■ 终止前心动过速频率减慢(特别是微折返房性心动过速)。
- ○ 可诱发的心动过速消除(静息状态下或异丙肾上腺素刺激下)预示长期成功。

特殊房性心动过速基质的消融

PV 心动过速

- PV 心动过速是一种孤立的 AT,可见于心脏正常的年轻患者。
- 激动标测定位的心动过速起自 PV 口内。
- 在前庭或口部(例如,在肺静脉外)进行消融,应采用标准的肺静脉隔离(PVI,见第 9章)。

结周 AT

- 需要与典型和不典型的 AVNRT 相鉴别。
- 3D 标测有助于描绘正常传导系统。
- 如果行消融:
  - 推荐行冷冻消融,其可以更安全地接近正常传导系统。
  - 否则,采用能量滴定的 RF(10W→15W→20W→25W)消融,直到心动过速被抑制。
    - 密切关注交界性心律。如果出现则,应中止消融。

参考文献

- Roberts-Thomson KC, Kistler PM, Kalman JM. Focal atrial tachycardia I: Clinical features, diagnosis, mechanisms, and anatomic location. *Pacing Clin Electrophysiol.* 2006;29:643–652.
  doi.org/10.1111/j.1540-8159.2006.00413.x
- Roberts-Thomson KC, Kistler PM, Kalman JM. Focal atrial tachycardia II: Management. *Pacing Clin Electrophysiol.* 2006;29:769–778.
  doi.org/10.1111/j.1540-8159.2006.00433.x
- Rosso R, Kistler PM. Focal atrial tachycardia. *Heart.* 2010;96:181–185.
  dx.doi.org/10.1136/hrt.2008.143552
- Chen SA, Chiang CE, Yang CY, Cheng CC, Wu TJ, Wang SP, et al. Sustained atrial tachycardia in adult patients. Electrophysiological characteristics, pharmacological response, possible mechanisms, and effects of radiofrequency ablation. *Circulation.* 1994;90;1262–1278.
  doi.org/10.1161/01.cir.90.3.1262
- Kistler PM, Roberts-Thomson KC, Haqqani HM, Fynn SP, Singarayar S, Vohra JK, et al. P-wave morphology in focal atrial tachycardia: Development of an algorithm to predict the anatomic site of origin. *J Am Coll Cardiol.* 2006;48:1010–1017.
  doi.org/10.1016/j.jacc.2006.03.058
- Miyazaki H, Stevenson WG, Stephenson K, Soejima K, Epstein LM. Entrainment mapping for rapid distinction of left and right atrial tachycardias. *Heart Rhythm.* 2006;3:516–523.
  doi.org/10.1016/j.hrthm.2006.01.014

第 8 章

心房扑动和大折返性房性心动过速

心房扑动(AFL)

概述

- 由心房大折返环造成的规则的窄 QRS 波心动过速。
  - 由于激动环绕着一个大的中心解剖结构(瓣膜、筋脉、瘢痕)或功能障碍区。
    - 无单一起源点。
    - 可不经过整个周长记录到激动。

流行病学和临床特征

- 阵发性或持续性心动过速,伴有心悸、胸痛、疲劳、呼吸困难或活动不耐受。
  - 注意:如果持续表现为快速心率,可能引发心力衰竭(心动过速诱发的心肌病)。
- 晕厥罕见,但在 1:1 房室传导时可以发生。
- “静息”型房性心动过速:无症状患者通过心电图、动态心动图或植入电子装置发现。

大折返房性心动过速(MRAT)的分类

三尖瓣峡部依赖性 MRAT

- 大折返环路局限于右心房(左心房被动激动)。
  - 环绕三尖瓣(TV),后边界为上腔静脉(SVC)、下腔静脉(IVC)和界嵴。
- 进一步细分如下:
  - **典型** AFL:逆时针方向激动。
  - **非典型** AFL:顺时针方向激动。
  - **双波折返**:典型通路中存在双波峰。
    - 通常不稳定、自行停止或转为心房颤动(AF)。
  - **低环路折返**:MRAT 环绕下腔静脉,高位折返点位于 RA 后侧,并经过界嵴的传导裂隙。

非三尖瓣峡部依赖性 MRAT

- ○ **右心房** MRAT
  - ■ **高环路折返**:MRAT 环绕 SVC,低位折返点位于界嵴的传导裂隙。
    - • 逆时针:向下的激动沿着游离壁向前至界嵴。
    - • 顺时针:向上的激动沿着游离壁向前至界嵴。
  - ■ **右心房游离壁扑动**:MRAT 环绕前游离壁的低电压区。
  - ■ **右心房"8 字形"折返**
    - • 1 型:高位和低位的折返环路共用界嵴传导裂隙的通路。两个分开的障碍区是 SVC 与上界嵴的结合处和 IVC 与下界嵴的结合处。
    - • 2 型:高位和游离壁折返环路共用界嵴和低电压的通路。两个分开的障碍区是 SVC 与上界嵴的结合处和部分低电压区。
- ○ **左心房** MRAT
  - ■ **二尖瓣环扑动**:MRAT 环绕二尖瓣环;二尖瓣环和左下肺静脉(LIPV)之间的峡部。
  - ■ **静脉环扑动**:MRAT 环绕同侧肺静脉(PV),经过上肺静脉之间的裂隙。
  - ■ **小折返环**:MRAT 局限于<3cm 区域,通常跨越消融线的两个裂隙(例如,肺静脉隔离环路)。
  - ■ CS **大折返**:MRAT 累及 CS 肌肉组织和房间隔。
- ○ "**病灶相关的** MRAT"(**瘢痕相关的** AFL)
  - ■ 心脏外科手术后:右心房切开术、缝合部位或外科补片。
  - ■ 外科迷宫术后或经皮导管消融术后。

12 导联 ECG

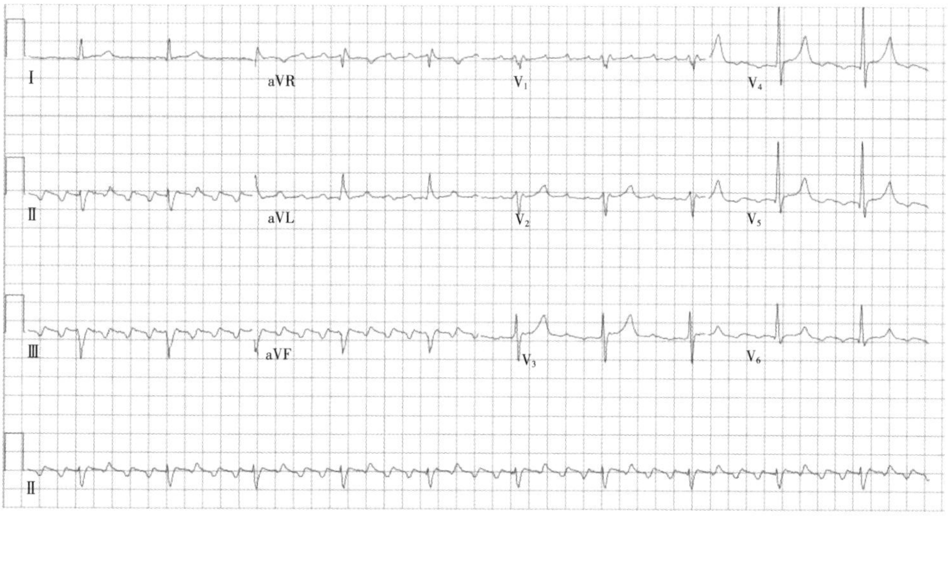

- **心率**:心房率为250~350次/分。
  - 注意:应用Ⅰa、Ⅰc、Ⅲ类抗心律失常药物后,心率可以减慢。
- **节律**:心室传导是变化的。
  - 规则:通常是1:1、2:1或4:1的AV传导。
    - 奇数传导(例如,3:1)罕见。
  - 规则的不整齐节律:双水平AV阻滞,如6:2。
  - 绝对不规则的节律:变化的AV传导可能与AF相混淆。
- **心房扑动波**
  - 形态取决于折返环路的位置。
    - 典型:沿三尖瓣环的逆时针方向激动。
      - 在下壁导联和V_6导联的负向F波,V_1~V_5的正向F波。
    - 非典型:沿三尖瓣环的顺时针方向激动。
      - 在下壁导联和V_6导联的正向F波,V_1~V_5的负向F波。
- PR间期:无等电位线。
- QRS波:窄QRS波,除非合并室内差异性传导或BBB。
- 发作/终止可以是阵发或非阵发的。
- 操作:颈动脉窦按摩或应用腺苷可增加AV阻滞的程度,并易于识别心房扑动波。

其他检查

- **实验室检查**
  - 探查潜在的病因(见病因学)。
- **24小时动态心电图**
  - 用于诊断每周发作的患者。
- **事件记录仪**
  - 用于诊断数周至数月发作的有症状患者。
- **超声心动图**
  - 评估LV功能,以排除结构性或先天性心脏病。
  - 电生理检查(EPS):见下文。

处理

急性期处理(表 8.1)

表 8.1 AFL 或 NRAT 的处理

	不耐受	稳定–转复	稳定–心率控制
BB/ND–CCB	Ⅱa	–	Ⅰ
地高辛	Ⅱb	–	Ⅱb
伊布利特	–	Ⅱa(成功率为 38%~76%)	–
胺碘酮	Ⅱb	Ⅱb	Ⅱb
Ⅰc 类:氟卡尼、普鲁卡因胺	–	Ⅱb(成功率<40%)	–
Ⅰa 类:普罗帕酮			
Ⅲ类:索他洛尔			
心脏直流电复律	Ⅰ	Ⅰ(成功率>95%)	–
起搏(心房/经食管)	–	Ⅰ(成功率为 80%)	–

Ⅰ,推荐;Ⅱa,可以考虑;Ⅱb,可替代;Ⅲ,不推荐。BB,β–受体阻滞剂;ND–CCB,非二氢吡啶类钙通道阻滞剂。

- 心率控制:
  - 难以实现。
  - 推荐使用 β–受体阻滞剂或非二氢吡啶类钙通道阻滞剂(ND–CCB)。
  - 地高辛或胺碘酮是二线选择。
- 心脏复律:
  - ***药物复律***:伊布利特、普鲁卡因胺、索他洛尔、胺碘酮、奎尼丁。
    - 在应用Ⅰ类 AAD(普鲁卡因胺、普罗帕酮、氟卡尼)之前,应该使用 β–受体阻滞剂或 ND–CCB(地尔硫䓬或维拉帕米),因为这些药物可以潜在地减慢心房率,引起跨过房室结(AVN)的快速传导(例如,心室率的反常性加快)。
  - ***电复律***:在直流电复律时应用低能量(30~50J)导致折返环路终止,引起不应期。
  - ***超速起搏***:经心房或食管电极行心房起搏,起搏心率超过心房扑动率时可以终止环路激动。

慢性期处理(表 8.2)

- 抗凝治疗:
  - 见第 9 章。
- 药物治疗:
  - 心率控制:β–受体阻滞剂、维拉帕米/地尔硫䓬、地高辛。
  - 节律控制:相比其他 AAD,推荐应用多非利特。

表 8.2 AFL 或 MRAT 的慢性期处理

	首次发作	复发	难以控制	药物治疗后	非峡部依赖用药失败
单纯心脏电复律	Ⅰ	–	–	–	
多非利特	–	Ⅱa (年成功率>70%)	–	–	
抗心律失常药物(Ⅲ类、Ⅰc类、Ⅰa类)	–	Ⅱb (年成功率>50%)	–	–	
导管消融	Ⅱa	Ⅰ	Ⅰ	Ⅰ	Ⅱa

Ⅰ,推荐;Ⅱa,可考虑;Ⅱb,可替代;Ⅲ,不推荐。

- 侵入性(介入)治疗:
  - 经导管消融:推荐应用 AAD。

大折返性房性心动过速的消融

适应证

- 有症状的、反复发作的、药物治疗效果不佳的 AFL 或 MRAT。

预期成功率

- **三尖瓣峡部依赖性心房扑动**:即刻成功率>95%,再次消融率为 5%~10%。
  - 15%~30%的患者在 AFL 消融后继续发生 AF(未进行 CTI 的 AFL>50%)。
- **非 CTI 依赖性心房扑动**:长期成功率为 50%~88%。
- **合并存在 AF 和 AFL**:无心律失常的生存取决于患者主导心律的情况。
  - 主要是 AFL:60%的患者无 AF 和 AFL。
  - 主要是 AF:25%~30%的患者无 AF 和 AFL。

预期并发症

- 与所有侵入性消融操作相似。
- 发生 AV 阻滞的风险<0.5%(特别注意靠近间隔的消融部位,会损伤房室结动脉)。

患者准备

- 在术前停用所有的抗心律失常药物 3~5 个半衰期。
- 如果持续心房扑动超过 48h 或持续时间未知。
  - 术前抗凝治疗 3 周或行经食管超声心动图(TEE)以排除 LAA 血栓。

- 在不间断口服抗凝药物的情况下考虑行消融术。

器械

- 将多极导管电极置于 CS。
- 消融导管:D 弯(中号/蓝色)或 F 弯(大号/橘色)±RAMP/SR0/可调弯鞘管。
  - 推荐应用盐水灌注 RF 或非盐水灌注 RF(8mm),应用 8mm 冷冻消融导管也是合理的。
- 考虑以下问题:
  - 在 RV 或希氏束使用 4 极导管电极。
  - 沿 RA 侧缘将Halo 导管(或 10 极导管±RAMP 鞘)置于欧氏嵴(ER)前方。
    - 如果在 ER 后方:近端 CS 起搏时,心房呈逆时针方向激动,即使在 CTI 内传导连续由内侧向外侧传导(沿 CTI 假阻滞)。
    - 如果在 ER 上:当出现阻滞时(跨越 CTI 假传导),双电位/碎裂电位显示了跨越峡部的慢传导。
  - 3D 标测系统。

MRAT 标测

心动过速的诱发

- 心房短阵起搏或期外刺激±异丙肾上腺素。

心动过速时的观察

- CS 激动:
  - 近端到远端。
    - 右心房 MRAT。
    - 左心房 MRAT:沿二尖瓣周逆时针方向心房扑动,右侧(心房)顶部扑动。
  - 远端至近端:
    - 左心房 MRAT:沿二尖瓣周顺时针方向心房扑动,左侧(心房)顶部扑动。
  - 同时激动:
    - 顶部依赖的左心房 MRAT。

激动标测

- 激动标测能够显示整个心动过速折返环路。
  - 无单一起源点。
  - 可以在整个 CL 中记录到激动。
    - 如果记录到<50%的 TCL,应考虑有其他机制。

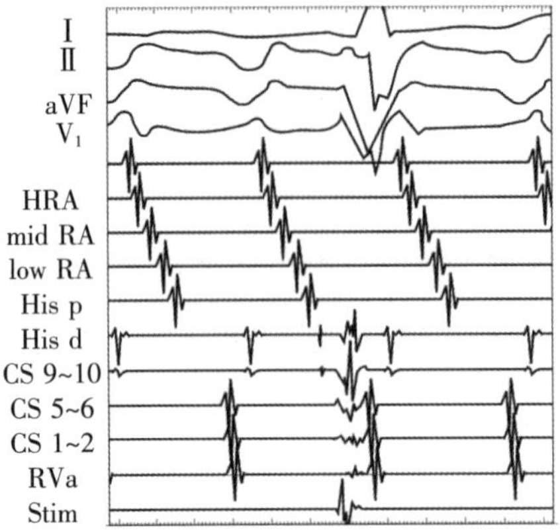

典型(逆时针方向激动)AFL：
pCS→希氏束→高位 RA→低位 RA

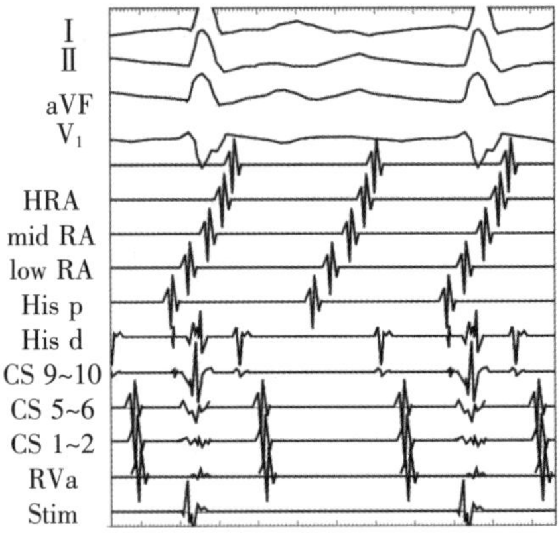

非典型(顺时针方向)AFL：
pCS→低位 RA→高位 RA→希氏束

心动过速时的操作(表 8.3)

- ○ 心房超速起搏的心房拖带：
  - ■ 一致性 PPI(PPI 变化<10%)提示折返机制(大折返或微折返)。
- ○ 由≥3 个心腔节点(较 TCL 短 30ms)的心房拖带(例如,CTI 依赖性心房扑动相关的三尖瓣峡部、右心房侧壁、室间隔)。
  - ■ PPI-TCL≤20ms 的隐匿性拖带：位于折返环。
  - ■ PPI-TCL>20ms 的隐匿性拖带：位于旁观者位置。
  - ■ PPI-TCL>20ms 和伴融合波的拖带：位于折返环外。

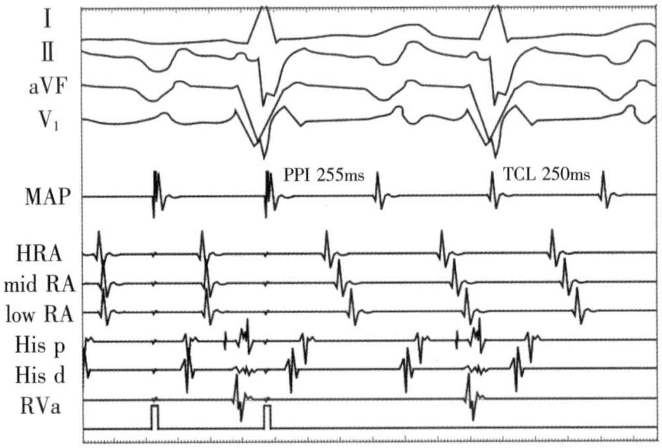

置于三尖瓣峡部起搏导管的起搏拖带。起搏终止时,起搏后间期(PPI)为 255ms。TCL 为 250ms,PPI-TCL=5ms,提示三尖瓣峡部位于心动过速折返环路上。

表8.3 局灶性和大折返性房性心动过速(MRAT)的标测

右心房心动过速	体表ECG	CS激动	心房激动	激动标测	拖带
CTI依赖性 ● 逆时针方向 ● 顺时针方向	V_1正向P波 锯齿状向下 V_1负向/双向P波 锯齿状向下	P→D Desc:间隔	Asc:间隔 Desc:侧壁 Asc:侧壁	整个CL 围绕TV	隐匿性融合 来自TV 来自dCS的长PPI
高位折返环	正向P波 向下	P→D	下降	整个CL 围绕SVC	来自dCS的长PPI 和TV
低位折返环	负向P波 向下	P→D	上升	整个CL 围绕IVC	隐匿性融合 来自TV
切口后	变化的	P→D	变化的	整个CL 围绕瘢痕	来自dCS的长PPI 隐匿性融合
局灶性AT	变化的(见上文)等电位线	P→D	变化的	从最早激动位置离心性扩展	围绕切口 变化的PPI(自主) 一致性PPI(微折返)
左心房心动过速					
PV心动过速	V_1~V_6正向P波	平坦(通常) P→D(R PV) D→P(L PV)	下降	从PV或前庭离心性扩展	变化的PPI
局灶性AT	变化的等电位线基线	变化的	变化的	由最早激动点的位置离心性扩展	变化的PPI 一致性PPI(微折返)
二尖瓣周 ● 顺时针方向	负向P波 V_1 锯齿状向下	D→P	上升	整个CL 围绕MV	隐匿性融合 起自MV pCS和dCS上短PPI
● 逆时针方向	正向P波 V_1 锯齿状向下	P→D	上升		顶部和RA上长PPI
顶部依赖性	离散的P波	平坦:40% P→D(右) D→P(左)	Asc:前向 Desc:后向(或对侧)	整个CL 包括顶部和部分PV	起自左房顶和pCS/dCS 隐匿性融合 来自RA的短PPI

Asc,上升;D,远端;dCS,远端冠状静脉窦;P,近端;Desc,下降;pCS,近端冠状静脉窦。

消融靶点

由解剖标志定位的假定峡部线性消融。

- 右心房 MRAT：
  - 三尖瓣峡部 CTI 依赖性心房扑动(典型或非典型)。
    - 消融 IVC 至三尖瓣环的交汇处(见下文)。
  - 低位折返环：
    - 消融三尖瓣峡部。
  - 高位折返环：
    - 消融界嵴传导裂隙。
  - 右心房游离壁扑动：
    - 消融 IVC 和三尖瓣环之间的通道和中央障碍区(如心房切口瘢痕区或裂隙)。
  - 右心房“8 字形”折返：
    - 1 型(高位和低位折返环)：消融界嵴的裂隙。
    - 2 型(高位和游离壁折返环)：界嵴和低电压区之间的裂隙。
- 左心房 MRAT：
  - 顶部依赖性心房扑动：
    - 在心房前中部沿左上肺静脉(LSPV)至右上肺静脉(RSPV)消融(见第 9 章)。
  - 二尖瓣周心房扑动：
    - 从左下肺静脉(LIPV)至二尖瓣环(侧壁或二尖瓣峡部线，见第 9 章)。
      - 可能需要消融远端 CS，以完成间隔线阻滞。
    - 或者行右下肺静脉(RIPV)至二尖瓣环(间隔线)消融。

RF 消融放电

- **非盐水灌注消融**：25~50W(温度限制在 60℃)，每处消融 45~60s。
- **盐水灌注消融**：25~35W，每处消融点 45~60s。
  - 二尖瓣峡部消融：邻近 PV 下部，30~35W；邻近二尖瓣的区域最高可至 40W。
  - 顶部消融：如果导管电极的头端是垂直的(近乎完全贴靠)，30W；如果导管电极的头端是平行的，25W(有爆裂风险)。
  - CS 消融：15~20W。

消融成功的决定因素

- 消融时减慢和终止心动过速。

○ 沿消融线广泛分离双电位。
○ 跨消融线的双向阻滞(见下文)。

高级技术

○ 两个同步的大折返环路之间的融合(例如,环二尖瓣和顶部依赖性环路)。
  ■ 当激动符合二尖瓣环(激动跨过二尖瓣环全部 AT CL)和顶部依赖性 AT(激动跨过右侧或左侧 PV 的全部 CL,伴随前壁或后壁的向下激动)时,需怀疑激动是相容的。
    • 二尖瓣环周围和靠近 LA 顶部的前壁或后壁,PPI-TCL<20ms。
  ■ 处理:消融一个环路引起激动移行到另一个环路。
○ 在消融线上表现为双裂隙。
  ■ 尽管激动顺序相同,可见两个交替的 CL。
  ■ 处理:消融两个裂隙可达到完全电阻滞。

二尖瓣峡部大折返性房性心动过速(MRAT)的消融

解剖学

○ 三尖瓣峡部下方:
  ■ 低位 RA 区域后部以下腔静脉口部为界,前部以三尖瓣环为界。
    • 包括肌小梁、膜性结构和前庭成分。
    • 其长度为数毫米至数厘米。
    • 其中央部分最薄,侧部(由于存在梳状肌)较厚。
    • 与间隔部相比,其下侧壁较宽(约 6mm)。
  ■ 欧氏瓣或欧氏嵴(ER):
    • 欧氏瓣:将 IVC 和 RA 分开。
    • 欧氏嵴:肌性嵴,由 CS 口扩展至卵圆窝。
    • 将下方的峡部分成两部分。
      ▫ 欧氏嵴下方,位于 TV 和 ER 之间。
      ▫ 欧氏嵴后方,由 ER 的顶端向下至 IVC。
○ 间隔峡部:
  ■ 后部以 CS 为界,前部以 TV 为界。

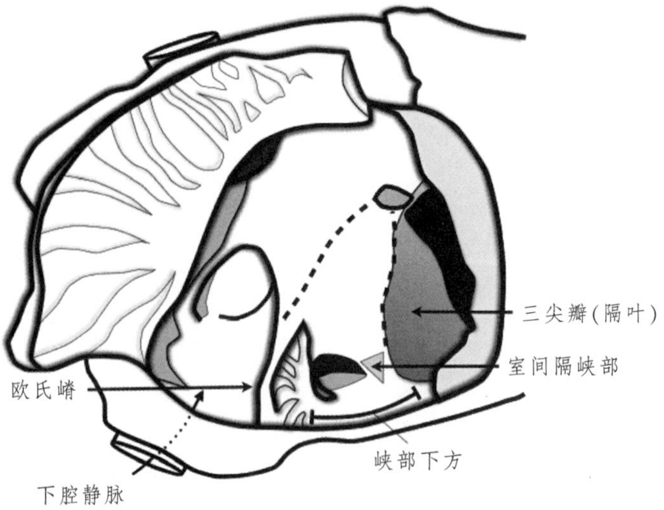

消融靶点

- ○ 操作开始时,先推送消融导管电极跨过 TV。
- ○ 消融导管指向心房顶部并后撤,直到双极电位显示明显的 V 波和小 A 波(远端位置)。
  - ■ 在窦性心律时,理想的导管方向是 6 点钟方向,LAO 角为 45°。
    - • 前侧位(超过 7 点钟方向)比较困难,因为峡部心肌更宽、更长、更厚。
    - • 间隔处(超过 5 点钟方向)消融有导致 AV 阻滞的危险(AV 动脉损伤)和心肌梗死(心中静脉的意外消融)。
  - ■ 在逆时针心房扑动时,理想的消融方向是局部激动位于体表 ECG 平台中部(位于缓慢传导区内)。
- ○ RF 时间为 45~60s,直至心房(A 波)EGM 消失。
- ○ 消融导管随后可以稍稍后撤并指向 IVC,直到可见新的 EGM,再行消融治疗。
  - ■ 逐渐后撤消融导管,以记录到明显的心房(A)EGM 和心室(V)EGM 消失,一旦到达 IVC,局部 EGM 消失。

近端位置 A:V EGM 比例大	远端位置 A:V EGM 比例小

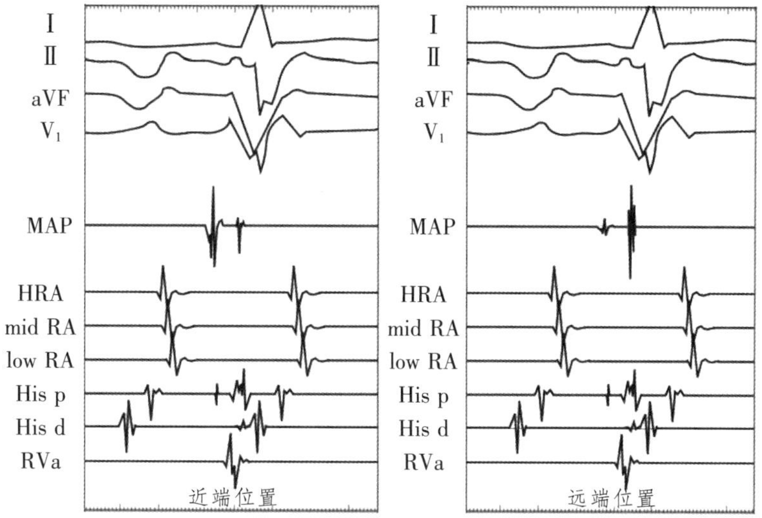

RF 消融放电

○ 非盐水灌注(8mm 头端):40~60W(温度限制在 60℃),每个点消融 45~60s。

○ 盐水灌注:25~30W,每个点消融 45~60s。

消融成功的决定因素

○ RF 时心动过速减慢和终止。

○ 宽分离的双电位:

■ 峡部阻滞以记录到宽分离的双电位 EGM 为特征,沿整个消融线被等电位线分开(双电位分离>90ms)。

• 较早的激动代表消融线同侧的激动。

• 较晚的激动代表心房周围至消融线对侧的激动。

○ 双向传导阻滞:

■ 相比心律失常不能诱发,长期成功率更高(复发率<10%比复发率>30%)。

■ 在邻近消融线侧方的部位行起搏评估 (经 Halo 或消融导管起搏 RA 下侧壁),注意希氏束导管和近端 CS 导管的激动顺序。

• 在传导阻滞前,可见双向激动。该双向激动从 RA 下侧壁至近端 CS 和希氏束,并在间隔汇合。

□ 起搏刺激至近端 CS 的传导时间应<100ms。

• 在出现传导阻滞后,激动应为顺时针方向,由低侧位 RA 至希氏束,再扩展至近端 CS。

- 可见从基线至近端 CS 的时间增加>25ms。
- 注意：如果传导间期>140ms（未使用 AAD 的情况下），考虑为峡部阻滞；然而，如果传导间期<120ms，可能为残余传导。

消融前

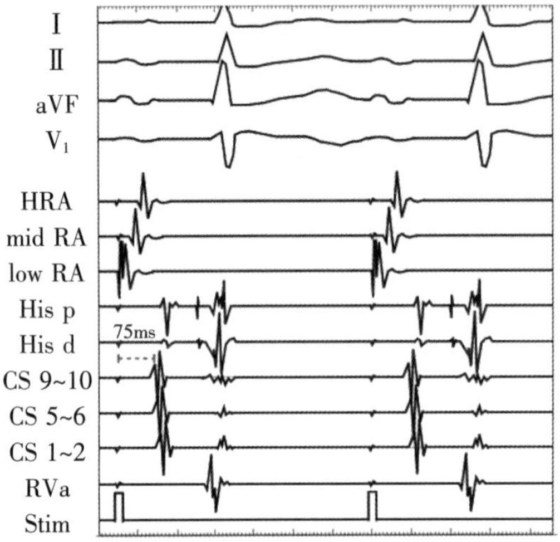

靠近消融线的低位 RA 起搏。由低位 RA 至近端 CS 的激动时间为 75ms，pCS 激动发生在希氏束之前。

消融后

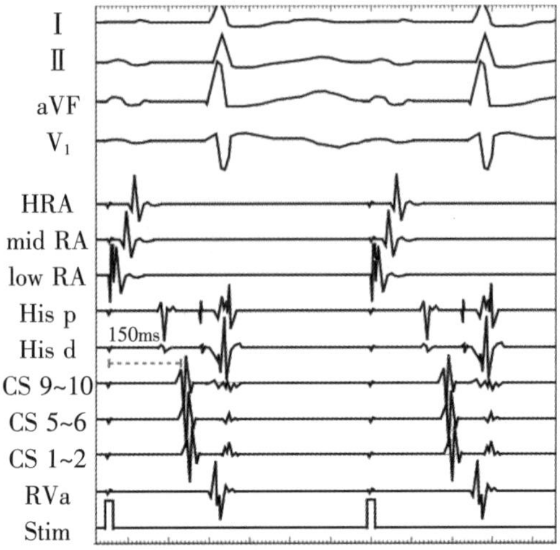

靠近消融线的低位 RA 起搏。由低位 RA 至近端 CS 的激动时间为 150ms，pCS 激动发生在希氏束之前。

- 在消融线中部（经近端 CS 导管）重复起搏，并注意在希氏束和低位 RA 导管记录的激动顺序。
  - 在传导阻滞发生前，激动应是双向的，且激动从近端 CS 传导至低位 RA 导管和希氏束导管，然后在高位 RA 汇合。
  - 在传导阻滞发生后，激动逆时针方向从近端 CS 传导至希氏束导管，再传导至低位 RA。
    - 刺激信号至 RA 侧方的时间增加>25ms。
    - 注意：如果传导间期>145ms（在未用 AAD 的情况下），考虑为峡部阻滞；然而，如果传导间期<120ms，可能为残留传导。

消融前 **消融后**

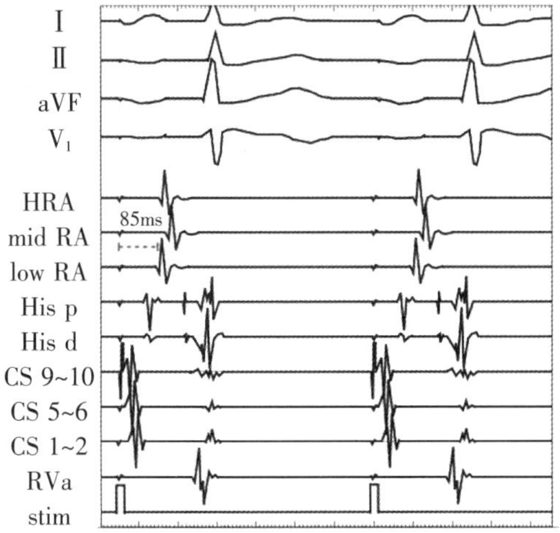

来自近端 CS(消融线内侧)的起搏。激动从近端 CS 至低位 RA(85ms)。

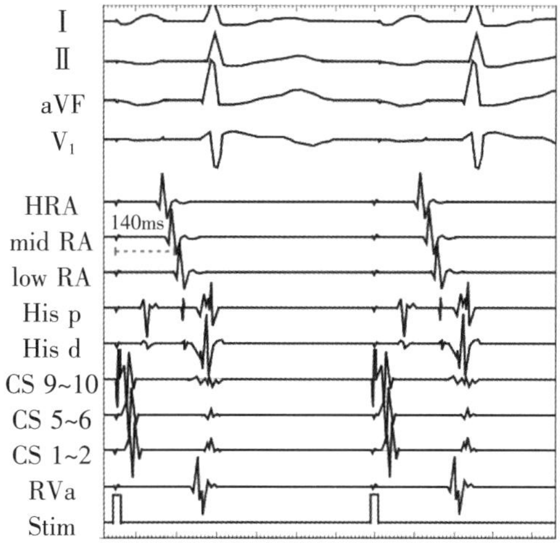

来自近端 CS(消融线内侧)的起搏。激动从近端 CS 至低位 RA(140ms)。

■ 注意:远离消融线的起搏导致传导时间更短。

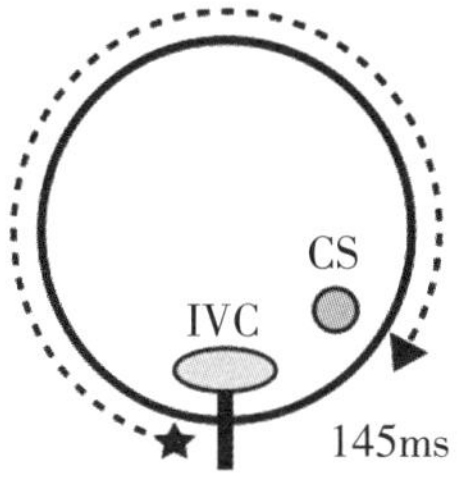

消融线外侧起搏导致近端 CS 激动时间为 145ms。

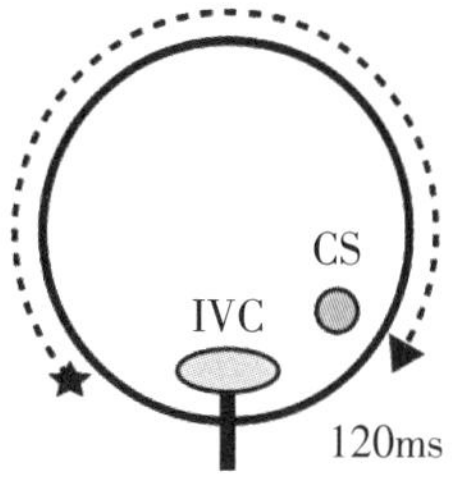

当起搏位置更偏向消融线外侧时,近端 CS 的激动时间缩短(120ms),提示脉冲是沿瓣环顺时针激动,该消融线为逆时针方向阻滞。

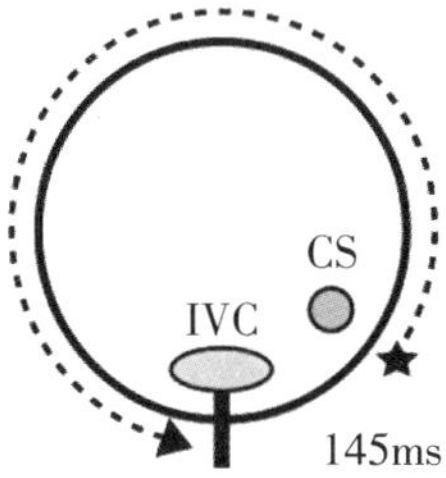

邻近消融线或间隔起搏导致到消融线外侧的激动时间为 145ms。

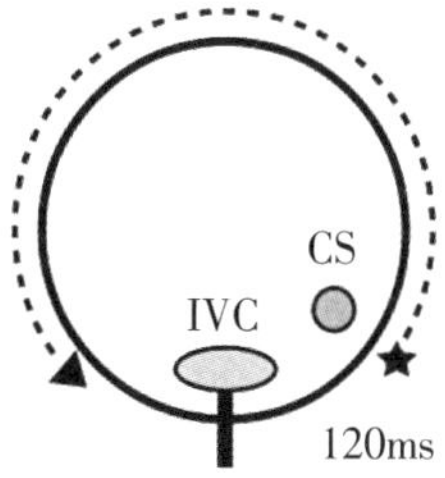

当标测导管移动至消融线的外侧时,一旦在近端 CS 起搏,激动时间缩短(120ms),提示脉冲沿瓣环逆时针方向激动,消融线为顺时针方向阻滞。

- ○ 在 CS 起搏时可出现假性阻滞(内侧至外侧阻滞),其原因如下。
  - ■ **LA 激动**:波前经 Bachmenn 束传导,沿着三尖瓣环前部至侧壁,疑似为持续性,实际是极其缓慢的 CTI 传导。
  - ■ **低位环路传导**:波前向后传导,沿低位环快速到达 CTI 侧方(明显内侧–外侧 CTI 阻滞)。

困难三尖瓣峡部消融方法

确定诊断

- ○ 在内侧和外侧的峡部做拖带操作。

如果存在峡部依赖性心房扑动,考虑解剖屏障

- ○ 欧氏嵴下的大囊袋结构:
  - ■ 可引起:
    - • 不充分的能量传递(由于囊袋结构内的血流较差)。
    - • 由于深度过大导致不充分的心肌接触。
  - ■ 解决方法:
    - • 应用盐水灌注 RF(限制温度上升,能量释放增加)。
    - • 应用合适的导引鞘(RAMP/SR0/可调弯鞘管)。
    - • 靠近外侧行消融(囊袋位于内侧)或环囊袋消融,将导管固定在三尖瓣环和 IVC 上。
- ○ 梳状肌过大:
  - ■ 可引起:
    - • 不充分的能量传递(由于梳状肌间的血流较差)。
    - • 难以形成透壁性损毁灶(由于心肌束较厚)。
    - • 导管操作难度加大(由于导管稳定性差)。
  - ■ 解决方案:
    - • 应用盐水灌注 RF(限制温度上升,能量传递增加)。
    - • 靠近内侧消融(下侧壁梳状肌更密集)。
- ○ 欧氏嵴(ER)突出:
  - ■ 可引起:
    - • 导管操作困难(欧氏嵴作为一个支点,引起顺时针方向迂曲,以至于导管头端指向 RA 侧壁而不是指向间隔)。
    - • 不充分的心肌接触(通常在头端和环部上)。
  - ■ 解决方案:
    - • 应用合适的导引鞘(RAMP/SR0/可调弯鞘管)。

尽管已充分消融，传导依然存在，考虑“假性传导”的可能

- 低位环路传导：
  - 向后快速传导，跨过低位环路到达 CTI 侧方。
    - 表现出跨越 CTI 的、连续的(可能)缓慢传导。
  - 解决方案：
    - 向后操纵导管，显示出低位环路的激动；然而，当导管直接置于消融线上时，将表现出传导阻滞。

参考文献

- Pérez FJ, Schubert CM, Parvez B, Pathak V, Ellenbogen KA, Wood MA. Long-term outcomes after catheter ablation of cavo-tricuspid isthmus dependent atrial flutter: A meta-analysis. *Circ Arrhythm Electrophysiol.* 2009;2:393–401. doi.org/10.1161/CIRCEP.109.871665
- Asirvatham SJ. Correlative anatomy and electrophysiology for the interventional electrophysiologist: Right atrial flutter. *J Cardiovasc Electrophysiol.* 2009;20(1):113–122. doi.org/10.1111/j.1540-8167.2008.01344.x
- Shah D, Haïssaguerre M, Takahashi A, Jaïs P, Hocini M, Clémenty J. Differential pacing for distinguishing block from persistent conduction through an ablation line. *Circulation.* 2000;102:1517–1522. doi.org/10.1161/01.CIR.102.13.1517
- Takahashi A, Shah DC, Jaïs P, Haïssaguerre M. How to ablate typical atrial flutter. *Europace.* 1999;1(3):151–155. doi.org/10.1053/eupc.1999.0045
- Veenhuyzen GD, Knecht S, O'Neill MD, Phil D, Wright M, Nault I, et al. Tachycardias encountered during and after catheter ablation for atrial fibrillation: Part I: Classification, incidence, management. *Pacing Clin Electrophysiol.* 2009;32(3):393–398. doi.org/10.1111/j.1540-8159.2008.02250.xs
- Knecht S, Veenhuyzen G, O'Neill MD, Wright M, Nault I, Weerasooriya R, et al. Atrial tachycardias encountered in the context of catheter ablation for atrial fibrillation part ii: mapping and ablation. *Pacing Clin Electrophysiol.* 2009 Apr;32(4):528–38. doi.org/10.1111/j.1540-8159.2009.02315.x

第 9 章

心房颤动

心房颤动的理解和评估

解剖学和病理生理学(机制)

- ○ 结构(纤维化、肥厚、扩张等)和(或)电生理异常[影响动作电位时程(APD)和(或)传导的离子流或连接蛋白的变化)促使异常冲动形成和(或)扩布。
- ○ 在心房颤动(AF)发生后,心房即出现即刻的(数分钟内)和早期的(数小时至数天)电生理变化(心房 ADP 和 ERP 缩短、动作电位频率适应性异常),随后发生心房结构(纤维化、扩张)和机械功能的变化。
  - ■ 由于 L 型内向钙电流下调、细胞内钙释放受损、内向整流钾电流上调和肌纤维能量学变化,这些变化明显。

关于 AF 起始和持续的假说

- ○ 起始(触发):
  - ■ 由于自律性增强或触发活动(延迟的后除极>早期后除极),异位灶快速重复放电。
  - ■ 主要触发点位于肺静脉(PV)。
    - • 肺静脉包含左心房(LA)心肌的肌袖。
      - ▫ 心肌肌袖在 LA-PV 连接处以上 1.5~2.5cm。
      - ▫ 心肌肌袖在肺静脉-心房连接处是最厚的,在上肺静脉是最长的,左侧 PV 的肌袖长于右侧 PV 的肌袖。
    - • 与左心房相比,心肌肌袖的有效不应期和功能不应期较短,并伴有传导延迟的关键区,与心肌纤维方向突然改变不一致。
  - ■ 非 PV 触发因素包括:SVC、左心房游离壁、左心耳(LAA)、冠状窦(CS)口、Marshall 韧带、界嵴、右心房游离壁和房间隔。

- 永久性的病理机制。
  - **多子波假说**：推测 AF 起自整个心房随机扩布的多个、独立的、共存子波连续衰灭和再生。它提示 AF 可以沿心房的长度扩展，并存在有效的电(心肌)组织，防止所有的折返自行终止。
  - **局部起源的假说**：假设 AF 在离散的、规律的、快速的折返环路中存在(如旋波折返环路或转子)，或局部脉冲在末端被分解成为心房颤动波(邻近心脏神经节丛驱动，且伴环绕活跃的不断变化的扩布和碎裂激动波)。

分类

- **首发的** AF
- **阵发性** AF：AF 发作开始 7 天内自行终止即为阵发性 AF。根据一些定义描述，如果在 7 天内电复律或药物复律终止的 AF，也被认为是阵发性 AF。
- **持续性** AF：发作超过 7 天的 AF。
- **长程持续性** AΓ：连续发作超过 12 个月即为长程持续性 AF。
- **永久性** AF：接受 AF 发作状态的(决定不再尝试节律控制)AF。
- **孤立性** AF：年龄<60 岁，且不伴有结构性心脏病患者发生的 AF。
- **非瓣膜性** AF：非风湿性二尖瓣狭窄或心脏机械瓣膜患者发生的 AF。

流行病学和临床特征

- AF 是临床实践中最常见的持续性心律失常。
  - 发病率：1%~2%。
    - 发病率随年龄增加：50 岁<1.0%，60 岁为 1%~4%，80 岁为 6%~15%。
    - 女性发病率较低，男性发病风险增加 1.5 倍。
    - 40~55 岁的个体发生 AF 的终身风险估计是 22%~26%。
  - 年度医疗保健总支出的 1.0%~2.7%用于 AF。
- AF 与以下情况相关：
  - 降低生活质量、功能状态和心脏功能。
  - 降低整体生存期(因 AF 死亡的 RR 是 1.4~3.0)。
  - 增加心源性血栓栓塞风险。
    - 瓣膜性 AF(风湿性心脏病二尖瓣狭窄或人工心脏机械瓣膜术后)，与正常窦性心律相比，卒中风险增加 17 倍。
    - 非瓣膜性 AF：与正常窦性心律相比，卒中风险增加 3.5 倍。
    - 注意：AF 相关的卒中通常是复发性的，且更为严重，导致长期失能残疾，甚至死亡[半球性脑梗死与短暂脑缺血发作(TIA)的比例为 25:1，颈动脉来源的栓塞的比值为 2:1]。

- 增加认知障碍风险。
  - 与正常窦性心律相比，认知功能受损的风险增加 1.7~3.3 倍。
  - 与正常窦性心律相比，痴呆的风险增加 2.3 倍。

○ 临床评估：
- 确定 AF 发作的频率和病程。
  - 首次有症状的发作或首发 AF 的日期。
  - 目前发作的起始。
- 确定症状的特征和表现。
  - 心悸、呼吸困难、乏力、负荷耐力下降，但有 21%的患者是无症状的。
  - 症状通常继发于心动过速，且通常通过适当的心率控制缓解。
- 确定诱发因素(表 9.1)。
  - 咖啡因、运动、酒精(乙醇)、睡眠缺乏和情绪应激。
  - 睡眠或饱餐后(迷走神经介导的 AF)。
- 回顾过去的评估和治疗。
- 评估以往存在的心脏疾病和其他可逆(纠正)情况。

○ AF 相关症状的分类：
- 加拿大心血管学会 AF 严重程度(CCS-SAF)：
  - 0 级：无 AF 相关症状。
  - 1 级：AF 对生活质量(QOL)影响很小。
    - ▫ 症状很小或不频繁。
  - 2 级：AF 对生活质量(QOL)有轻微的影响。
    - ▫ 轻度症状或极少发作阵发性 AF。
  - 3 级：AF 对生活质量(QOL)有中度影响。
    - ▫ 通常能意识到症状存在(持续性)。

表 9.1 诱发心房颤动的因素

• 高血压(BP >140/90mmHg)：RR 为 1.2~1.5	• 肥胖：RR 为 1.4~2.4
■ 高血压前期(sBP 为 130~139mmHg)：RR 为 1.3	• 嗜酒(≥36g/d)：RR 约为 1.4
■ 脉压增加：RR 为 1.3/20mmHg	• 阻塞性睡眠呼吸暂停：RR 为 2.8~5.6
• 瓣膜性心脏病：RR 为 1.8~3.4	• 体力活动(终身>1500h)：RR 为 2.9
• 左心室收缩功能障碍：RR 为 4.5~5.9	• 家族性或遗传性(双亲≥1 人)：RR 为 1.85
■ 舒张功能障碍：RR 为 3.3~5.3	• 先天性心脏病
■ 肥厚型心肌病：RR 为 4~6	• 慢性肾脏疾病：RR 为 1.3~3.2
• 糖尿病：RR 为 1.4~16	• 炎症：RR 为 1.5~1.8
• 甲状腺功能异常：RR 为 3~6	• 心包脂肪：RR 为 1.3~5.3
■ 亚临床甲状腺功能亢进症：RR 为 1.4	• 吸烟：RR 为 1.5~2.1

            - 更频繁的发作或更明显的症状(阵发性)。
        - **4 级**:AF 的症状对生活质量(QOL)有严重影响。
            - 不适症状(持续性)或频繁/严重的症状发作。
            - 由 AF 导致的晕厥或心力衰竭。
    - 欧洲心律学会(EHRS)分级:
        - Ⅰ级:无症状。
        - Ⅱ级:轻微症状,不影响正常的日常活动。
        - Ⅲ级:严重症状,影响正常的日常活动。
        - Ⅳ级:失能症状,不能从事正常的日常活动。

12 导联心电图

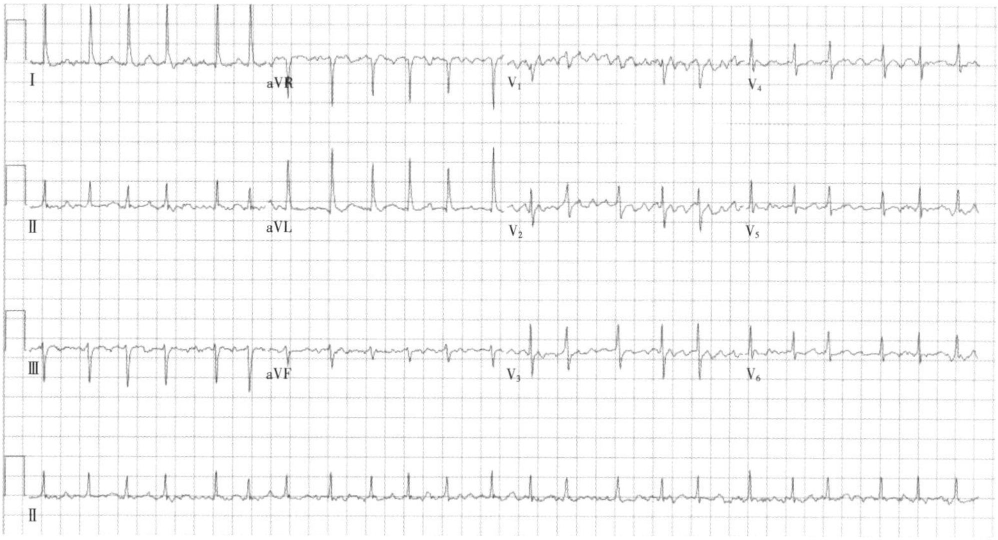

- **心率**:心房率通常是 350~600 次/分。
    - 由于在心房内有多个(5~6 个)微折返环路。
- **节律**:心室反应是绝对不整齐的(通常是 100~180 次/分)。
    - <60 次/分:缓慢心室率。
        - 由于固有的传导异常或药物影响。
    - 70~110 次/分:控制的心室率。
        - 由于固有的传导异常或药物影响。
    - >120 次/分:快速心室率。
        - 高交感状态(通常心率>150 次/分):药物、应激、疼痛、焦虑、心肌缺血、感染、低血压、贫血、甲状腺毒症、低氧血症或低血糖。
        - 预激(特别是如心率>200 次/分时)。
            - 心室率取决于 AP 的不应期。

- ○ **P 波**：无明显 P 波，仅见起伏的基线（颤动波）。
- ○ **QRS 波**：窄的 QRS 波，除非伴有异常传导或 BBB。
- ○ **其他**：常见 ST 段偏移，但是仅有 1/3 的患者有严重冠心病。

其他检查

- ○ 基础检查：
  - ■ 实验室检查：
    - • 全血细胞计数、电解质、肝功能、肾功能和甲状腺功能。
  - ■ 心电图（ECG）：
    - • P 波时程和形态（如窦性心律时），心室肥厚、心肌梗死的证据。
    - • R-R、QRS 波和 QT 间期：在使用抗心律失常药物（AAD）之前进行基线指标评估。
  - ■ 经胸超声心动图（TTE）：
    - • 结构性心脏病（瓣膜病变、心肌病、先天性心脏病）。
    - • LA 大小、LV 肥厚。
- ○ 辅助检查：
  - ■ 6 分钟步行试验：
    - • 适用于心率控制。
  - ■ 运动负荷试验：
    - • 对于有心肌缺血风险的患者，在使用 Ic 类 AAD 之前应排除活动性心肌缺血。
    - • 评估心率控制、AF 相关症状、诊断运动诱发的 AF。
  - ■ 24 小时动态心电图或应用事件记录器：
    - • 用于明确 AF 的诊断。
    - • 用于评估合适的心率控制。

处理

去除可逆性病因

- ○ 心肌疾病：心肌梗死、心肌心包炎。
- ○ 肺部疾病：栓塞、肺炎、睡眠障碍性呼吸。
- ○ 甲状腺疾病：5.4%的患者伴亚临床甲状腺功能亢进症，1%的患者伴明显的甲状腺功能亢进症。
- ○ 急性酒精（乙醇）和药物滥用。
- ○ 手术：心脏手术（40%）、胸部手术（25%）、骨科手术（15%）、食管手术（5%~10%）。
  - ■ 术后 2 天内发病率最高（通常在 5 天内）。
  - ■ 预后：高危患者口服 β-受体阻滞剂（Ⅰ类推荐）或胺碘酮（Ⅱa 推荐）。

- 对于老年人、周围血管疾病、瓣膜病、慢性肺疾病或 LA 增大的患者，考虑应用胺碘酮。

血栓栓塞的预防

○ 非瓣膜性 AF 的卒中风险汇总见表 9.2。

表 9.2 非瓣膜性 AF 患者的卒中危险

			每年脑卒中风险		
	CHADS	CHADSVASc	评分	CHADS	CHADSVASc
临床心力衰竭或 LVEF<40%	1 分	1 分	0	1.9%	0%
高血压	1 分	1 分	1	2.8%	1.3%
年龄≥75 岁	1 分	2 分	2	4%	2.2%
糖尿病	1 分	1 分	3	5.9%	3.2%
脑卒中/TIA/血栓栓塞	2 分	2 分	4	8.5%	4%
血管疾病(MI、PVD)	–	1 分	5	12.5%	6.7%
年龄为 65~74 岁	–	1 分	6	18.2%	9.8%
性别(女性)	–	1 分	7		9.6%
			8		6.7%
			9		15.2%

LVEF，左心室射血分数；MI，心肌梗死；PVD，周围血管疾病；TIA，短暂性脑缺血发作。

○ 考虑抗凝治疗的出血危险(表 9.3)。

表 9.3 抗凝的出血危险

HASBLED 评分		门诊出血风险指数	
标准		标准	
• 高血压(sBP>160mmHg)	1 分	• 年龄≥65 岁	1 分
• 肾功能异常(Cr >200μmol/L)	1 分	• 卒中史	1 分
• 肝功能异常	1 分	• 消化道出血史	1 分
• 卒中	1 分	• 合并症	1 分
• 出血	1 分	▪ 近期发生心肌梗死	
• INR 不稳定	1 分	▪ Hct <30%	
• 老年人(>65 岁)	1 分	▪ Cr>1.5mg/dL	
• 药物	1 分	▪ 糖尿病	
• 酒精	1 分		
大出血风险		大出血风险	
• 高出血风险定义为≥3 分		• 低风险(0 分=0.8%)	
		• 中风险(1~2 分=2.5%)	
		• 高风险(3~4 分=10.6%)	

Cr，血肌酐；Hct，血细胞比容；INR，国际标准化比值。

○ 除非有禁忌证,通常推荐 AF 患者行抗栓治疗(表 9.4)。

表 9.4 AF 患者抗栓治疗的建议

	推荐治疗
瓣膜性 AF	口服抗凝药
● 二尖瓣狭窄,人工机械瓣换瓣术后	
肥厚型心肌病	口服抗凝药
甲状腺功能亢进症	口服抗凝药
● 直到甲状腺功能恢复	
非瓣膜性 AF(依据 CHADSVASc 评分)	
0~1 分	阿司匹林 81~325mg 或不服药
≥2 分	口服抗凝药治疗

○ 选择抗血栓药物时,应该考虑风险和获益(表 9.5)。

表 9.5 抗心律失常药物的风险与获益

	研究项目	与安慰剂相比,脑卒中风险降低	大出血事件	建议
阿司匹林 80~325mg/d	AFASAK、SPAF、EAFT、ATAFS、PATAF、WASPO、ESPS Ⅱ、LASAF、UK-TIA	22%	每年出血风险为 1.5%~2.0%	
阿司匹林(ASA)+氯吡格雷	ACTIVE A、ACTIVE W	43%(与 ASA 相比,RRR 为 28%)	每年出血风险为 2.0%~2.5%	
华法林(W)(INR 2~3)	AFASAK、SPAF、BAATAF、CAFA、PATAF、WASPO、ATAFS、SPINAF、EAFT	64%(与 ASA+氯吡格雷相比,RRR 为 43%)	每年出血风险为 2.5%~3.0%	
达比加群 110mg,每天 2 次	RE-LY	70%(与 W 相比,RRR 为 9%)	与 W 相比,下降 20%	该剂量推荐年龄≥80 岁或 CrCl 为 30~50mL/min 的患者
利伐沙班 20mg/d(随餐)	ROCKET-AF	72%(与 W 相比,RRR 为 12%)	与 W 相比,无差异	如果 CrCl 为 30~50mL/min,剂量为 15mg/d
依杜沙班 60mg,每天 1 次	ENGAGE-AF	72%(与 W 相比,RRR 为 13%)	与 W 相比,下降 20%	如果 CrCl 为 30~50mL/min,剂量 30mg/d

(待续)

表 9.5(续)

	研究	与安慰剂相比,脑卒中风险降低	主要出血	建议
阿哌沙班 5mg,每天 2 次	ARISTOTLE、AVERROES	77%(与 W 相比,RRR 为 21%)	与 W 相比,下降 31%	如果符合以下 2 条,剂量为 2.5mg,每天 2 次 • 年龄≥80 岁 • 体重≤60kg • SCr≥133mmol/L 或 1.5mg/dL
达比加群 150mg,每天 2 次	RE-LY	86%(与 W 相比,RRR 为 34%)	与 W 相比无差异	

CrCl,肌酐清除率;RRR,相对风险降低;Cr,血肌酐。

■ 注意:达比加群、利伐沙班和阿哌沙班可使全因死亡率降低 10%,与出血性卒中风险降低了 40%~70%的和颅内出血(ICH)风险降低了约 50%有关。

○ 中断抗凝:

■ 如果行人工心脏机械瓣换瓣术、高卒中风险或抗凝计划中断,应予以低分子肝素/普通肝素(LMWH/UFH)桥接。

■ 如果中断抗凝或卒中风险并未明显升高,通常可以中断口服抗凝药,而不采用 LMWH/UFH 桥接。

心室率控制

○ 多个大型随机对照临床试验 (AFFIRM、RACE、STAF、PIAF、HOT CAFÉ、AFCHF)已经表明,在适当的患者中,心室率控制至少与节律控制效果相当。

■ 在相对无症状患者的研究中,在心室率控制和节律控制的患者中,总体死亡率、合并症和生活质量方面并无差异。

■ 进行节律控制的患者,住院次数增加(通常是因为心脏复律治疗)。

○ 有利于心室率控制策略的临床因素:

■ 患者的意愿。

■ 持续性 AF。

■ 尽管尝试进行节律控制(AAD 或消融)仍然复发 AF。

■ 近乎无症状的患者。

■ 老年人(年龄>65 岁)。

■ 存在相关的合并症限制了窦性心律控制的成功。

- 心率控制的目标：
  - 静息心率<80 次/分(如果无症状或 LV 功能正常，心率控制在 100~130 次/分是可行的)。
  - 替代目标心率：
    - 24h 平均心率<100 次/分。
    - 6 分钟步行试验时的心率<110 次/分。
    - 运动负荷试验时心率<年龄预测最大心率的 110%。
- *药物的选择*
  - 尽管现有的证据提示 β-受体阻滞剂的生存获益较大，β-受体阻滞剂和钙通道阻滞剂在心室率控制方面的效果通常被认为是相当的。
    - 在不改变或降低运动能力的情况下，β-受体阻滞剂控制心率的效果是较好的(降低静息/运动时的心率)。
    - ND-CCB 控制心率的效果较差(降低运动时的心率效果较小)，但不会改变或降低运动能力。
    - 注意：β-受体阻滞剂的剂量反应曲线很快达到平台，心率控制效果通常较快出现。反过来，ND-CCB 在整个治疗范围内有明显的增加心率的作用。
  - 因为地高辛不能控制运动和应激时心率，其被认为是二线选择药物。
    - 除了久坐的老年患者，地高辛单一用药在控制心率方面是无效的，β-受体阻滞剂联合地高辛较地高辛联合 ND-CCB 更有效，这是因为 AVN 的协同作用(地高辛在高迷走神经的静息情况下更有效，β-受体阻滞剂在高交感应激和迷走神经抑制的情况下更有效)。
- AVN *消融*：在永久心脏起搏器植入术后(见下文)。

节律控制

- 虽然多个 RCT 的研究结果提示，与节律控制相比，心率控制是非劣效性的，但是这些研究的最大局限性是 AAD 治疗相对无效，意味着在节律控制组中 AF 患者的比例很高(例如，1 年时 CTAF/AFFIRM 占 30%~60%)。
- 再者，在心率控制组中窦性心律比例较高。
- 维持窦性心律的药物治疗推荐如下：
  - 首次 AF 发作或阵发性 AF。
  - 可纠正或可逆因素引发的 AF。
  - 症状非常明显的 AF。
  - 年轻的(<65 岁)AF 患者。
  - 既往无抗心律失常药物(AAD)治疗无效的情况。
  - 患者的意愿。

心脏复律

- ○ 复律相关的血栓栓塞：
  - ■ 不同方式的风险[电复律/直流电心脏复律(DCCV)或药物复律]无差异。
  - ■ 心脏复律前适宜的抗凝治疗可以降低风险(<1%，不应用抗凝治疗)。
  - ■ 在 AF 发作的第一个 12h 内，风险是最低的(0.3%，12~48h 以后为 0.7%)。
    - • 然而，60%的患者在 24h 内自行转复。
  - ■ 因为心房顿抑和 AF 诱导的血栓前状态，在心脏复律后的 3~10 天，卒中风险是最高的。
    - • 无论复律方式如何，患者应在心脏转复(复律)后接受 4 周的抗凝治疗。
- ○ 电复律或同步 DCCV：
  - ■ 对于不稳定的患者更为有效。
  - ■ 考虑开始用较高能量输出(如>150J)以限制总的能量输出。
  - ■ AAD 的前期(预)治疗可以提高 DCCV 的成功率。
    - • SAFE-T 试验：安慰剂(即刻成功率为 68%)、胺碘酮(72%)、索他洛尔(73%)。
    - • 其他选择：氟卡尼、伊布利特、普罗帕酮。
    - • β-受体阻滞剂和维拉帕米仅降低亚急性复发率。
- ○ 药物复律：
  - ■ 如果 AF 近期发作，更容易成功，但是其成功率总是低于 DCCV。

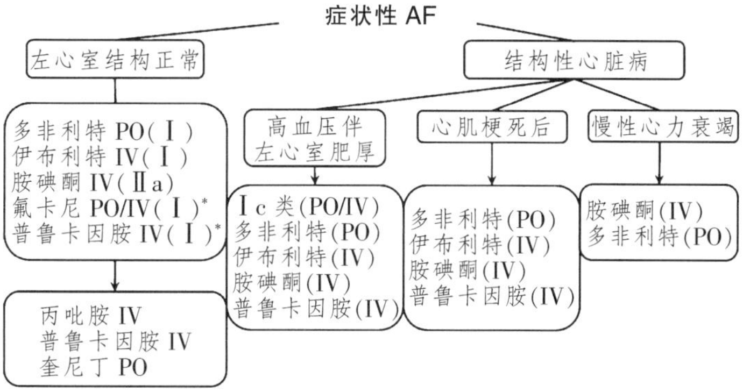

*仅适于 AF 时程<7 天。

  - ■ 药物选择：
    - • 伊布利特：1mg，10min 以上静脉输注(转复成功率为 30%~45%)。
    - • 普鲁卡因胺：1g 溶入 125mL 生理盐水，输注时间>30min(转复成功率为 30%)。
    - • 普罗帕酮：450mg(<70kg)或 600mg(>70kg)，口服(转复成功率为 50%~80%)。
    - • 氟卡尼：200mg(<70kg)或 300mg(>70kg)(转复成功率为 50%~80%)。

      胺碘酮：150mg 快速静脉注射，然后静脉输注(转复成功率为 30%~50%)。

■ 因为β-受体阻滞剂或ND-CCB(地尔硫䓬或维拉帕米)具有减慢心房率、引起跨AVN传导加快的作用(如心室率反常性增加),应在给予Ⅰ类AAD(普鲁卡因胺、普罗帕酮、氟卡尼)之前应用。

心脏复律后的窦性心律维持

○ 长期抗心律失常治疗:

■ AAD治疗的目标是降低AF的发作频率、严重程度和时程,包括减轻AF相关症状。

• 服用AAD期间AF复发,并不提示治疗失败,也不意味着一定要更换AAD治疗方案。

• 与安慰剂相比,其预期有效性如下。

□ 决奈达隆:1年AF复发率降低<40%。

□ 索他洛尔:1年AF复发率降低约60%。

□ 普罗帕酮:1年AF复发率降低约65%。

□ 氟卡尼:1年AF复发率降低约70%。

□ 胺碘酮:1年AF复发率降低约80%。

■ 应该基于药物副作用谱、是否存在心血管合并症和潜在的肾脏/肝脏功能异常的个体化原则选择AAD。

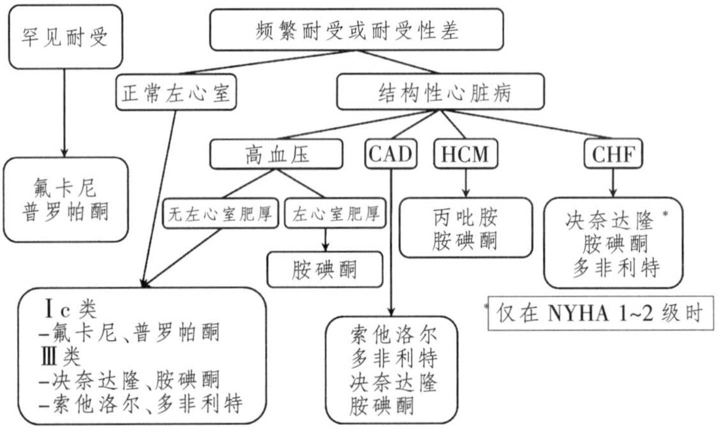

CAD,冠状动脉疾病;HCM,肥厚型心肌病;CHF,充血性心力衰竭;NYHA,纽约心功能分级。

• 由于药物潜在地降低心房率,导致跨AVN传导加快(心室率反常性加快),β-受体阻滞剂或ND-CCB(地尔硫䓬或维拉帕米)应联合Ⅰ类AAD(如普罗帕酮、氟卡尼)使用。

○ 阵发性有症状的AF:随身携带治疗药物(PIP)。

■ 氟卡尼或普罗帕酮(心脏复律剂量如上)联合一种AVN药物(β-受体阻滞剂或ND-CCB)。

- 适应证:每月发作<1 次的症状明显且状态稳定的 AF 患者。
- 首次给予治疗剂量必须在监测下完成(心脏转复后的间歇,心动过缓,致心律失常作用)。
    - 药物治疗后至少 6h 连续监测。
    - 每 30min 监测 1 次血压(药物诱发的低血压)。
    - 每 2h 行 1 次 12 导联 ECG(如果 QRS 时程较基线增加>50%,不能应用 PIP)。
- 症状发作 30min 至 1h 后,后续剂量可在家服用。
    - 指导患者休息 4h,或直到症状缓解。
    - 如果有以下情况,指导患者返回医院:
        - 6~8h 后没有终止。
        - 出现新的症状。
        - 在 24h 内多次发作。

心房颤动的消融

适应证

- 对≥1 种抗心律失常药无效的有症状的 AF。
- 可以考虑在特定人群中用作一线治疗。

预期成功率

- 单次消融的 1 年无 AF 复发率接近 60%(60%~70%阵发性,50%~60%持续性)。
- 约 30%的阵发性和 50%的持续性 AF 患者需要 1 次以上的消融治疗。
- 第二次消融可以增加约 10%的成功率。

预期并发症

- 死亡(<0.1%)。
- 血栓栓塞:卒中/MI(<1%)。
- 穿孔/心脏压塞(1%)。
- 肺静脉狭窄(0.3%)。
- 心房-食管瘘(RF 后发病率较高,<1:2000)。
- 入路部位并发症(1%~1.5%)。
- 膈神经损伤/膈肌麻痹(冷冻消融后发病率较高,为 1%~5%)。
- 致心律失常作用(AF 或不典型心房扑动)。

患者准备

- ○ 在消融手术前 1 个月采取术前抗凝,或经食管超声心动图排除 LAA 血栓。
- ○ 在消融手术前考虑停用 AAD 5 个半衰期。
- ○ 抗凝:尽管有证据支持整个 AF 消融手术的过程中持续服用 OAC,但是可以考虑术前停止抗凝。
  - ■ 华法林:通常在整个消融手术期间持续应用。
  - ■ 达比加群:若 eGFR≥50mL/min,持续应用或暂停服用 2 次;若 eGFR<50mL/min,暂停服用 4 次。
  - ■ 阿哌沙班:若 eGFR>30mL/min,持续应用或暂停服用 2 次。
  - ■ 利伐沙班:若 eGFR>30mL/min,持续应用或暂停服用 1 次。

AF 消融策略

- ○ PV 隔离(PVI):阵发性 AF 最常采用的消融术式。
  - ■ 技术:
    - • 环肺静脉前庭隔离优于 PV 口部和节段性 PVI。
    - • 冷冻球囊消融或射频球囊消融术。
    - • 多电极消融[例如,肺静脉消融导管(PVAC),nMARQ]。
  - ■ 终点:双向传导阻滞(入口和出口)的 PV 隔离。
- ○ PVI+碎裂电位消融:
  - ■ 技术:
    - • PVI+复杂心房碎裂电位(CFAE)消融。
    - • 多电极消融[PVAC+多相阵消融导管(MAAC)/多相阵间隔导管(MASC)]。
  - ■ 终点:PVI+高级别 CFAE 的去除。
- ○ PVI+线性消融(LA 分隔消融):
  - ■ 技术:
    - • PVI+LA 线性消融:顶部、二尖瓣峡部、三尖瓣峡部(CTI)。
    - • 多电极消融[PVAC+头端多功能消融导管(TVAC)]。
  - ■ 终点:PVI+跨越消融线的双向传导阻滞。
- ○ PVI+碎裂电位消融+线性消融(顶部线±二尖瓣峡部线):“逐步递进”。
  - ■ 技术:
    - • PVI+CS 和 SVC 隔离→CFAE+线性消融。
  - ■ 终点:PVI+跨越消融线的双向传导阻滞。

心房颤动的消融–肺静脉隔离

器械

- 可调弯 10 极导管置入 CS。

左心房入路

- 一条或两条穿房间隔入路。

环状标测电极(CMC)

- CMC 的类型:
  - 固定直径的 CMC:直径为 15mm、20mm、25mm。
    - CMC 包含 10 极或 20 极导管。
    - 在标测时,要保持 PV 的上方位轴向。
      - 在右侧静脉,将电极 1~5 放置在后方位上。
      - 在左侧静脉,将电极 1~5 放置在前方位上。
  - 可变直径的 CMC:直径为 15~25mm。
    - CMC 包含 10 极或 20 极导管。
    - 导管直径可变更利于与 PV 口部贴靠得更好、更稳定,可用于不同直径的 PV。然而,当用于直径小的 PV 时,有可能因电极重叠致信号伪影。
  - 小口径 CMC 的直径是 15~20mm。
    - 它包括 6 个或 8 个电极。
- 导管电极:
  - 10 极导管或小口径 CMC:
    - 宽间距地放置电极似乎有利于显示原本发现不了的 PV 电位,但是有可能发现远场电位,有必要操控导管以确定每个记录到的信号的起点。
  - 20 极导管和小口径 CMC:
    - 较紧凑的电极间距可更好地从远场电位中识别出近场电位。
    - 组织接触不良和部分 PVI 可能有丢失近场电位的风险。

消融导管

- 盐水灌注 RF 消融:D 弯(中号/蓝色)、F 弯(大号/橘色)或双向导管。
- 冷冻球囊导管:23mm 或 28mm。
- 多电极 RF 导管:如 PVAC、nMARQ、RF 球囊导管。

抗凝

- ○ 经静脉注射肝素(建立 LA 入路后给予肝素,有时建立静脉入路后给予肝素)。
  - ■ **单次剂量**:100U/kg(华法林)、120U/kg(达比加群)、130U/kg(利伐沙班、阿哌沙班、依度沙班)。
- ○ 静脉输注肝素,以达到活化凝血时间(ACT),目标值为 300~350s。
  - ■ 也可以每 15~30min(依据 ACT 结果)静脉注射肝素。

鞘管处理

- ○ 持续灌注盐水(或肝素盐水),速度>60mL/h。

标测系统

- ○ 透视下(通常用于冷冻球囊消融或多电极导管消融)。
- ○ 电解剖标测系统。

PV 标测

PV 电位(PVP)

- ○ PVP 的特征:
  - ■ 近场电位特点:快速向上的、宽度较窄的、高 dv/dt 电位。
  - ■ 广泛或环形扩布。
  - ■ 窦性心律时由近端至远端传播。
    - • PVP 可在 PV 开口远端追踪到。
    - • PVP 表现为进行性的暂时延迟,而不伴有近场电位特征的丢失。
  - ■ PVP 不能被低振幅的期外 PV 刺激直接夺获。
- ○ 非 PV 反折波或电位:
  - ■ 远场电位特征:低振幅、宽度较宽、低 dv/dt 电位。
  - ■ 非环形扩布。
  - ■ 在窦性心律时并不表现出由近端至远端的激动顺序。
    - • 当在 PV 内向远端追踪时,振幅降低而时间不变。
  - ■ 可由低振幅的 LA、LAA 或 SVC 刺激直接夺获。

PV 特异性电位解读(表 9.6)

表 9.6 特异性电位解读

	远场电位来源	远场电位分布	诊断性起搏	心房颤动时识别,与肺静脉比较
左上肺静脉	LAA 后部	前	冠状窦远端或 LAA 起搏	LAA 刺激
	毗邻 LA	后	静脉周围起搏	LA 后部
	PV 同侧	下	PV 同侧起搏	LIPV 上部
左下肺静脉	LAA	前	冠状窦远端或左心耳起搏	LAA 刺激
	毗邻 LA	后	静脉周围起搏	LA 后方
	同侧 PV	上	同侧肺静脉起搏	LSPV 下方
右上肺静脉	SVC	前上	窦性心律或上腔静脉起搏	SVC 后方
	毗邻 LA	后	静脉周围起搏	LA 后方
右下肺静脉	毗邻 LA	后	静脉周围起搏	LA/RA 后方

- 左上肺静脉(LSPV):
  - **基线信号**:窦性心律时的单一电位,66%~75%。
  - **起搏信号**:LA 起搏时的双电位,100%。
  - PV **传导延迟**:由 LSPV 的前方和下方刺激引起。
    - 当直接刺激 LAA 时达到最大值。
- 左下肺静脉(LIPV):
  - **基线信号**:窦性心律时的单一电位,66%~75%。
  - **起搏信号**:LA 起搏时的双电位,75%。
  - PV **传导延迟**:由 LIPV 的前方和上方刺激引起。
    - 刺激低位 LA 侧壁至 LAA 基底部时,达到最大值。
- 右上肺静脉(RSPV):
  - **基线信号**:窦性心律时的双电位,25%。
    - 第 1 个信号(窦性心律 P 波开始<30ms)代表 SVC/RA,第 2 个信号(窦性心律 P 波开始>30ms)代表局部 PVP。
    - 信号间延迟(20~50ms)是由经过 Bachmann 束,跨越房间隔传导,而后突然改变激动方向抵达 RSPV 的脉冲产生的。
  - **起搏信号**:通常无效,因为 SVC 接近窦房结,这意味着没有合适的起搏位置可以进一步影响 SVC 激动或延迟 PV 激动。
- 右下肺静脉(RIPV):
  - **基线信号**:窦性心律时的单一电位,100%。
  - 一般情况下,没有非 PV 的 EGM 曲折波,罕见邻近的 LA 电位。

区别 PV 内记录到的 EGM 来源的操作

○ 分级递减起搏：

■ 以逐渐增加的起搏频率，或以成对的期外刺激起搏心房，引致远场信号和 PVP 信号分离。这是因为在 LA-PV 连接部表现出递减传导的特性。

■ 该操作的应用价值受到以下限制：

- 并不是所有的 PV 开口均具有递减传导的特性(由于心肌纤维的方向和激动)。
- LAA 快速起搏时可以观察到递减传导。
- 快速起搏可诱发 AF。

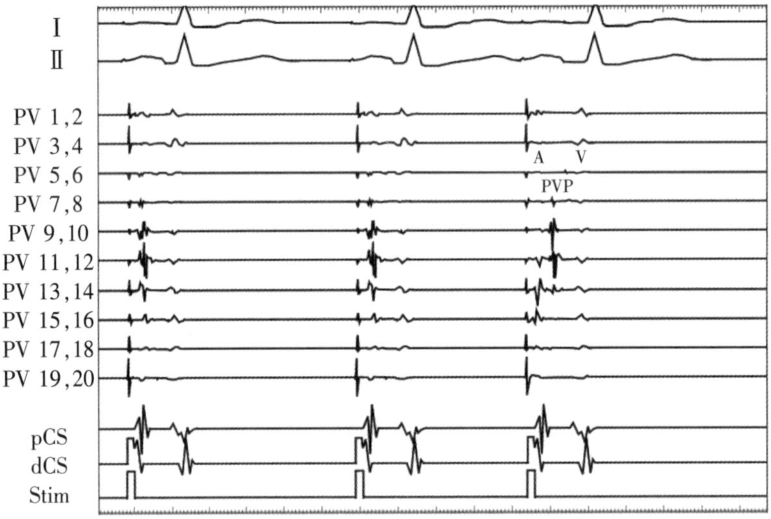

在 600ms 的驱动串刺激后，由远端 CS 导管发放心房期外刺激，位于 PV 开口(PV1~2 至 19~20)的环形测导管记录到远场心房电位(A)和 PVP 分离开。

○ 诊断性起搏：

■ 导致基于激动顺序的远场信号和 PVP 分离。

■ 该操作最常用于左侧 PV。

- 窦性心律时，LAA 和 PV EGM 几乎同时被激动(例如，信号重叠)。
- 远端 CS 起搏可引起不同步激动，或增加 LAA 和局部 PV EGM 之间的分离。局部 PV EGM 通过相对较早地激动 LAA、LA-PV 连接处的传导减少，或 PV 前方或后方激动的变化来延迟 PV 的激动。

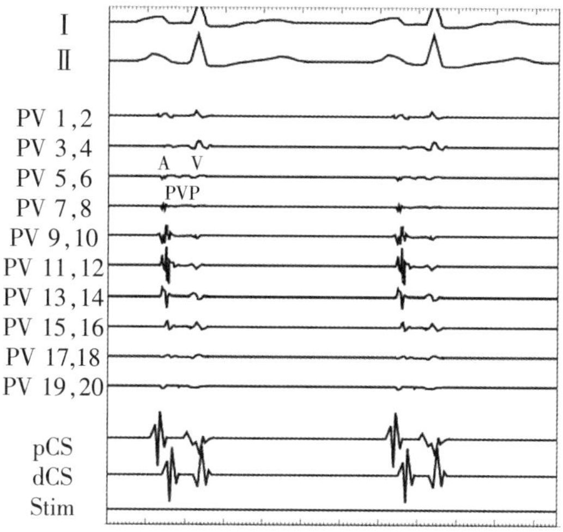

窦性心律：远场 LA 电位（A）和肺静脉电位(PVP)重叠。

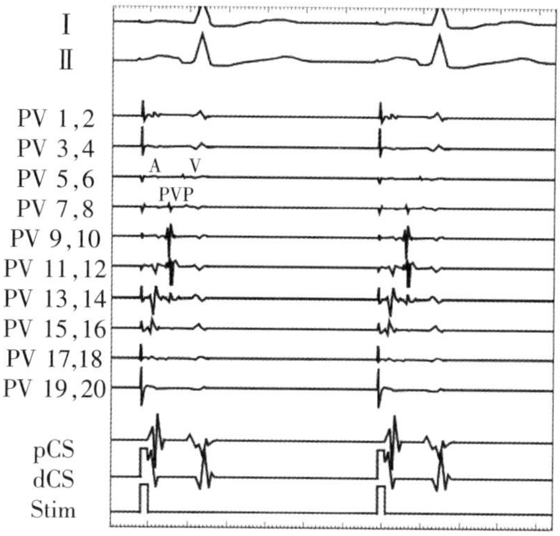

远端 CS 起搏：延迟进入 PV，导致远场 LA 电位(A)和近场 PVP 分离。

- 电位特异性起搏：
  - 直接在选定的远场电位区域起搏可引起：
    - 局部 EGM 转变方向，或与起搏电位融合。
    - PVP 相对延迟，这是因为 LA-PV 连接部递减传导。
  - 常见的远场电位包括：
    - LAA。
    - 同侧 PV。
    - SVC(一般无效，因为其接近窦房结，难以起搏而预期 SVC 激动)。
    - 静脉周围的心房肌。
  - 也可以由位于 PV 开口内的 CMC 的双极电极起搏。
    - 局部 PV EGM 可能导致起搏伪影。
    - 远场非 PV 信号的 LA-PV 连接部的递减传导而延迟。
    - 注意：谨慎地限制起搏输出，以避免直接夺获非 PV 远场电位。

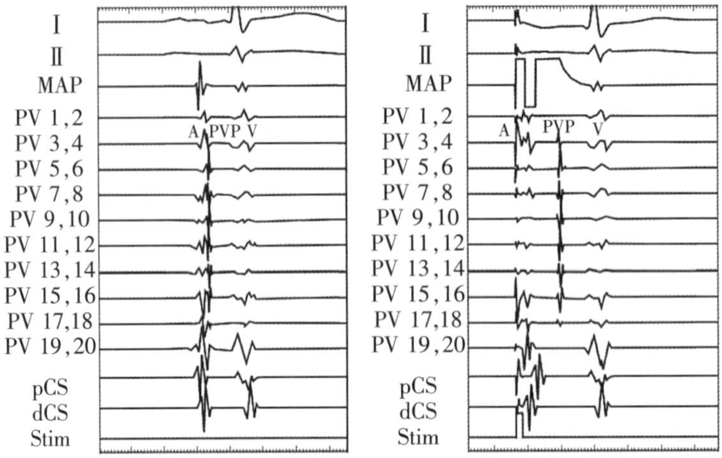

窦性心律时(左图),在 CMC(PV)可观察到高频 EGM。与定位于 LAA 内的消融导管 MAP 相比,激动几乎是同步发生的。由位于 LAA 内的消融导管(MAP)起搏(右图),提前出现 LA 远场电位的 A EGM 且清晰地显示近场 PVP。在两幅图中,心室远场电位(V)同步于环状标测导管电极记录到的 QRS 波。

○ 起搏电开口:

■ 直接在 PV 内起搏可记录到朝向起搏电信号波的 PVP。

■ 后撤起搏导管指向心房并跨越电出口将引起:

• 由于导管进入 LA,PVP-LA 的激动顺序逆转。

• 由于导管穿入 LA,LA-PV EGM 将广泛分离。

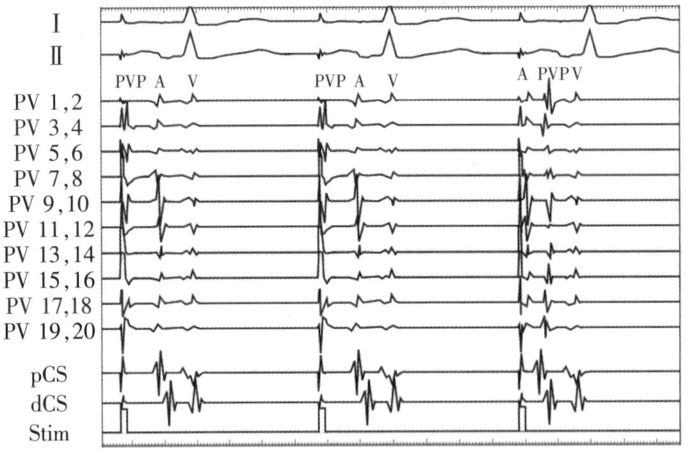

将环形标测导管(PV)置于 PV 开口内,通过位于 PV 开口内的标测导管起搏。初始时,局部 PV 夺获,然后传导至 LA(前 2 跳)。随着导管后撤,跨越电出口进入 LA,激动顺序逆转(由 PVP-LA 激动,变为 LA-PVP 激动)。

AF 消融–肺静脉隔离

- 盐水灌注 RF 消融
  - 功率(最大):20~25W(后壁),30~35W(前壁)。
    - 15~30W(冠状静脉窦),35W(LAA–LPV 前缘),35~40W(二尖瓣环)。
  - 温度(最高):43℃。
  - 盐水灌注:消融期间速度为 8~30mL/min(依据导管而定),标测期间速度为 2mL/min。
  - RF 过程中的监测:
    - 应观测到局部 EGM 消除,并伴随局部阻抗降低(约 10Ω)。
    - 阻抗突然增加>30Ω,提示电极导管(头端)很可能滑入 PV。
- 冷冻球囊消融
  - 在冷冻球囊(CB)与肺静脉很好地契合,导致 CB–PV 堵塞的情况下,应给予球囊冷冻消融 3~4min。
  - CB–PV 阻塞情况应通过静脉造影术评估,也可以采用心腔内超声心动过图(ICE)或 PV 压力分析替代造影。
- 高功率和短时程(HPST):
  - HPST 可以作为常规盐水灌注 RF 消融的替代。
  - HPST 一般可以借助有限的热作用产生透壁损伤。该方法限制了消融时间,减轻了对深部损伤的附加损伤(借助于热传导衰减)。
  - 电流达到目标的使用条件包括:
    - 50W,5~10s(HPST)。
    - 90W,4~6s(功率非常高,时间很短)。

消融终点

- 传入阻滞:
  - 传入阻滞被定义为稳定的由 LA 至 PV 传导的消失。
  - 消融期间,PVP 应延迟和消失。
    - 如果 PVP 振幅降低,提示消融的位置在 PV 内过深,且直接损伤肌袖组织。
    - “点对点”RF 消融,最早激动位置逐渐偏移,直至实现隔离。
    - 冷冻球囊消融,环形隔离可以同时发生。
  - 评价传入阻滞的困难:
    - 对远场电位的过度感知,可能产生伪影或遮盖 PV EGM 的存在。
    - PV EGM 的感知不充分(“假性传入阻滞”),可以在相对较远的 CMC 位置、CMC–PV 接触较差和部分 PV 消融时见到。

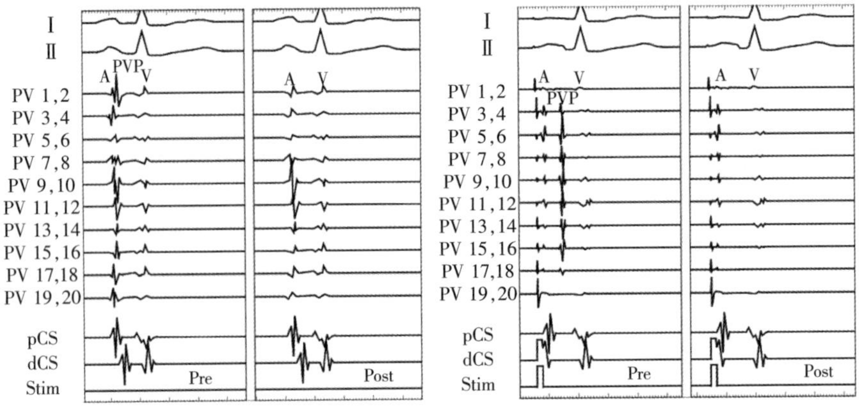

消融前，近场 PVP 可见于位于 LSPV 开口部位的 CMC 上。消融后，仅有远场心房电位(A)和心室(V)EGM 电位被记录到(左图为窦性心律；右图为远端 CS 起搏)。

○ 传出阻滞：

- 定义为稳定的由 PV 至 LA 传导的消失。
- 可见到 PV 自发放电，或在 PV 起搏时脉冲不能从 PV 传导至 LA。

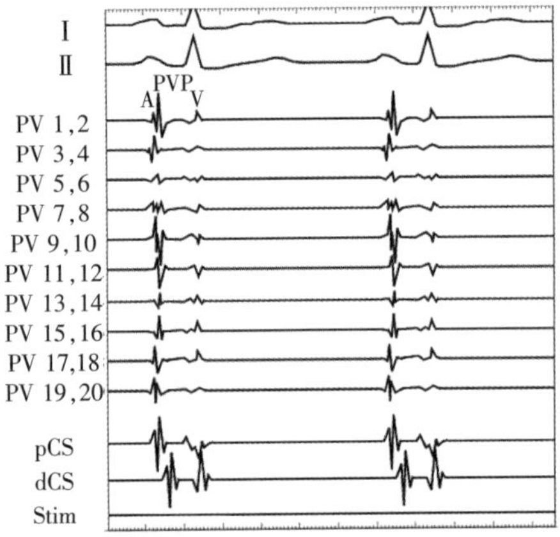

消融前：与 PVP 相关的远场心房 EGM。

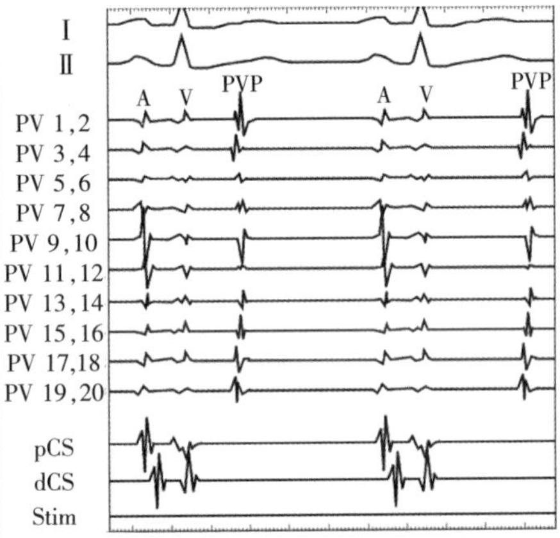

消融后：自发的 PVP 分离。

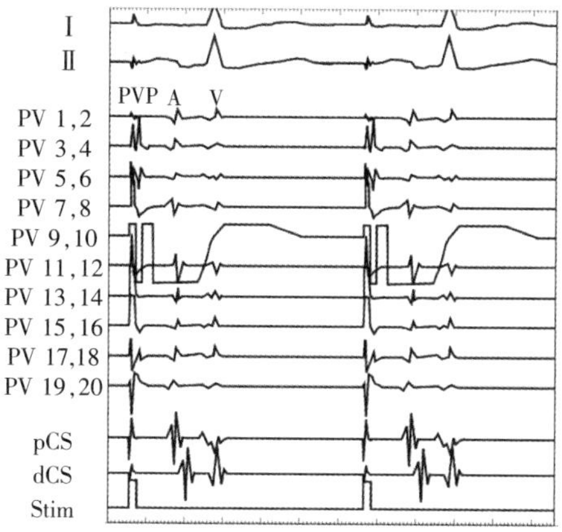

消融前：由 PV 9~10 起搏夺获 PV，随后传入心房。

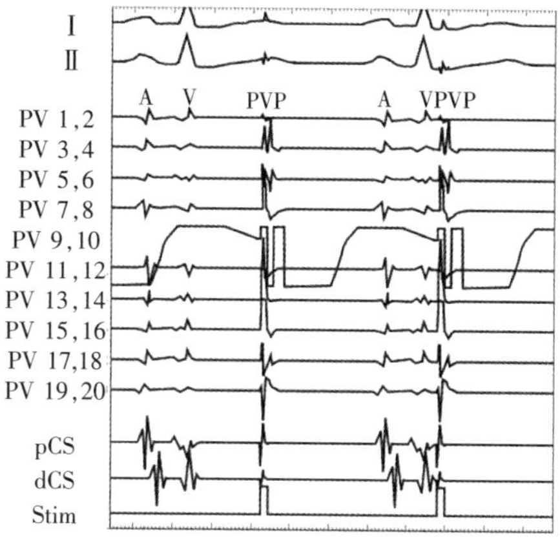

消融后：由 PV 9~10 起搏夺获 PV，但并未传入心房。

- PV 起搏时评估传出阻滞的困难。
  - 肌袖分布不均匀，需要在 PV 周围的双极起搏，以保证达到传出阻滞。
  - 必须要核实局部 PV 夺获，以区别真正的传出阻滞和“假性传出阻滞”（由于 PV 失夺获而表现出明显的传出阻滞）。
  - 必须用最小的有效起搏输出，以避免意外的远场夺获，这种夺获容易被误判为明显的传出阻滞。
    - 来自 LSPV CMC 前方双极起搏时的 LAA 夺获。
    - 来自 LIPV CMC 后方双极起搏时的 LAA 夺获。
    - 来自 RSPV CMC 前方双极起搏时的 RA/SVC 夺获。
  - 如果局部 PV 夺获被伪影遮盖，应该予以程序刺激以厘清局部 PV EGM（在 LA-PV 连接部位的递减传导）。

消融成功的决定因素

- 隔离后观察期发现自发的 PV 再连接。
  - 最少需要 20min。
    - 有证据表明应增加至 90min。
- 起搏夺获：
  - 操作流程：
    - 由消融导管远端双极给予高输出起搏（10mA/2ms），同时沿着消融线周围缓慢移动导管。
  - 解释：
    - 存在局部 LA 夺获提示消融不充分和（或）消融线上有残存间隙。
      - 继续消融，直至不再引起局部夺获。

- 局部 LA 夺获完全消失与 95%的传入阻滞相关。
  - 注意:局部 EGM 振幅与起搏夺获的位置无关。

- 腺苷 12~18mg,静脉输注。
  - 静脉注射腺苷引起 PV 超极化而导致以下情况:
    - **持续性传导**:静息膜电位超极化,但是仍保持在阈值之上,因此并不出现传导的恢复。
    - **暂时性传导**:静息膜电位超极化,且在阈值以下,可导致传导的恢复(即刻的 PV 再连接)。
      - 暂时性传导可见于 30%~50%的消融后 PV。
      - 其出现预示自发的、时间依赖 PV 再连接,包括 1 年后的 AF 复发。
      - 去除传导与远期预后的改善有关。
  - 操作过程:
    - 在目标区域的 PV 放置环形标测导管。
    - 将 8~12mg 腺苷溶于生理盐水并静脉注射。
    - 保证至少 1 次 P 波阻滞或窦性停搏≥3s。
    - 暂时性传导的位置被定义为≥1 次搏动再次出现 PV 活动,应以其为靶点消融,直至暂时性传导不再出现。
    - 该过程应在每一条 PV 中重复进行。
- 异丙肾上腺素输注:
  - 易于辨认非 PV 触发灶。

高级技术

- 改善导管接触的策略:
  - 借助术前成像进行解剖评估。
  - 确认少见的变异、凹陷及 PV 方向。
    - LCPV:如果有向后指向的位置,可在房间隔后方穿刺。
    - LSPV:如果有高位/顶部脱垂,可在房间隔高位穿刺。
    - RIPV:如果可以在房间隔中部穿刺,避免在房间隔前方或高位穿刺(导致不能到达 PV)或在房间隔后方穿刺(进入 RA)。
  - 使用可(弯曲)操纵的鞘管和双向导管。
  - 通过周期性的呼吸暂停或喷射通气减少(消融中的)呼吸运动。
- PV 突破的关键性标测位置:
  - 寻找最早的 PV 双极激动。
  - 在 A-PVP 突破的位置,邻近的双极将显示相反的电位(1 个双极是正向的,邻近的双极是负向的)。

    - 在 A-PVP 突破的位置，消融导管应显示局部 A EGM 和最早的 PVP 之间的碎裂电位。
- 不能分离 PV：
    - LPV-Marshall 静脉间的连接。
        - 高输出 CS 起搏导致 CS 和 LA 同时夺获，其后为 PVP。
        - 低输出 CS 起搏仅导致 CS 夺获(无 LA 夺获)。如果 PVP 同时出现，说明除 LA 以外还存在其他连接。
    - RA-右侧 PV 的连接：
        - HRA/窦性心律起搏时，在 RSPV 的 PVP 较早深倒时，怀疑存在 RA-右侧 PV 的连接。
        - 右侧 PV 起搏并标测 RA 出口；在 RA 出口行消融。

心房颤动消融-PVI 辅助技术

左心房线性消融

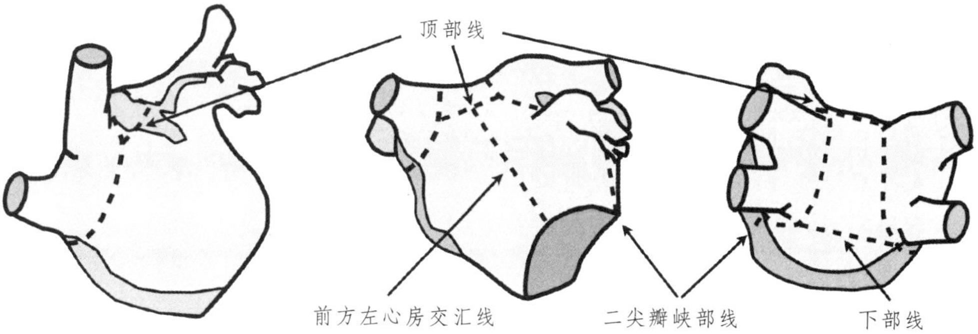

顶部线

- **适应证**：顶部依赖的静脉周围的心房扑动(MRAT)。
- **目标**：在两侧上 PV 上缘之间的连续线。

器械

- 3D 标测系统，以标测关键位置。
    - RSPV、LSPV 和 LAA。
- 在心耳使用多电极导管。
    - 持续起搏以评估 LA 顶部的传导。

- ○ 使用长鞘管行盐水灌注 RF 消融。
  - ■ 该技术可提高导管稳定性，易于调整适合的导管方向（更推荐使用可调控鞘管）。

技术

- ○ PVI 之后，沿环绕 PV 消融灶的上缘扩展线消融。
  - ■ 注意：该消融线指向前方以减小食管损伤风险。
- ○ 可行的方法：
  - ■ 直接由 LSPV 至 RSPV 扩展线消融，导管指向上方（垂直于顶部）。
    - • 向下方和间隔方向扩展线消融，顺时针旋转和弯曲导管。
  - ■ 大环袢（平行头端）：导管电极进入 LSPV 开口之前，围绕侧方、下方、间隔和颅壁。
    - • 从 LSPV 向 RSPV 方向后撤导管。
  - ■ 小环袢（平行头端）：导管电极在左上 PV 附近最大限度地弯折，以致导管头端面向右侧 PV。
    - • 释放导管，使其头端靠近右上 PV 开口位置，并随着鞘管/导管套组推向 LSPV。

消融

- ○ 如果导管头端为垂直位，消融功率为 30W；如果导管头端为平行位，则为 25W（因为有“爆裂”风险）。
- ○ 盐水灌注速度为 7~30mL/min，温度限制在 43℃。
- ○ 通过观察 EGM 和透视来监测导管的稳定性。
  - ■ 注意导管意外移位进入 LIPV 或 LAA，以预防严重的并发症（PV 狭窄或穿孔/心脏压塞）是非常重要的。

完全线性消融阻滞的评估

- ○ 沿着消融线全长广泛分离的局部双电位。
  - ■ 不应该存在分裂的电活动连接双电位（如间隙存在）。
- ○ 双向阻滞：
  - ■ LAA 起搏时，存在 PV 之间 LA 后侧的激动顺序。
    - • 由尾部到头部（孤立的顶部线）。
    - • 由尾部到头部和由右向左（顶部线+二尖瓣峡部线）。
  - ■ 后壁起搏时，至 LA 的传导时间缩短，因为起搏位置向下移动至消融线下方（向下至后壁）。

二尖瓣峡部线

- ○ **适应证**:顺时针或逆时针二尖瓣周围心房扑动(MRAT)。
- ○ **目标**:二尖瓣环侧部和左下 PV 之间的连续消融线。
  - ■ 由于心肌增厚和 CS 的冷却效应,可能很难实现。

器械

- ○ 3D 标测系统,以标测关键位置。
  - ■ LIPV、二尖瓣环、LAA 和 CS。
- ○ 在 CS 使用多极导管。
  - ■ 解剖标志和监测消融影响的方法。
  - ■ 尝试定位(导管电极)桥接线性消融的目标区域。
  - ■ 需要连续起搏,在搏动的基础上评估峡部的传导。
- ○ 应用长鞘管行盐水灌注 RF 消融。
  - ■ 长鞘管可以改善导管电极的稳定性,易于控制导管电极的方向。

技术

- ○ 心内膜的消融:
  - ■ 消融导管经过长鞘管导入,位于二尖瓣环侧方(LAO 投照位的 4 点钟方位)在 90°(垂直位,接触不良)和 180°(平行位,接触良好)夹角之间至 CS 平面。
  - ■ 消融病灶始于二尖瓣环侧方(AV 比为 1:1 或 2:1)的心室面。
  - ■ 鞘管和导管顺时针旋转,以使消融损伤灶向后方扩展至 LIPV 口部(LAO 投照位接近 2 点钟的位置)。
- ○ 心外膜(CS)的消融:
  - ■ 50%~60%的患者需要行心外膜消融。
  - ■ 应在完成心内膜消融后行心外膜消融。
    - • 存在持续的峡部传导的证据。
    - • 消融导管记录上可见心内膜传导延迟,但是在附近的 CS 双极电极上并不能记录到。
  - ■ 消融导管进入 CS,到达心内膜消融灶对侧位置。
    - • 导管应该尽可能指向心内膜,以与 CS 心房侧获得良好的接触,并降低回旋支冠状动脉损伤的发生风险。
  - ■ 在二尖瓣周围心房扑动和连续的 LAA 起搏时,伴有较早和(或)碎裂电位的局部 EGM 是消融的靶点。

消融

- **功率**
  - 心内膜消融:靠近 LIPV 位置 30~35W;靠近二尖瓣环 35~40W。
  - 心外膜消融:15~30W。
  - 每个位置的消融时间为 30~60s(或局部 EGM 消失)。
- 盐水灌注速度为 7~30mL/min,温度限制在 43℃。
- 在消融过程中,需要通过观察 EGM 和透视检查监测导管电极的稳定性。
  - 在心内膜消融中,注意导管意外移位进入 LIPV 或 LAA,以预防严重的并发症(PV 狭窄或穿孔/压塞)是非常重要的。

完全线性消融阻滞的评估

- 沿消融线的全长广泛分离的局部双电位。
  - 在靠近 CS 的人工起搏和消融线另一侧局部心房电位之间的延迟较短(<100ms)提示消融线存在间隙。
  - 不存在分裂的电活动连接双电位。
- 双向阻滞:
  - LA 消融线前方(如 LAA)起搏可致沿着 CS 由近端至远端的激动顺序(CS 远端至近端的激动顺序常存在完整的峡部传导)。
  - 经 CS 消融线的后方起搏可致相对部位的延迟激动。
  - 当起搏位置从消融线进一步移动(由 CS 远端至近端指向间隔)时,至 LA 前方(如 LAA)的传导时间缩短。

左心房前部横断

- **适应证**
  - LA 前方弥漫性病变,伴有低振幅(电)活动和广泛的传导紊乱。
  - 在阵发性和持续性 AF 发作时出现小的前部的折返环。
- **目标**:在二尖瓣环前部至顶部线或 RSPV 之间形成连续消融线。
  - 注意:这可能导致左心房侧部和 LAA 的延迟激动,从而引起 LAA 排空显著降低。

器械

- 3D 标测系统,以标测关键位置。
  - LIPV、二尖瓣环、LAA 和 CS。
- 在心耳使用多电极标测导管。
  - 需要连续起搏以评估峡部传导。
- 利用长鞘管行盐水灌注 RF 消融。

- 长鞘管可以改善导管的稳定性,并易于操控导管的指向(考虑使用可调控鞘管)。

技术

- 自二尖瓣环开始消融。
- 当鞘管逆时针旋转时,逐渐后撤导管以增加 LA 前壁和前间隔区域(房壁)的接触。
- 在房间隔穿刺水平,顺时针旋转鞘管,消融导管逐渐延伸至右侧 PV 或顶部线。

消融

- 功率:30~35W。
- 盐水灌注速度为 7~30mL/min,温度限制在 43℃。

完全线性消融阻滞的评估

- 沿着消融线的全长广泛分离的局部双电位。
  - 无分裂电活动与双电位连接(如间隙)。
- 双向阻滞:
  - 紧贴消融线侧部至 LA 前部起搏,可致激动环绕二尖瓣环向侧方和后方扩布,抵达 LA 间隔部/消融线的对侧。
  - 当前方的起搏位置进一步从消融线移动(指向 LA 侧部)时,至消融线对侧的传导时间相应缩短。

后壁的消融隔离

- **适应证**:复发的或持续的 AF。
- **目标**:左心房后壁电隔离。

器械

- 3D 标测系统,以标测关键位置。
  - RSPV、RIPV、LSPV、LIPV 和 LAA。
- 在心耳使用多电极标测导管。
  - 需要连续起搏以评估跨越 LA 顶部的传导。
- 利用长鞘管行盐水灌注 RF 消融。
  - 长鞘管可以改善导管的稳定性,并易于操控导管的指向(考虑使用可调控鞘管)。

技术

- PVI 后,从上方 AND 下缘环绕 PV 消融灶扩展行线性消融,或跨整个后壁行点对点消融。
- 顶部线消融步骤同上。

- 顶部线定位要靠前一些，以靶定非 PV 触发/神经元丛(GP)的 AF。

○ 下方的消融线可以位于 LA 的底部(“CS 暗沟部的线”)或位于左心房后部。

- 考虑更靠下的部位，靶定非 PV 触发/GP 的 AF。
- 当消融更靠后的部位时，要注意避免食管损伤。

消融

○ 功率：20W。

○ 盐水灌注速度为 7~30mL/min，温度限制在 43℃。

○ 在消融过程中，需要观察 EGM 和透视以监测导管电极的稳定性。

- 在消融中注意导管意外移位进入 LIPV 或 LAA，以预防严重并发症(PV 狭窄或穿孔/压塞)是非常重要的。

○ 在偶然的情况下，后壁的隔离较难，这是因为心房或 CS-LA 之间连接。

- 考虑激动标测以确定激动突破的位置。

完全性阻滞的评估

○ 后壁应进行电隔离，存在双向传导阻滞的证据。

- 偶尔在后壁可以观察到自发电位；否则应在后壁起搏以确保传出阻滞。

复杂碎裂心房电图的消融

○ 复杂碎裂心房电图(CFAE)被认为是延续折返的关键解剖区域，其代表：

- 传导延迟或阻滞的区域(如中心点或落脚点)。
- 自主神经支配的位置，如重要的神经节丛。

CFEA 的定位

○ 常见的 CFAE 位置包括：

- 房间隔(57%)。
- PV 开口(40%)。
- LA 底部(靠近心耳，32%)。
- 近端 CS(32%)。
- 二尖瓣环(20%)。
- LA 后壁。

○ 少见的位置：界嵴、CTI、LAA。

特征

- ○ 低电压(通常<0.25mV)多电位信号伴有以下情况。
  - ■ 非常短的 CL(<120ms)伴或不伴多个电位。
  - ■ 碎裂电位:等电位线连续扰动 70ms 以上。
- ○ 它应该表现为时间和空间的相对稳定性。

分类

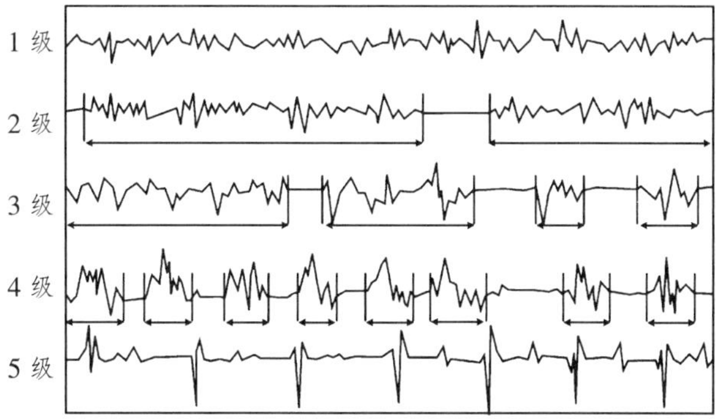

- ○ 1 **级**:不间断的碎裂电活动。
  - ■ 碎裂波占据≥70%的采样区,并且有>1 次的不间断的发作持续≥1s。
- ○ 2 **级**:间断的碎裂电活动。
  - ■ 碎裂波占据≥70%的采样区。
- ○ 3 **级**:间歇的碎裂电活动。
  - ■ 碎裂波占据 30%~70%的采样区。
- ○ 4 **级**:复杂的 EGM。
  - ■ 分离的(<70ms)复合(≥5 个方向的变化)EGM。
  - ■ 碎裂电活动(如果存在的话,<30%)。
- ○ 5 **级**:正常的 EGM。
  - ■ 分离的(<70ms)简单(≤4 个方向的变化)EGM。
- ○ 6 **级**:瘢痕。
  - ■ 无可识别的曲折波。

技术

- ○ AF 的诱发:
  - ■ 程序电刺激:以 20mA、5~10s 的猝发刺激起搏心房直至降至心房不应期。
  - ■ 可以采取多部位起搏方式,或在异丙肾上腺素输注后进行(最高 5μg/min)。
- ○ 一旦成功诱发 AF,建立电解剖标测图。

- CARTO:区间置信水平(ICL)。
  - 定义:特定时程(如 2.5s)内连续可辨认的复杂 CFAE 之间的间期数量。
  - 解释:观察到的重复性(较高的 ICL)越多,CFAE 分类的可信度越高。
  - 设置:阈值(0.05~0.15mV);间期时程(50~120ms);内部投射(4~6mm)。
    - ICL 分级:高水平,≥17;中等水平,10~17;低水平,3~9。
- CARTO:最短或平均综合波间期(SCI 或 ACI)。
  - 定义:特定时程(如 2.5s)内观察到的连续 CFAE 综合波(ms)之间最短或平均间期。
  - 解释:间期越短,CFAE 的分类的可信度越高。
  - 设置:阈值(0.05~0.15mV);间期时程(50~120ms);内部投射(4~6mm)。
- EnSite:碎裂指数。
  - 定义:多个分离的曲折波(–dV/dt;内向曲折波的时间间期)之间的时间取平均值,计算 AF 期间局部 EGM 的平均 CL。
  - 解释:平均 CL 越短,局部 EGM 越快,碎裂程度越高。
  - 设置(表 9.7)。

表 9.7 使用 Navix 标测 CFAE 的目标设置

参数	基本原理	设置
峰–峰敏感性	最小检测阈值(用于避免噪声)	0.03~0.05mV
EGM 不应期	避免多时相 EGM 的重复计算	35~45ms
EGM 宽度	避免检测较宽的远场电位	15~20ms
EGM 节段长度	每个位点的全部记录时程 获得该点的平均 CL	5s
插值	点与点之间的最大距离,用于分配至顶点的平均值	4~6mm
内部/外部投射	避免从标测图(建壳图)上接触不佳的电极搜集 EGM	4~6mm

消融终点

- 消融应从最高级别的 CFAE(最短 CL,碎裂程度最大)区域开始,并连续进行直至邻近的 EGM 减小。
- 注意:神经节丛的消融可能会引出严重的心动过缓,甚至长时间的心脏停搏。
  - 消融应该继续完成(如有需要可使用临时起搏),因为迷走神经反射通常与令人满意的消融结局相关联。

操作终点

- 阵发性 AF:

■ 不能诱发持续性 AF(>10min)或其他快速性房性心律失常。

○ 持续性 AF:

■ AF 减慢或终止并转为窦性心律(发生在 40%以下的病例),或出现需要进一步标测和消融的 AT,以恢复窦性心律。

• 消融不能终止 AF 并不意味着消融失败。

• 在持续性 AF 病例中,诱发 AF 的预示价值有限。

○ 如果不能达到消融终点,下一步应该:

■ 对不常见的 CFAR 位置进行标测。

■ 重新检查消融过的区域,以确保传导恢复。

■ 考虑静脉应用伊布利特(1mg,>10min)或普鲁卡因胺(1g,10~30min)以延长旁观者区域心律失常的 CL。

神经节丛的消融

○ **适应证**:迷走神经介导的 AF,复发性/持续性 AF,神经性心源性晕厥。

○ **目标**:识别和消融心房内神经节丛。

GP 的定位

○ 左上 GP 位于上外侧顶部区域,内侧 1~2cm 至 LSPV 根部。

○ 前后头位投照最容易观察。

■ 左下 GP 位于 LIPV 根部周围的下后侧区域,静脉开口向下延伸 2~3cm。

○ 后前位投照最容易观察。

■ 右前 GP 位于 RSPV 根部周围的上前方区域,向下扩展至 RIPV 前方的区域。

○ 右前斜位投照最容易观察。

■ 右下 GP 位于 RIPV 根部周围的下后方区域,静脉开口向下延伸 2~3cm。

○ 后前斜位投照最容易观察。

■ Marshall 韧带位于 LSPV 和 LAA 之间,向下扩展至左下 GP。

■ 右心房上 GP 位于 SVC 和主动脉根部之间,向上至右肺动脉(与右前 GP 重叠)。

■ 右心房后 GP 位于 CS 开口周围。

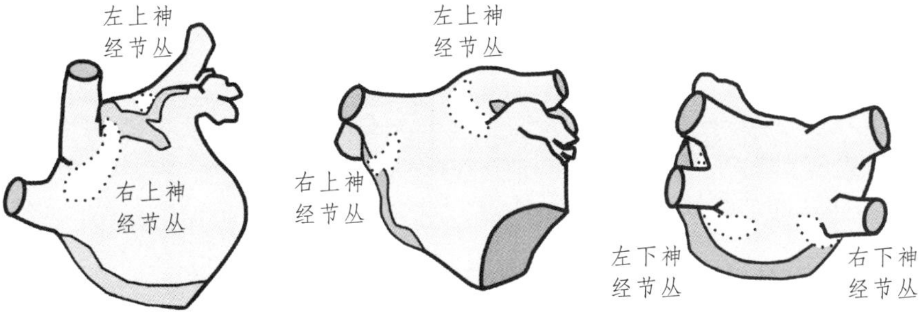

器械

- 3D 标测系统,以标测关键位置。
  - RSPV、RIPV、LSPV、LIPV 和 LAA。
- 多电极标测导管。
- 使用长鞘管行盐水灌注 RF 消融。

技术

- 神经节丛可以用左心房标测导管的高频刺激(HFS)来识别。
  - HFS:CL 20Hz,10~20V,5ms 脉宽。
  - 每个位置消融放电 2~5s,1~5 次。
- 在有 GP 的位置,该刺激会导致迷走神经张力增加,随之出现短暂心动过缓(RR 间期增加 50%)、AV 阻滞和心室停搏。

消融

- **功率**:25~35W,30~60s。
  - 温度限制在 43℃,盐水灌注速度为 7~30mL/min。
- 应该对 HFS 迷走神经阳性反应(迷走神经张力增加的表现)的位置进行消融。

消融终点

- 在每次消融放电的过程中应该重复 HFS。如果 HFS 阳性反应持续存在,应该重复消融,直至对 HFS 的反应消失。

操作终点

- 所有 HFS 阳性反应消失。
- 即便不存在 GP 阳性反应,也可考虑对 GP 区域行经验性消融。

局限性

- 由于它们在环肺静脉消融毁损部分夺获位置内或 CFAE 内的定位,GP 消融结局变化很大(效果不一致)。

基质或瘢痕的消融

- **适应证**:复发性/持续性 AF。
- **目标**:辨认和消融异常的心房基质。

背景

- 与 AF 有关的间质纤维化改变促进房性心律失常发生、增加了 AF 发生和维持的可能性，可能其发挥了微折返或转子落脚点的作用。

器械

- 3D 标测系统。
- 多电极标测导管。
- 使用长鞘管行盐水灌注 RF 消融。

技术

- 在窦性心律时，多电极标测导管用于建立详细的左心房心内膜低电压区标测图，并识别瘢痕区。
- 左心房标测图应该包括 500 个心腔内标记点。
- 正常心肌定义为双极心内膜电压振幅>0.5mV；致密纤维化定义为电压振幅<0.25mV；非透壁纤维化定义为电压振幅为 0.25~0.5mV。

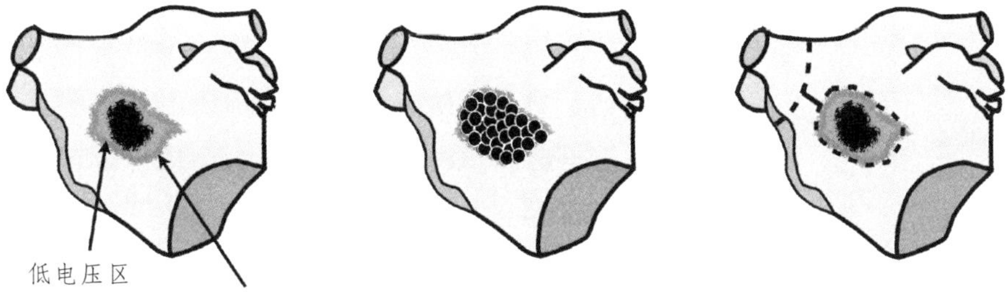

消融

- **功率**：30~35W。
  - 温度限制在 43℃，盐水灌注速度为 7~30mL/min。
- 应该在表现为纤维化的区域(电压<0.25mV)消融。
  - 对于<4cm² 的区域，应作为消融毁损部分以覆盖受影响区(瘢痕均质化)。
  - 对于>4cm² 的区域，应作为消融毁损部分包围受影响区(瘢痕隔离)。
- 对相距≤1.0cm 的瘢痕连接区，考虑增加线性消融毁损连接区，以避免形成致心律失常通道。

局限性

- 多项研究已表明，采取不同的技术而仅获得有限的成功。

非肺静脉触发灶

- **适应证**：房性心动过速、复发性/持续性 AF。
- **目标**：辨认和消除非肺静脉触发灶。

更常见于：

- ○ 女性患者。
- ○ 持续性 AF 患者。
- ○ 患者有更为明显的心房基质异常(如扩张的或电不正常心房组织)。
- ○ 患者有较多的合并症。

更常确认位置在：

- ○ 胸内静脉(SVC,持续左侧 SVC)。
- ○ 心耳部(左侧>右侧)。
- ○ 心房游离壁(左侧>右侧)。
- ○ 冠状窦开口。
- ○ Marshall 韧带。
- ○ 界嵴。
- ○ 房间隔。

器械

- ○ 在预期手术前考虑停用 β-受体阻滞剂和 AAD 5 个半衰期。
- ○ 导管：在 LAA 放置多极标测电极导管，在 SVC 放置多极标测电极导管，在 CS 放置 10 极标测电极导管，在 RA 下部放置 10 极电极导管。

技术

- ○ 在窦性心律时，给予异丙肾上腺素(初始 3μg/min，每 2~3min 增加一次剂量，至 6μg/min、12μg/min、20μg/min)，直至 PAC 触发 AF。
  - ■ 可以采用血流动力学支持(如去氧肾上腺素)以维持平均动脉压>70mmHg。
- ○ 标测导管置于观察到的触发起始部位。
- ○ 应该开展心脏同步复律。
- ○ 重复 AF 诱发，直至确定起源部位。
- ○ 如果对单用异丙肾上腺素无反应，可考虑输注低剂量异丙肾上腺素(2~6μg/min)，在左心房或右心房予以促发起搏刺激。
  - ■ 以 10mA 幅度和 2ms 脉宽予以 15 次驱动串刺激。
  - ■ 由 250ms 降至 180ms，以 10ms 行分级递减刺激直至不能夺获。
  - ■ 每次驱动起搏刺激时间间隔 5s。

消融

- ○ **取决于消融源**：局灶消融或隔离消融(如起源于 SVC 或心耳)。

局限性

○ 仅在 10%~33%的患者中可以诱发出非 PV 触发灶。

左心耳隔离

○ **适应证**:房性心动过速或发自 LAA 的非 PV 触发灶,或者复发性/持续性 AF 的经验性消融。

○ **目标**:LAA 的电隔离。

器械

○ 3D 标测系统,以标测关键位置。
  ■ LSPV、RSPV、LAA±二尖瓣环。
  ■ 考虑使用 ICE,可以直接观察 LAA、PV 开口和主动脉根部。

○ 在 LAA 开口水平放置多电极标测导管。
  ■ 基于逐搏心跳反应评估心房至 LAA 的传导。

○ 使用长鞘管行盐水灌注 RF 消融。
  ■ 长鞘管可以改善导管的稳定性,并易于调整合适的导管指向(强烈考虑使用中/大弯的可调节鞘管)。

技术

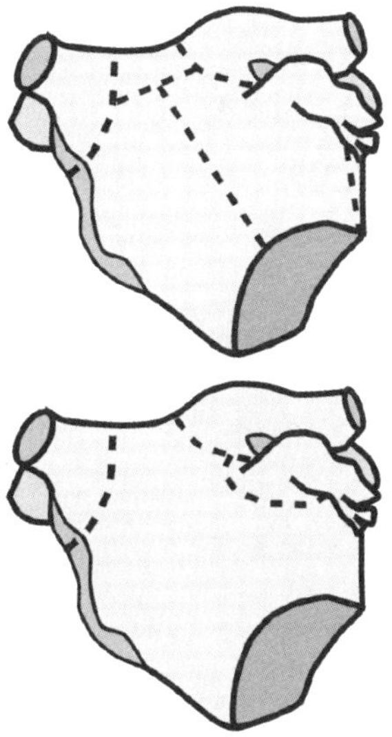

○ LAA 隔离可以采用分段递进或环绕(口部)递进方法。
  ■ **分段递进的方法**:经过 LA 线性(二尖瓣峡部线、顶部线、左心房前分割线)隔离实现电隔离。
  ■ **环绕(口部)递进的方法**:通过围绕 LAA 开口消融实现电隔离。

○ 有关两种路径的问题:
  ■ 建立 LA、LAA 和 PV 的电解剖标测图。
  ■ 在 LAA 口部水平放置多电极标测导管。

○ 为了靠近口部,在固定的 EAM、ICE 和(或)透视监测下,于标测导管水平的近端行消融。
  ■ 在窦性心律时,标测导管上最早激动的部位行消融,注意避免冠状动脉的左回旋支和左膈神经。

消融

○ **功率**:30~45W,30~60s。
  ■ 温度限制在 43℃,盐水灌注速度为 7~30mL/min。

- RF 放电过程中的监测:
  - 应见到局部 EGM 消失(消除),伴有局部阻抗(5~10Ω)降低。
  - 阻抗突然增加>20Ω,提示导管滑向远端。
  - 注意观察消融过程中 ECG 的 ST 段抬高(冠状动脉痉挛)。
- 替代方法:
  - 冷冻球囊可成功用于 LAA 隔离消融，但是该消融方法导致的膈神经损伤风险相对较高(见下文)。

消融终点

- 进入 LAA 的双向传导阻滞。

警示

- 所有(或左心耳封堵)患者均需要口服抗凝药治疗,因为这种情况下的 LAA 电隔离会增加脑卒中风险。
- 左主干和左回旋支冠状动脉紧挨着 LAA 近端(3~7mm),心耳口部的消融隔离技术在理论上有引发冠状动脉损伤的风险。考虑到消融诱发冠状动脉痉挛的风险,有时需要在 LAA 电隔离后立即行冠状动脉造影。
- 在靠近 LAA 开口顶部行 RF 消融和冷冻球囊消融，均有关于导致左侧膈神经损伤的报道。
  - 为了避免意外损伤膈神经,一些术者在消融关于中使用高输出起搏(每次 SVC 隔离)或采取连续膈神经起搏±CMAP 监测的方法。
- 由于 LAA 解剖和 LAA 口部心肌厚度(前方和上方的心肌较下边界和后边界的心肌更厚)的变异性(较大),LAA 口部的电隔离受到较大挑战。

上腔静脉隔离

- **适应证**:室性心动过速或源自 SVC 的非 PV 触发的 AF,或者复发性/持续性 AF 的经验性消融。
- **目标**:SVC 的电隔离。

器械

- 3D 标测系统,以标测关键位置。
  - SVC、RAA、膈神经。
- 在 SVC 放置多电极标测导管。
  - 识别 SVC 电位并基于逐搏心跳反应评估心房至 SVC 的传导。
- 使用长鞘管和导管消融。
  - 它可以改善导管的稳定性,易于调整合适的导管指向(强烈建议使用可调节长鞘管)。

技术

- 在窦性心律时,建立 RA、RAA 和 SVC 的电解剖标测图。
- 在消融前给予高输出起搏(20mA,2ms 脉宽)以描画出右侧膈神经走行过程。
  - 考虑在电解剖标测图上标记膈神经走行。
- 应在靠近 RA 和 SVC 连接处行环形消融,需要避免累及膈神经所在区域。
  - 每次消融前均需确认是否有膈神经夺获的丢失。

消融

- *功率*
  - *非盐水灌注 RF 消融*:40~60W,30~60s(目标温度 55~65℃)。
  - *盐水灌注 RF 消融*:25~35W(温度限制在 43℃,盐水灌注速度为 7~30mL/min)。
- RF 放电过程中的监测:
  - 应见到局部 EGM 被清除,且局部阻抗降低(约 10Ω)。
  - 阻抗突然增加>20Ω,常提示导管向远端滑动(深处)。
- 替代方法:
  - 冷冻球囊消融可成功地用于 SVC 隔离。然而,该技术可能与环形消融增加损伤膈神经风险有关。
    - 如果应用冷冻球囊消融,强烈建议考虑应用 CMAP 监测,一旦出现 CMAP 异常现象,应尽早停止消融。

消融终点

- 对于每一个 PVI 节段,进入 SVC 实现双向传导阻滞。
- 偶尔也会出现不能完全隔离 AVC 的情况,这是由于受到膈神经走行的影响。在这种情况下,应该考虑以下方案。
  - 在多电极标测导管上,以最早突破点为靶点,分节段消融隔离 SVC。
  - 局灶性地隔离 SVC 起源(如果局部膈神经受累)。
  - 利用球囊位心外膜入路避开膈神经,可在严重的病例中易化心内膜消融。

心房颤动消融后复发房性快速性心律失常

概述

- 20%~40%的阵发性 AF 患者需要再次行消融,50%以上的持续性 AF 患者需要再次消融。
- 原因:
  - PV 重新连接。
  - 非 PV 触发灶。

■ 大折返性心动过速：CTI、顶部、环二尖瓣。

分类

○ 早期复发：
  ■ 消融术后 1~3 个月内复发。
  ■ 可能提示急性炎症和组织修复后遗症。
  ■ 并不代表治疗失败（50%的早期复发患者，不会出现晚期复发）。
  ■ 一般情况下，早期复发出现得越早，远期预后越好（复发更少）。
○ 晚期复发：
  ■ 在消融后 3 个月复发，代表治疗失败。

12 导联 ECG

○ 复发性 AF 与房性心动过速。

其他检查

○ 每个 AT/AF/AFL 节段。

处理

○ 每个 AT/AF/AFL 节段。

AF 消融术后复发房性快速性心律失常的消融

心律失常起源的定位

○ 心律失常灶的 ECG 定位：
  ■ 每个 AT 的节段（参见表 7.1）。
○ 检查 CS 激动顺序（表 9.8）。

表 9.8 FAT 和 MRAT CS 激动顺序

		左心房	
	右心房	FAT	MRAT
近端至远端	FAT：任何	PV 心动过速（RSPV、RIPV）	逆时针二尖瓣周围心房扑动
		FAT：房间隔或 LA 右侧	
	MRAT：任何	二尖瓣峡部线的 FAT	右侧 PV 周围顶部依赖性心房扑动
远端至近端	–	PV 心动过速（LSPV、LIPV）	顺时针二尖瓣周围心房扑动
	–	FAT（LA 左侧）	左侧 PV 周围顶部依赖性心房扑动
同时激动	–	FAT（顶部或后壁）	顶部依赖性心房扑动

FAT，局灶性房性心动过速；MRAT，大折返房性心动过速。

- 评估 CS 周长的变异性：
  - TCL 的变异性=(最长 CL:最短 CL)/平均 CL，超过 1min。
  - 解释：
    - >15%的变异性(提示局灶性起源)。
    - <15%的变异性(提示大折返或局灶性起源)。
- 排除 PV 再连接：
  - 保证所有 4 条 PV 均完全隔离。
    - 间隙经常发生在：
      - LSPV 的前方(邻近 LAA)。
      - 左侧 PV 嵴(LSPV 的下方，LIPV 的上方)。
      - RSPV 的顶部和后壁。
    - 消融前考虑采用腺苷试验，以确定是否有明显电静止的 PV 而证实完全隔离。
  - 如果 PV 是 AT 的发生原因：
    - PVP 先于心房激动(在其他静脉中，A 波在 PVP 前)。
    - PV 再隔离可重新建立窦性心律或转换成其他 AT。
- 有条理的心动过速的激动标测和拖带：
  - 如上文中 AT 部分所述。

消融方法

- 任何表现为再连接的 PV 都应该在前庭突破点位置行再次消融。
- 应标测线性消融间隙并消融，重新建立双向传导阻滞。
- 考虑经验性 CFAE 消融、线性消融(步进式)和(或)靶定非 PV 触发灶的消融。

完全性房室结消融

适应证

- 当药物治疗对慢性症状性 AF 心室率控制效果不佳时，应行完全性 AVN 消融。

预期成功率

- 姑息性处理(并不消除 AF)：
  - 85%以上的症状得以改善，但是患者有可能起搏器依赖。
  - 即刻成功率可达到 95%~100%，长期成功率可达 90%~100%。

预期并发症

- 与所有侵入性消融操作相似。
- 如果需要左侧入路。

- 动脉出血。
- 血栓栓塞(心肌梗死、卒中、体循环栓塞)。
- 主动脉瓣、主动脉或冠状动脉损伤。

○ 多形性室性心动过速(VT)或心源性猝死(SCD):心率相关的并发症可发生于既往有快速的未控制的 AF 患者。

- AVN 消融后≥2 个月,以 75~80 次/分的心率起搏可以缓解症状。

永久性心脏起搏器治疗

○ 临时起搏时行 AVN 消融,随后植入永久心脏起搏器。

- 在 AVN 消融前,在 RVA 中植入临时起搏器。
- 在 AVN 消融后,植入永久心脏起搏器。
- 缺点:
  - 若 AVN 消融后患者起搏器依赖,存在与早期心脏起搏器功能异常相关的风险(或急性电极导线脱位)。
  - 若 AVN 消融后患者起搏器依赖,起搏器植入过程中会发生不可预见的风险(如起搏器无法成功植入)。
- 替代入路是锁骨下静脉入路,无须股静脉穿刺,能同时植入心脏起搏器和完成 AVN 消融。

○ 在置入 RV 电极导线后,沿锁骨下静脉的第二根鞘管置入消融导管电极。

○ 植入永久性心脏起搏器,随后行 AV 交接区的消融。

- 在 AVN 消融前数周,植入永久性心脏起搏器。
- 缺点:
  - 在导管消融过程中存在起搏电极导线移位的风险。
  - 心室率控制推迟完成。

器械

○ 在 RV(备用起搏)应用 4 极导管。

○ 盐水灌注或非盐水灌注 RF 导管:B 弯(小号/红色),D 弯(中号/蓝色),或 F 弯(大号/橘色)。

标测

○ 右侧(经静脉)入路:

- 在 RAO 投照位,D 弯(中号/蓝色)或 F 弯(大号/橘色)导管轻微弯折并缓慢推送进入 RV。
- 在 LAO 投照位,放松导管并顺时针旋转导管,沿着 TV 环上内侧以保持与间隔的接触。

- **起始**:在这个位置,能够同步记录到大的心房电位、希氏束电位和 V EGM。
  - 导管逐渐向心房方向回撤,达到解剖位置,该位置低于标准希氏束电极记录位置的近端。
- **结束**:在这个位置,可以见到相对较大的 A EGM 和较小的 V EGM(A≥V)±小的希氏束电位(<0.15mV)。
  - 注意:导管电极的头端可能需要再次轻微弯折,以沿着 AV 传导走行,并防止导管突然脱入 RA。
- 左侧(经动脉)入路:
  - 在右侧希氏束所在的位置放置 1 根诊断性导管电极以指引消融的位置。
  - 将 B 弯(小号/红色)(正常的 LV)或 D 弯(中号/蓝色)(扩张的 LV)导管经逆向入路定位于跨越 AV 瓣膜的位置。
    - 导管电极可以后倾并旋转指向间隔,随后朝向 AV 后撤至无冠窦下方的间隔基底部。
    - 反过来,导管电极能够径直达下间隔心尖部,并随后后撤至无冠窦下方的间隔基底部。
  - 标测该区域以发现左侧的希氏束电位(应与右侧希氏束电位同时进行,HV 为 30~40ms)。
    - 注意:左束支电位位于希氏束下方 1~1.5cm,其发生较晚(如 HV<20ms),并且 A:V 比值<1:10(如缺乏 A EGM 或仅有非常小的 A EGM)。

AF 时的 AVN 消融

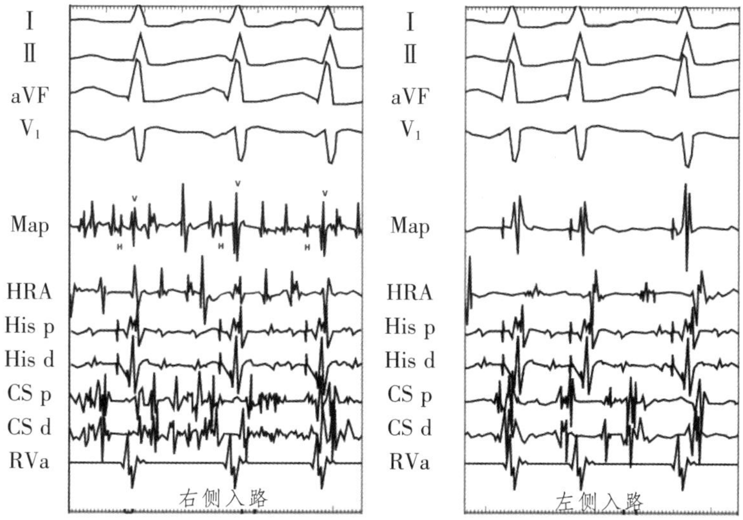

左图:右侧(经静脉)入路记录到的平衡的 A EGM 和 V EGM,带有 1 个小的希氏束电位。

右图:左侧(经动脉)入路记录到的大的 V EGM 和希氏束电位,带有 1 个小的 A波。

消融

- RF 放电：
  - **非盐水灌注 RF 消融**：50~60W，30~60s（靶温度为 55~65℃）。
  - **盐水灌注 RF 消融**：25~35W，30~60s。
- 在消融成功的位置，放电数秒内出现加速性交界性心律。
  - 与 AVNRT 消融时见到的相似，初始心率较快而后减慢。
  - 完全性心脏阻滞通常出现在 5~10s 内。
  - 进一步巩固消融 60s。

消融成功的决定因素

- 完全性心脏阻滞，伴有交界性逸搏心律（30~50 次/分）。

高级技术

- 不能记录到清楚的希氏束信号。
  - 原因：
    - 解剖学原因：希氏束心肌病变、瘢痕/纤维化。
    - 电学原因：AF 连续心房电活动使希氏束电位变得模糊。
  - 处理策略：
    - 电复律（如果 AF 发作和行适宜的抗凝治疗）。
    - 系统地寻找上下间隔部位。
    - 经由消融导管起搏，寻找窄 QRS 波（侵入希氏束）。
    - 以大头端和盐水灌注消融导管在右侧和（或）左侧行解剖消融。
      - 目的是沿着间隔在 AVN 组织周围进行线性消融。
      - 注意：无效的消融毁损可能造成水肿，累及希氏束后可能更难以穿透。
- 尽管有清晰的希氏束信号，但是不能达到完全性 AV 阻滞。
  - 原因和解决方案：
    - 消融导管不稳定或组织贴靠较差：使用长鞘管（右侧消融）。
    - 远端消融（如右束支消融）：在更近端行消融。
    - 无效穿透：对两侧束支行消融，或在无冠窦内消融（左侧入路）。

左心耳封堵术（LAAO）

- 适应证：
  - 有高危血栓栓塞性风险（CHA_2DS_2-VASc≥2）的 AF 患者，存在 OAC 的禁忌证（例如，明显的出血史）。

- LAA 的解剖学分类：
  - 鸡翅型：长的 LAA 和弯曲的体部。
  - 风袋型：简单的长叶状，没有弯曲。
  - 菜花型：短的主叶和多个子叶状。
  - 仙人掌型：短的主叶和多个分叶。
- 封堵器设备：
  - Watchman：
    - 自膨镍钛框：
      - 透水的聚乙烯编织物覆盖封堵器朝向心房侧表面，以阻止栓子栓塞。
      - 10 个主动固定的倒钩，用于锚定封堵器进入心耳。
    - 型号大小：21mm、24mm、27mm、30mm 和 33mm。
    - 优点：容易植入。
    - 缺点：
      - 需要 LAA 的深度在 17~30mm。
      - LAA 深度必须与封堵器直径相匹配。
      - 大号(33mm)适宜容纳约 30mm 的开口。
      - LAA 至 LA 的残余血流常见(30%~40%)。
    - 证据：
      - PROTECTAF：不低于剂量调整后的华法林。
        - 与华法林的卒中、体循环栓塞、CV 或不明原因的死亡相比，RR 为 0.62(95%CrI 为 0.35~1.25)。
        - 与华法林相比，在 2.3 年时，致残性卒中或死亡 RR 为 0.41；95%CI 为 0.22~0.82。
      - PREVAIL：与华法林相比，未能达到非劣效(RR 为 10.7；95%CrI 为 0.57~1.89)。
      - 注册数据：较少的非操作性出血(HR 为 0.51)，但 Watchman 引起缺血性卒中的概率更高(HR 为 1.95)。
  - Amplatzer 心脏封堵器(ACP/Amulet)：
    - 自膨胀镍钛框：
      - 远端的分叶(于 LAA 植入)经过与之合成一体的腰部与近端椎间盘相连(位于 LAA 开口)。
      - 6~10 对起到稳定作用的钢丝围绕远端的周长。
    - 型号大小：16mm、18mm、20mm、22mm、25mm、28mm、31mm、34mm。
    - 优点：可容纳有限的 LAA 深度。
    - 缺点：需要获得与 LAA 壁同轴的位置。
      - 大号(34mm)可容纳 31mm 的最大落脚区。

- 证据：
  - 无 RCT 证据。
  - 注册数据提示使用 ACP 的卒中发病率较预期降低(年卒中发病率为 2.3%，基于风险因素的预期发病率降低 59%)。

第10章

室性心动过速

室性心动过速(VT)的理解和处理

概述

- 快速性心律失常起源自心室(起源自远端至希氏束分叉),频率>120 次/分。
- **非持续性** VT:发作时程为 3~5 个搏动,但在 30s 内自行终止。
- **持续性** VT:发作时程≥30s 或由于血流动力学不稳定而在 30s 内终止。
- **复杂的室性异位搏动**:室性期前收缩(PVC)>10 个/时,成对的、连续三个或非持续性 VT。
  - 复杂的室性异位搏动如果发生于有结构性心脏异常的患者,可能会增加死亡风险;但其对于心脏正常的人危险较小。

流行病学和临床特征

- 对 VT 的耐受性取决于频率、心功能和外周的代偿能力。
- **无症状的(伴或不伴 ECG 变化)**
  - 通常是由于较慢的(频率<200 次/分)VT。
- 室性心律失常的潜在症状
  - **心悸**:通常是阵发性的。
  - **晕厥前兆**:眩晕、头重脚轻、感觉虚弱、"眼前发黑(或灰暗)"。
  - **晕厥**:突发的意识丧失伴保持姿势的肌张力消失,肌肉僵直类似于痉挛发作且可自行恢复。
  - 胸痛、呼吸困难和(或)乏力等通常与基础心脏病有关。
- 心源性猝死。

解剖学和生理学(机制)

○ VT 的病理生理学机制(见表 10.1)。

表 10.1 室性心动过速的机制

	折返	异常自律性	触发活动
VT 形态	单形性	单形或多形性	单形或多形性
发作/终止	突发	“温醒/冷却”	“温醒/冷却”
EPS 诱发	可诱发 ● 程序刺激	不可诱发	可诱发 ● 肾上腺素能激活和快心率诱发 ● 维拉帕米、地尔硫䓬和腺苷终止
病因学	伴有瘢痕形成的基础心脏病(永久性基质)或急性缺血	代谢异常 ● 缺血、低氧 ● 低镁、低钾 ● 酸碱平衡失调	间歇依赖 ● 3 位相[早期后除极(EAD)] 儿茶酚胺依赖 ● 4 位相[延迟后除极(DAD)]
危险性	永久性基质	可逆性基质	永久(遗传或心脏病)或可逆的(由于药物或电解质紊乱)基质

分类

单形性 VT

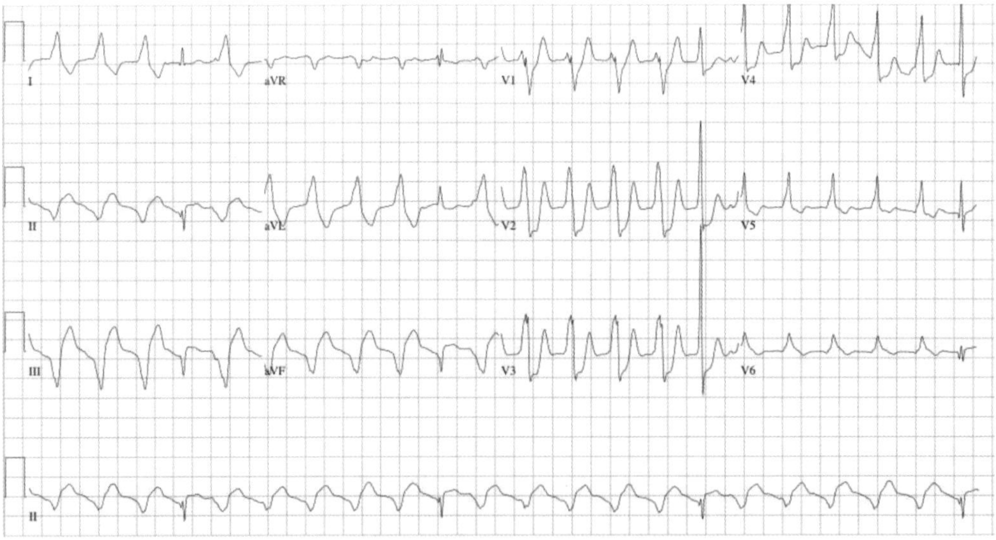

○ 单一的 QRS 波形态。

○ 病因学和分类:

■ 折返性 VT。

- 瘢痕相关的:源于心肌瘢痕和纤维化的慢传导。
  - □ 陈旧性心肌梗死(OMI)。
  - □ 扩张型心肌病(DCM)。
  - □ 致心律失常性右心室心肌病(ARVC)。
  - □ 先天性心脏病伴有外科手术瘢痕(如法洛四联症)。
- 传导系统内的折返。
  - □ 分支性 VT(左后分支 VT 最为常见)。
  - □ 束支折返性 VT (与希氏束-浦肯野系统有关的缺血性心肌病或非缺血性扩张型心肌病)。

■ 自律性升高。

- 原发(特发)性 VT。
  - □ 流出道 VT(75%):右心室流出道(RVOT)VT、左心室流出道(LVOT)VT 和主动脉瓣 VT。
  - □ 非流出道 VT:乳头肌、二尖瓣环和三尖瓣环 VT。
  - □ MI 后或外科术后早期 VT(心肌损伤)。

■ 触发电活动。

- MI 后早期 VT(通常起自靠近希氏束-浦肯野系统的区域)。

多形性 VT

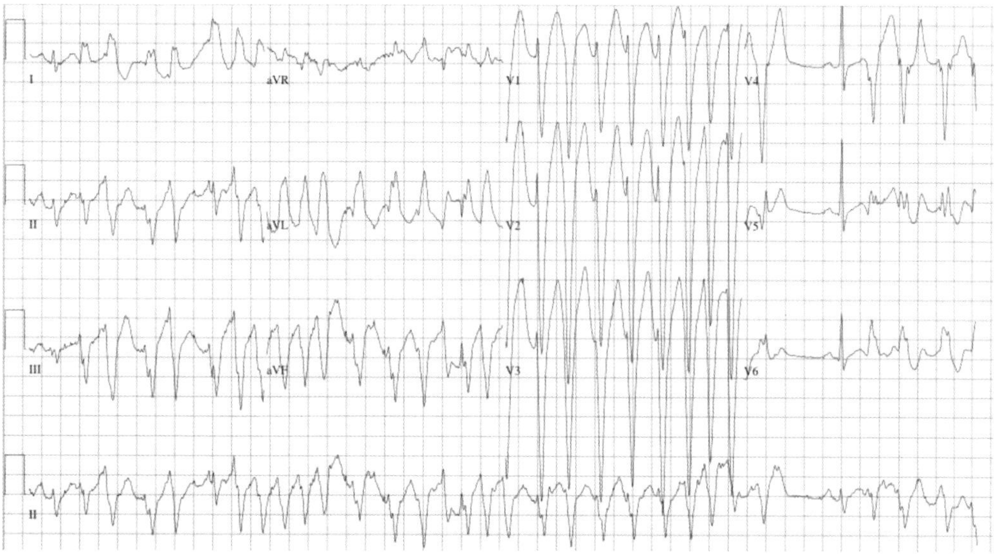

○ 不稳定 VT 伴 QRS 波群形态逐跳变化[周长(CL)为 180~600ms]。

○ 病因学和分类:

■ 正常基线的 QT。

- 病理生理学。
  - 可能由于折返[如急性心肌梗死,常蜕变为心室颤动(VF)]和延迟后除极[如对儿茶酚胺敏感的多形性 VT(CPVT)]。
  - 与高交感张力状态有关的 VT。
- 病因学。
  - 急性心肌缺血(多折返环、异常自律性)。
  - 离子通道病:对儿茶酚胺敏感的多形性 VT、Brugada 综合征、特发性多形性VT(PMVT)/VF。

■ 延长基线的 QT。

- 尖端扭转型 VT。
  - 定义为一种 PMVT。发作时 QRS 振幅与电轴在 5~20 跳内围绕基线扭转。
  - 通常并不持续,如果潜在病因无法被及时纠正的话可再发。
- 病理生理学。
  - 由于早期后除极。
  - 典型变化:由"短-长-短"联律间期起始(间歇依赖,常见于药物诱发)。
  - 短联律的变化:由"正常-短"联律间期起始(由应激或惊吓诱发,常见于先天性综合征,肾上腺素能依赖)。
- 病因学。
  - 获得性长 QT:药物[Ⅰa 类、Ⅲ类抗心律失常药物(AAD)]、低镁或低钾。
  - 遗传性长 QT。

■ 短 QT 综合征。

心室颤动(VF)

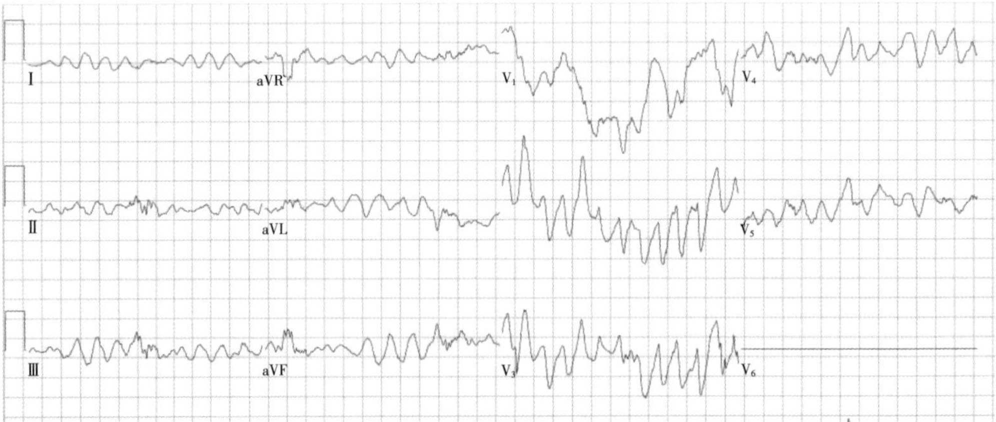

- 紊乱的、快速的、无序的宽 QRS 波快速性心律失常(>300 次/分)。
- 被认为是由于在心室内存在多个折返波(子波假说)。
- 所有 VT 均可蜕变为 VF。
- 原发性 VF 的病因学与多形性 VT 相似。

12 导联 ECG

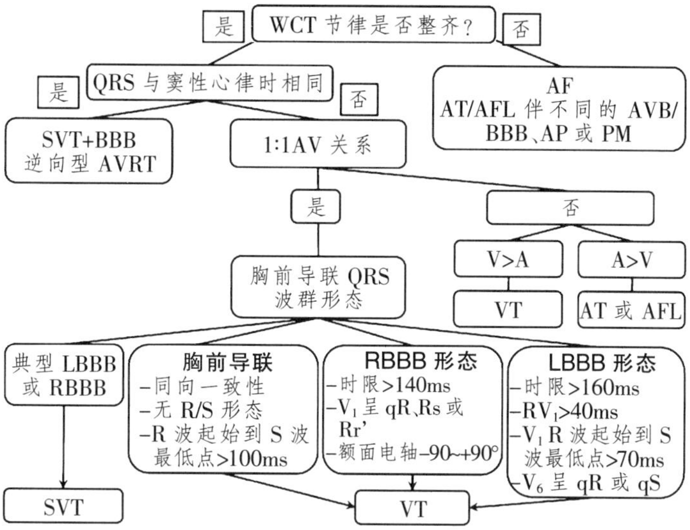

WCT,宽 QRS 波心动过速;VT,室性心动过速;SVT,室上性心动过速;LBBB,左束支阻滞;RBBB,右束支阻滞;AVRT,房室折返性心动过速;AT,房性心动过速;AF,心房颤动;AFL,心房扑动;AV,房室;AP,旁路;PM,起搏器。

- 心室率为 120~300 次/分(通常约为 170 次/分)。
- P 波。
  - 房室分离(完全性 AV 阻滞)或逆传 P 波(VA 逆传正常)。
- 电轴。
  - 较基线时电轴变化>40°或极度电轴偏移(右上)。
- QRS 波的形态和时程。
  - 左束支样形态(V_1 导联负向的 QRS 波—QS、rS)>160ms。
  - 右束支样形态(V_1 导联正向的 QRS 波—qR、R、Rs、RSR')>140ms。
  - 在分支性 VT 表现为相对窄的 QRS 波(110~140ms)。
    - 右束支样形态,电轴左偏:左前分支 VT。
    - 右束支样形态,电轴右偏:左后分支 VT。

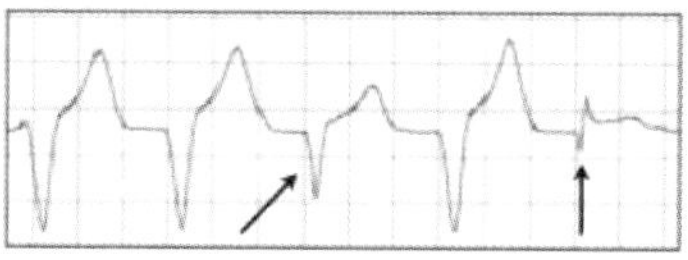

融合波　　夺获波

- **融合波(近乎是 VT 特定的现象;通常仅发生于频率<160 次/分的 VT)**
  - 融合的 QRS 波是正常心房下传至希氏束-浦肯野系统和心室细胞-细胞传导的结合。
  - 融合波也可发生于 PVC、心室逸搏、加速性室性自主心律和预激综合征(WPW 综合征)。
- **心室夺获(近乎是 VT 特定的现象;通常仅发生于频率<160 次/分的 VT)**
  - 心房脉冲经正常传导系统引发心室激动而产生早于心动周期预期的正常 QRS 波。
- 当描述 VT 时,重要的是评估以下内容。
  - **时程**:非持续或持续(连续发作>30s 或血流动力学不稳定)。
  - **变化性**:单形性或多形性。
  - **心室率**。
  - **QRS 形态**:左或右束支阻滞样形态。
  - **电轴**:右偏/向下或左偏/向上。

出口位置的定位

- QRS 形态
  - 左束支(V_1 导联负向的 QRS 波—QS、rS):RV 或 LV 间隔。
  - 右束支(V_1 导联正向的 QRS 波—qR、R、Rs、RSR'):LV。
- 电轴
  - 向上(Ⅱ、Ⅲ和 AVF 为负向波):下壁或下部间隔。
  - 向下(Ⅱ、Ⅲ和 AVF 为正向波):前壁或前间隔。
  - 偏向右:LV 侧壁或心尖部。
- 胸前导联 QRS 波的移行
  - 左束支阻滞样形态的 VT。
    - $\leq V_3$:LV 基底部、RV 间隔。
    - $\geq V_4$:LV 心尖部、RV 游离壁。
    - 负向一致性(V_1~V_6 全部是负向 QRS 波):LV 心尖部。
  - 右束支阻滞样形态的 VT(反向移行)。
    - $\leq V_2$:LV 基底部。
    - V_3~V_4:LV 心腔中部。
    - $\geq V_5$:LV 心尖部。
    - 正向一致性(V_1~V_6 全部是正向 QRS 波):二尖瓣环装置(结构)。
- 变异因素和特征
  - 流出道 VT(与 LBBB 相同的形态伴电轴向下偏移)。
    - V_1 和 V_2 导联 R 波(部分)的时程。
      - >QRS 波时程的 50%:LVOT(左冠瓣)。

  - <QRS 波时程的 50%：RVOT 或 LVOT（右冠瓣）。
- V_2 导联 R:S 比值。
  - >1：左心室流出道（LVOT）。
  - <1：右心室流出道（RVOT）。
- 与正常窦性心律（NSR）相比，心动过速时胸前导联 QRS 波的移行。
  - 在 NSR 时有较早的移行：RVOT。
  - 在 PVC/VT 时有较早的移行：LVOT。
- 在 RVOT 内 VT 的定位（见表 10.2）。

表 10.2　RVOT 起源灶 VT 的 12 导联 ECG 特征

	前壁	后壁	中位	间隔	RV 游离壁
胸前导联 R/S 移行	–	–	–	$\leqslant V_3$	$\geqslant V_4$
Ⅰ和 aVL 导联	负向（qs 或 rS）	正向（R 或 Rs）	正向（rs 或 qrs）	负向	正向
Ⅱ、Ⅲ、aVF	–	–	–	单相	切迹

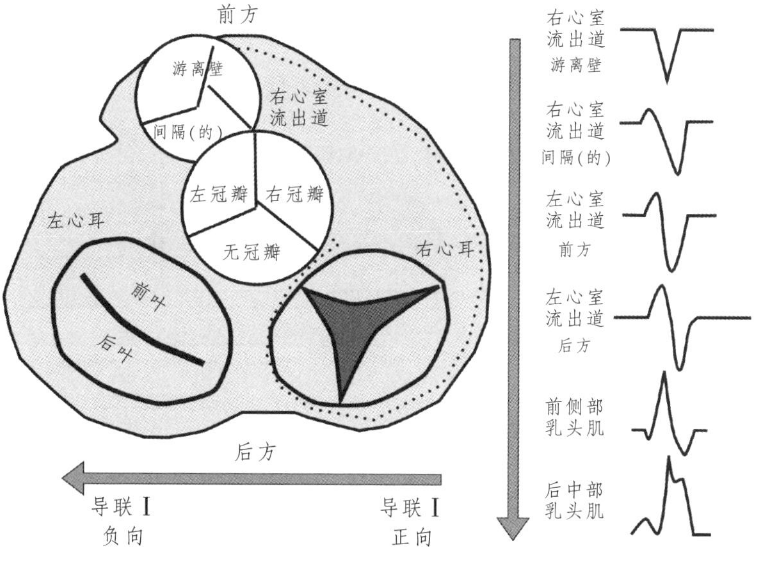

- LV 基底部起源 VT 的定位：RBBB 样形态的 QRS 波（见表 10.3）。

表 10.3　起源于 LV 基底部的 RBBB 形态 VT 的 12 导联 ECG 特征

	Ⅰ导联	V_1 导联	胸前导联的移行
间隔/希氏束旁	R 或 Rs	QS 或 Qr	移行早（$\leqslant V_2$）
主动脉–二尖瓣连接部	Rs 或 rs	qR	正向一致性
二尖瓣环上方	rs 或 rS	R 或 Rs	正向一致性
二尖瓣环上侧方	rS 或 QS	R 或 Rs	正向一致性
二尖瓣环侧方	rS 或 rs	R 或 Rs	正向一致性
乳头肌部位	无 Q 波	qR 或 R	

- 心外膜起源的 VT。
  - QRS 时程>198ms。
  - QRS 波的起始部分延迟。
    - ≥34ms 的假性 δ 波(任一导联 QRS 波的起点至其最早锐利曲折波的起点)。
    - V_2 导联本位曲折波≥85ms(QRS 波起点至 S 波的最低点)。
    - RS 型 QRS 波时程>121ms(任一导联 QRS 波起点至 R 波的顶点)。
    - 最大曲折指数>55%(QRS 波的起点至 R 波顶点或 S 波最低点/QRS 时程)。
  - 心外膜出口位置的定位。
    - Ⅰ、aVL 导联呈 QS 型:LV 前侧壁或侧壁。
    - Ⅱ、Ⅲ、aVF 呈 QS 型:靠近心中静脉。
    - V_1、V_2 导联无 R 波,V_3 为大 R 波:靠近前室间静脉。

其他检查

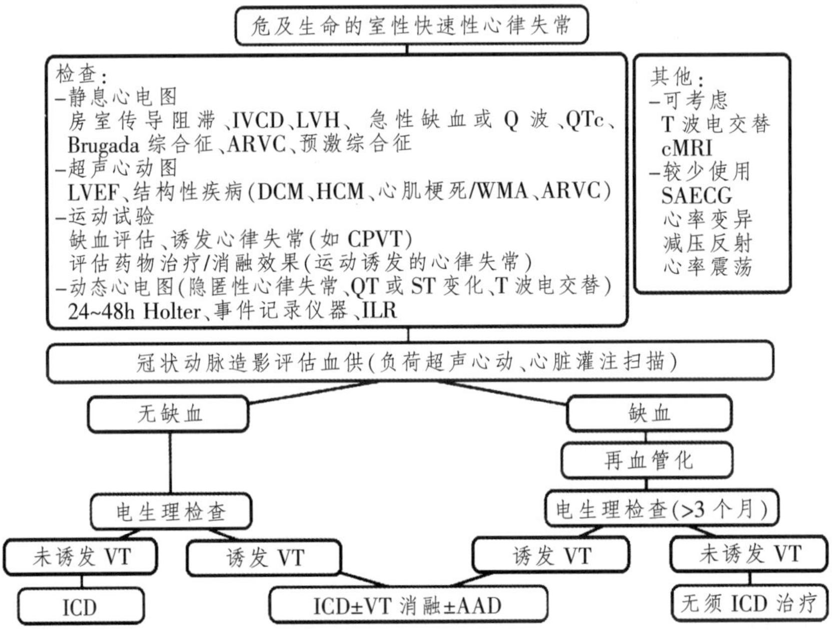

用于初次研究观察室性心动过速患者的简化流程图。ARVC,致心律失常性右心室心肌病;CPVT,对儿茶酚胺敏感的多形性室性心动过速;DCM,扩张型心肌病;HCM,肥厚型心肌病;ILR,植入式事件记录器;IVCD,心室间传导延迟;LVEF,左心室射血分数;LVH,左心室肥厚;SAECG,信号叠加心电图;WMA,室壁运动异常。

处理

急性期处理

- 非持续性 VT 和 PVC:
  - 除非血流动力学不稳定的快速反复性(无休止)NSVT,并无抑制非持续性 VT

(NSVT)延长生命的证据。

- 一线治疗。
  - β-受体阻滞剂。
- 二线治疗。
  - 胺碘酮+β-受体阻滞剂。
  - 索他洛尔。
  - 导管消融。

○ 持续性单形性 VT:
- 一线治疗。
  - 同步直流电复律(DCCV)。
- 二线治疗。
  - 静脉普鲁卡因胺作为备选治疗,如有充血性心力衰竭和低血压,要谨慎使用。
  - 静脉利多卡因:对缺血原因的 VT 更有效。
  - 静脉胺碘酮。
    - 血流动力学不稳定、心脏电复律无效,或用 AAD 仍反复。
  - 经静脉起搏终止。
    - 心脏电复律无效,或用 AAD 仍反复。

○ 基线 QTc 间期正常的多形性 VT:
- 一线治疗。
  - DCCV。
- 附加治疗。
  - 静脉 β-受体阻滞剂。
  - 静脉胺碘酮。
  - 注意:钙通道阻滞剂(CCB)对 DAD 致 VT 可能有效(由内向钙离子流引起)。
  - 对 Brugada 综合征或特发性 VF,可考虑静脉输注异丙肾上腺素(目标心率>120 次/分)或口服奎尼丁。

○ 基线 QTc 延长的多形性 VT:
- 治疗潜在病因。
  - 去掉可能有影响的非必要的药物(包括 AAD)。
  - 处理心肌缺血。
  - 纠正电解质异常(保持 K^+>4.5mmol/L)。
- 附加治疗。
  - 静脉注射硫酸镁。
    - 其仅对基线 QTc 延长的有效。
  - 起搏。

- 超速起搏(紧急)。
- 长期起搏:长间歇依赖的 TdP。
- 异丙肾上腺素。
  - 静脉输注使目标心率>120 次/分。
- 静脉注射利多卡因或美西律。
  - LQT3 伴 TdP。

慢性期处理(表 10.4)

表 10.4 室性心律失常的长期治疗策略

	再血管化后<48h 的多形性 VT/VF 或结构正常心脏的单形性 VT	再血管化后>48h 的多形性 VT/VF 或结构异常心脏的单形性 VT(LVEF<40%)
复发风险	低	高(20%~30%死亡率)
ICD	无获益 (心肌梗死后<40 天:CABG-PATCH,DINAMIT,IRIS)	明显获益(CIDS,AVIS,CASH)
药物治疗	β-受体阻滞剂 (76% RRR)±胺碘酮 (CASCADE,EMIAT/CAMIAT: 降低 VF/SCD,但并不改变心肌梗死后死亡率)、索他洛尔 (在严重 CHF 或 LV 功能异常者慎用)	β-受体阻滞剂(一线) 如果有心律失常/休克 ● 加用胺碘酮(负荷后 200mg/d:观察) 如果无效: ● 增加胺碘酮至 300~400mg/d 如果仍然无效: ● 考虑导管消融(或加美西律) 如果胺碘酮有副作用: ● 多菲利特±Ⅰ类 AAD 或 β-受体阻滞剂 ● 索他洛尔±Ⅰ类 AAD
其他	维拉帕米 > 普罗帕酮	导管消融 外科手术(如 LV 室壁瘤)或心脏移植

ICD,植入式心脏电复律除颤器;SCD,心脏性猝死。

- 非药物治疗:
  - 在大多数高危患者中,ICD 可能是降低死亡风险的唯一手段。
  - 一级预防。

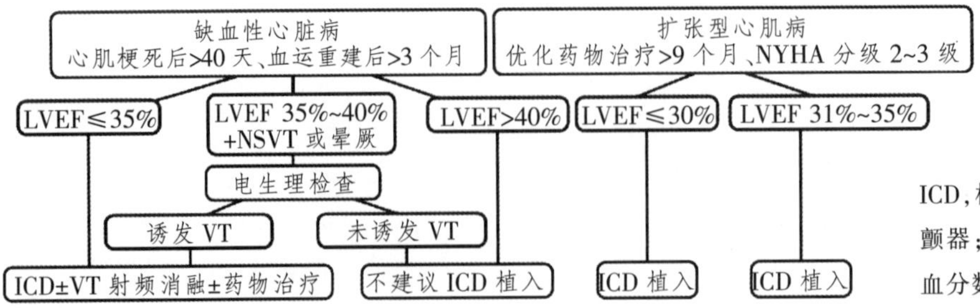

ICD,植入式电复律除颤器;LVEF,左心室射血分数。

- 药物治疗：
  - 应用 AAD 抑制室性异位搏动并不能降低 SCD 的风险。
    - CAST：对非危险的室性异位搏动的抑制无法降低死亡率（恩卡尼、氟卡尼）或可能无效（莫雷西嗪）。
  - 经验性应用胺碘酮可能会减少心律失常，但一般无法降低 SCD 风险。
    - CHF-STAT：674 例患者，LVEF<40%，复杂室性异位搏动。
      - 总死亡率与对照组无差异（非缺血性扩张型心肌病患者的生存率有增加趋势）。
    - CASCADE：228 例患者，VF 心脏停搏的生存者。
      - 胺碘酮较其他 AAD 可减少 ICD 放电或晕厥。
    - CAMIAT：1202 例患者，MI 的生存者，复杂室性异位搏动。
      - 与对照组相比，无生存获益。
    - EMIAT：1500 例患者，MI 的生存者，LVEF<40%。
      - 与对照组相比，无生存获益。
    - SCD-HeFT：2521 例患者，LVEF≤35%，NYHA 2~3 级。
      - 胺碘酮组无生存获益。
- 侵入性治疗：
  - 折返灶的消融是治疗某些 VT 的有效方法。

VT 的导管消融

适应证

- 频繁的单形性 PVC 和 NSVT。
  - 特别是与 LV 功能异常（LV 扩大或 LVEF 降低）相关。
- 单形性 VT：持续或非持续。
  - 患者可能是药物无效或药物不耐受。
  - 患者不希望长期接受药物治疗。
- 束支折返性 VT。
- ICD 患者的附加治疗。
  - 持续性 VT 而经历多次电击，经程控 ICD 或药物治疗无效，或不希望长期接受药物治疗的患者。

预期成功率

- 如果可诱发，特发性 VT（如 RVOT 或分支性 VT）消融成功率为 80%~90%。
- 束支折返：80%~90%。
- 缺血性 VT：60%~70%。

- ○ 扩张型心肌病:50%(通常需要心外膜消融)。
- ○ ARVC:70%(通常需要心外膜消融)。

预期并发症

- ○ 与其他侵入性消融操作相似。
- ○ 3%~5%的主要并发症。
  - ■ 血管入路:血肿、动静脉瘘、假性动脉瘤。
  - ■ 导管操作:血管损伤、微栓/卒中/、动脉夹层。
  - ■ RF 消融放电:心脏穿孔/心包压塞、冠状动脉损伤、AV 阻滞。
- ○ 死亡率:1%~3%。

患者准备

- ○ 应用心脏超声(±对比剂),以排除 LV 栓子(如果预期有 LV 扩大)。
- ○ 在消融操作前停止所有 AAD 至少 5 个半衰期(特别是 RVOT 和分支性 VT)。
- ○ 由于全身麻醉存在 VT 不可诱发的风险,所以首选局部麻醉。

器械

- ○ 3D 标测系统。
  - ■ *局灶性* VT:在体表 QRS 波群起始前,将兴趣窗设置为 50~80ms。
  - ■ *折返性* VT:设置兴趣窗>90%的心动过速周长。
- ○ 诊断性导管。
  - ■ 于右心室心尖部和希氏束部位放置 4 极导管。
  - ■ 于 CS 放置 10 极可调导管(参考电极和起搏)。
- ○ RV 心内膜 VT。
  - ■ 非盐水灌注 RF:D 弯(中号/蓝色)、C 弯(绿色)或双向弯[D 弯(中号/蓝色)/F 弯(大号/橘色)]。
  - ■ 盐水灌注 RF:D 弯(中号/蓝色)或双向弯[D 弯(中号/蓝色)/F 弯(大号/橘色)]。
  - ■ 考虑使用长鞘,以改善在 RVOT 的稳定性(LAMP、SL0 或可调弯鞘)。
- ○ LV 心内膜 VT。
  - ■ 盐水灌注 RF:F 弯(大号/橘色)、D 弯(中号/蓝色)、J 弯(超大号/黑色)或双向弯(D/F,D/J,F/J)。
  - ■ 可调弯长鞘穿间隔(通常用大弯)。
  - ■ 经动脉的逆向入路。
- ○ 心外膜 VT。

标测

- ○ 涉及的区域依赖于基础病理。
  - ■ 缺血性心肌病。
    - • 心内膜(90%):围绕瘢痕折返±功能阻滞。
  - ■ 非缺血性心肌病。
    - • 其基质更常见于瓣周和心外膜。
- ○ 一般性入路。

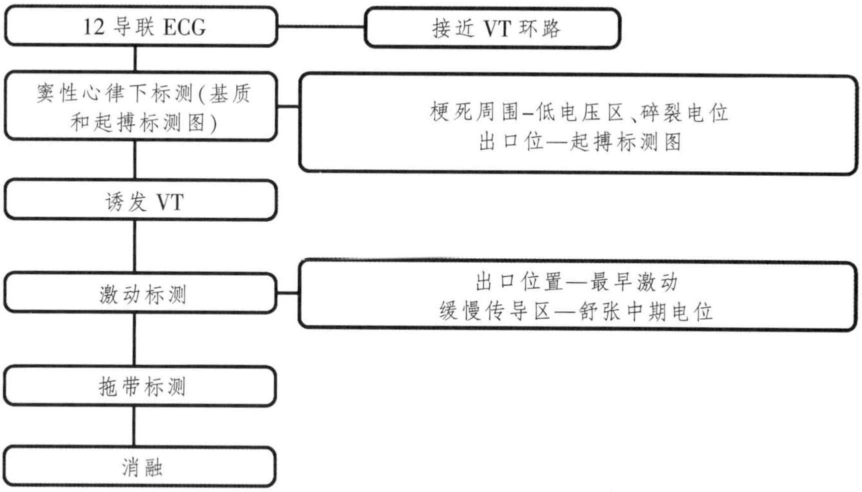

窦性心律下的标测

- ○ **基质(电压)标测图**:定义瘢痕(表 10.5)。
  - ■ **适应证**:不可诱发的或血流动力学不稳定的 VT。

表 10.5　以电图为基础的瘢痕定义

	致密瘢痕	瘢痕边缘			正常
		右心室心内膜	左心室心内膜	心外膜	
双极电图	<0.5mV	0.5~1.5mV	0.5~2.0mV	0.5~1.0mV	>1.5mV
单极电图		0.5~5.5mV	0.7~8.3mV		

  - ■ 在瘢痕区上由消融导管电极附加高输出起搏能帮助鉴别在不可激动区域内的可激动(存活的)组织区域。
    - • 如果以 2ms 脉冲宽度,>10mA 的能量输出而无法夺获低电压区,则为非兴奋瘢痕(如折返环边缘)。

- **起搏标测图**
  - **适应证**：起搏标测图可用于各种类型的VT/PVC，但在局灶性心律失常（如特发性VT）中更有价值，其ECG形态取决于激动顺序。
    - 起搏标测图可用于瘢痕相关VT接近出口位置的标测。
  - 操作过程：
    - 在心动过速（或PVC中）中获取12导联ECG，并比较以心动过速周长相近的起搏或联律间期的PVC中获取的12导联ECG。
    - 一些记录和标测系统有自动匹配流程。
  - 解释：
    - 主观匹配：匹配≥10个导联认为是适宜的。
    - 客观匹配（自动软件）：CORR（关联系数）应用更广；然而MAD计分（平均的绝对偏移）对鉴别波前振幅更敏感。
      - MAD的范围为0（一致的）~100%（完全不同）。
      - <12%的计分对成功消融位点具有93%的敏感性和75%的特异性。
      - 12%~15%的计分对成功消融位点具有100%的负预计值，提示这一部位不能做消融放电。
- **迟发电位和异常电图（EGM）标测**
  - 包括高位电位（高频低幅，不同于远场电位）。
  - 在窦性节律，该电位发生于VEGM之中（或之后），在VT时出现在VEGM之前。
  - 该电位代表在瘢痕区域内细胞的耦联较差（如慢传导）。

心动过速中的标测

- 由QRS波起点至RVa导管的时间（RBBB形态的VT）。
  - >120ms：提示LV侧壁部位的VT。
  - <100ms：提示LV间隔部位的VT。
- 激动标测。
  - **适应证**：在心动过速中做此标测（必须是血流动力学稳定）。
  - 在远端电极上由心室激动最早的位置（尖锐的双极EGM，或起始负向的单极偏折波）至体表QRS波的起点（或稳定的参考点）。
    - 缺血性VT：在认为较早的QRS波起点前的激动时间≥70ms。
    - 特发性VT：罕有激动时间早于40ms。

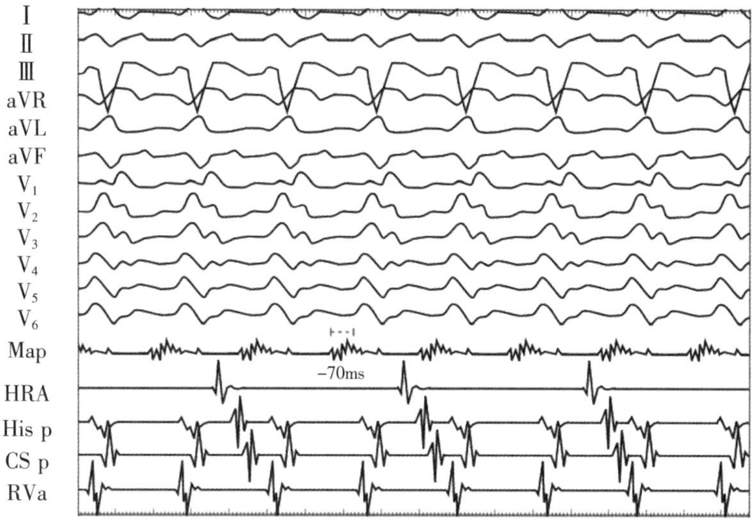

单形性 VT 中的激动标测表现为出现于位于 QRS 波起始点之前近 70ms 的分裂的收缩前电活动。

- ○ 舒张期电位。
  - ■ 舒张期电位是心室主波前(等电位线)10~100ms 独立的小电位。
  - ■ 它代表环路内(舒张通路)缓慢传导区的激动。
    - 在心动过速的起始和重建中,激动应先于所有心动过速的激动波。
    - 随着心律失常的终止,电位消失。
    - 注意:在舒张期的连续激动代表异常心肌的缓慢/分裂传导,但并不一定是折返环必要部分,需要起搏来进一步证实。

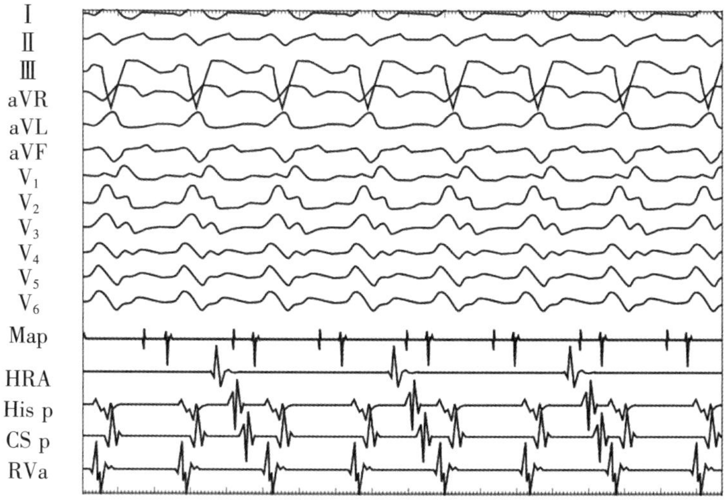

单形性 VT 中的标测表现了舒张中期电位,与大的 VEGM 有等电位线分离开。

心动过速中的操作

- 拖带标测(见表 10.6)
  - 在心动过速中以快于 TCL(短 20~30ms)的频率起搏并夺获心室,使心动过速加速到起搏频率。
    - 其可确认折返机制。
    - 其可定位折返环路与特定的腔室(或位置)。
    - 其可定位持续心动过速折返环路的关键部分(如缓慢传导区峡部或舒张期通路)。
  - 相伴的起搏后间期(PPI)变异性>30ms:自律性机制。
  - 相伴的起搏后间期(PPI)变异性<10ms:折返性机制。
    - PPI=TCL 的隐匿性拖带:在折返环路上反应。
    - 融合(显性)或 PPI>TCL 的拖带:折返环路外的反应。
    - PPI>TCL 的隐匿性拖带:旁观者的位置。

表 10.6 心律失常环路内的 EGM 定位

	局部腔内图	隐匿性拖带	Stim-QRS: EGM-QRS	S-QRS: VTCL	PPI-TCL	起搏标测 QRS 对 VT	起搏标测 S-QRS/EGM-QRS
峡部	舒张期	是	=	<0.7	<20	相同	=
内环	舒张期	是	<	>0.7	<20	相同	=
外环	收缩期	否	<	>0.7	<20	不同	<
入口	舒张早期	是	=	<0.7	<20	不同	<
出口	舒张晚期	是	>	>0.7	<20	相同	=
旁观者	舒张期	是	>	>0.7	>20	相同	>

消融靶点

- 舒张期通路。
  - 双极 EGM≤0.5mV(碎裂的或分裂的)。
  - 舒张中期电位(QRS 波之前 50~70ms)。
  - 起搏中隐匿性拖带。
  - VT 中 PPI=TCL(或<20ms)。
  - 极佳的(12/12)起搏电图。
  - 长 Stim-QRS(50~70ms 或 TCL 的 30%~50%)。
  - Stim-QRS=EGM-QRS。
- 出口位置较舒张期通路似乎更大(>1cm²)。
  - 双极 EGM 为 0.5~1.5mV。
  - 收缩前电位(QRS 波之前 20~50ms)。

- 起搏中的隐匿性拖带(可能发生)。
- VT 中 PPI=TCL(或<20ms)。
- 极佳的(12/12)起搏电图。
- 短 Stim-QRS(<50ms 或<TCL 的 30%)。
- Stim-QRS=EGM-QRS。

○ 瘢痕标测。

- 由瘢痕至解剖屏障的线性消融毁损。
- 瘢痕边界区的起搏标测。
  - 在最匹配的位置消融(推测的出口位置)。
- 起搏延迟区域。
- 瘢痕区内的正常组织区(瘢痕区内的可激动组织)。
- 异常 EGM 区域。

RF 消融放电

○ 盐水灌注 RF 消融:25~40W,30~60s。

消融成功的决定因素

○ 确定消融毁损充分。

- 局部阻抗降低>10Ω。
- 局部 EGM 振幅降低>75%。
- 起搏阈值倍增。

○ 消融过程中心动过速终止(CL 改变,然后中断)。

○ 去除可诱发的心动过速(在静息和异丙肾上腺素刺激的情况下)。

○ 去除 PVC(如 RVOT 的 VT)。

○ 体表 ECG 出现 RBBB(束支折返性 VT)。

高级技术

○ 不能诱发的心动过速或快速的血流动力学不稳定的 VT。

- 基质和瘢痕标测并在窦性心律下消融。
- 使用非接触标测(如 MEA)。
- 在 VT 发作中应用正性肌力药物或机械方法给予血压支持。
- 采用药物方法降低 VT 的频率(这可能导致 VT 不诱发)。
- 尝试加大异丙肾上腺素剂量(如果诱发必要)。

○ 在理想部位消融不成功。

- 最常见的原因是放电的输出不恰当(或电极导管与组织的接触压力较差)。
- 采取更为严格的标测,或更换不同形状或型号的导管。

    - 考虑改变入路(如穿间隔或逆向主动脉途径)。
    - 考虑行心外膜路径。
- 心外膜 VT。
    - 经过剑突下途径的心外膜入路。
        - 心包穿刺针(Tuohy)于剑突左侧与肋下缘之间进入。
        - 穿刺针指向左肩平入抵达心缘。
        - 注入小剂量对比剂,以确认针尖进入心包腔。
        - 一旦针尖进入心包腔,导入导丝。指引导丝在 LAO 位是由左至右横跨,以排除意外穿刺进入 LV。
        - 然后,将标准鞘或可控弯的鞘导入心包间隙中。
    - 消融。
        - 由于心外膜脂肪及心包冷却不佳(无血流),需要盐水灌注 RF;然而,由于灌注盐水积聚,需要引流,以免心脏压塞(监测动脉压)。
    - 预期并发症。
        - 心外膜冠状动脉损伤:做冠状动脉造影消融以确保消融位置 1cm 内无冠状动脉分支。
        - 急性心包炎:口服非甾体抗炎药和(或)心包腔内应用类固醇皮质激素药物。
        - 血管穿孔或内脏损伤。
        - 膈神经损伤(左侧膈神经通过前侧 LV 的部位)。

特发性右心室 VT

解剖学和生理学(机制)

- 自律性异常。
- 触发电活动:儿茶酚胺介导的 DAD(4 位相)。
    - 细胞内钙超载:腺苷酸环化酶激活 cAMP 引起:
        - L-型钙通道激活。
        - 由肌浆网释放细胞内的钙。
    - 可由以下因素触发:
        - 局部去神经化。
        - 降低局部 β-肾上腺素能受体的浓度。
        - 去甲肾上腺素再摄取异常。
        - 局部儿茶酚胺异常增加。
- 微折返。

流行病学和临床特征

- 特发性 VT 的最常见类型(60%~75%)。
- 典型见于年轻(30~50 岁)女性(较男性多 1 倍),不伴结构性心脏病。
- 心律失常典型表现为 24h 节律特点:
  - 高峰期是上午的 7~11 点和下午的 4~8 点。
- 心律失常的触发常与肾上腺素能相关。
  - 由中度运动、情绪激动和吸烟触发。
  - 可能与月经和妊娠有关。
- 症状。
  - 心悸(80%)、头重脚轻(50%)、不典型胸痛、晕厥。

分类

- 重复性单形性 VT:
  - NSVT 的短时发作。
  - 可由运动抑制。
- 运动诱发的 VT:
  - 运动和情绪激动时或其后发作。
  - 运动负荷试验可诱发 25%~50%的临床 VT。
    - 一般情况下,心率存在 VT 诱发窗。

12 导联 ECG

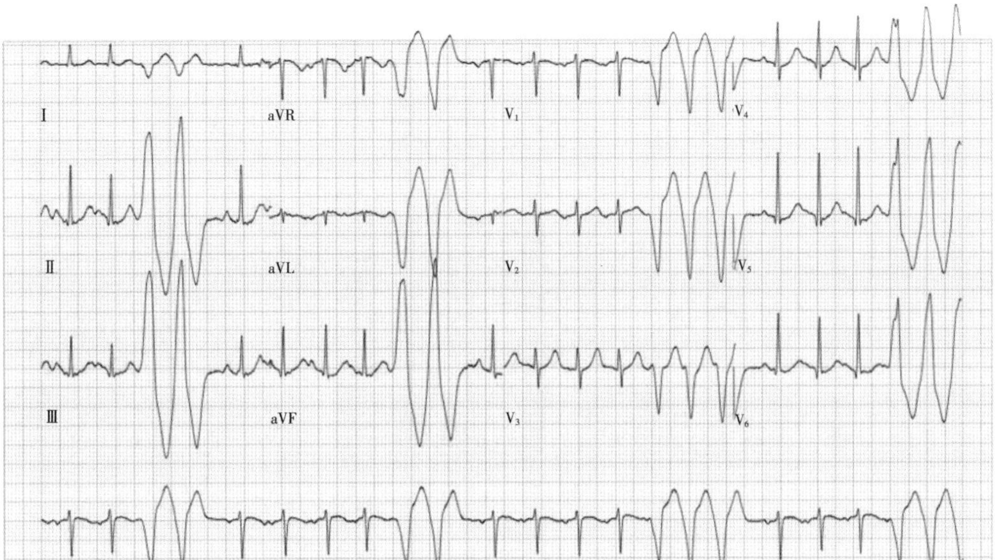

- 基线 ECG
  - 正常 QRS 轴时程(V_1~V_3 导联<110ms)。
  - V_2~V_5 导联 T 波向上直立。
- VT 发作时的 ECG
  - LBBB 样 QRS 波伴心电轴向下偏移。
  - VT 定位
    - V_1 和 V_2 的 R 波时程。
      - >50%的 QRS 波时程:LVOT(左冠瓣)。
      - <50%的 QRS 波时程:RVOT 或 LVOT(右冠瓣)。
    - V_2 导联的 R/S。
      - >1:LVOT。
      - <1:RVOT。
    - 心动过速是 QRS 波移行与窦性心律时 QRS 波移行的比较。
      - NSR 时较早:RVOT。
      - PVC/VT 时较早:LVOT。
    - 位于 RVOT 内的 VT 定位(见表 10.7)。

表 10.7 位于 RVOT 内的 VT 定位

	前壁	后壁	中位	间隔	RV 游离壁
胸前导联 R/S 移行	–	–	–	$\leqslant V_3$	$\geqslant V_4$
Ⅰ和 aVL 导联	负向(qs 或 rS)	正向(R 或 Rs)	正向(rs 或 qrs)	负向	正向
Ⅱ、Ⅲ、aVF	–	–	–	单形性	切迹

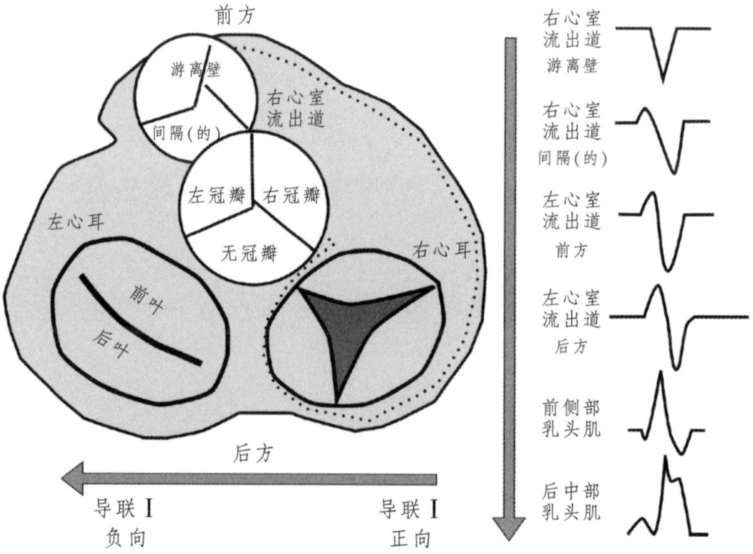

其他检查

- 动态心电图(Holter)。
  - LBBB 形态的 PVC/VT:在清醒和运动时更频繁。
- 希氏束周围的心律失常灶在消融中的 ECG。
  - 通常正常。
- 心脏 MRI。
  - 排除 ARVC 或相似的情况。
- 电生理学检查。

处理

急性期处理

- 迷走神经刺激、腺苷、β-受体阻滞剂、维拉帕米。

慢性期处理

- 药物治疗
  - β-受体阻滞剂或 ND-CCB:可去除 25%~50%的症状。
  - ± Ⅰc 类 AAD(RVOT 部位的 VT)。
- 侵入性治疗
  - 导管消融:通常可治愈;强烈推荐。
  - ICD:药物治疗持续 VT;通常不需要。

预后

- 良好(心脏结构正常)。

流出道 VT 的消融

适应证

- 药物无效的 VT,或药物不能耐受。
- 不希望长期接受药物治疗。

预期成功率

- 即刻和远期成功率为 90%(如果消融时可诱发)。

预期并发症

- 与其他侵入性操作相同。

○ RVOT 穿孔：特别是高功率和使用盐水灌注 RF。
○ 冠状动脉损伤：主动脉瓣消融、RVOT 间隔部位消融(冠状动脉左前降支和左主干)。
○ 心脏阻滞：在消融中位于希氏束区域的意外导管移位可能会引起心脏阻滞。

解剖学

○ RV 位于 LV 右前方。
○ RVOT 的边界确定为：
  ■ 上方是肺静脉瓣。
  ■ 下方是三尖瓣上缘。
  ■ 后方是心室间隔。
  ■ 前方是 RV 游离壁。
    • 解剖走行。
      ▫ 走行于 LVOT 的左前方。
○ 肺静脉瓣坐落于主动脉瓣的前上方(5~10mm)。
  ■ *主动脉右冠瓣叶*：靠近 RVOT 的后间隔。
  ■ *主动脉左冠瓣叶*：靠近 RVOT 的前间隔。
○ LV 基底部/LVOT。
  ■ 由间隔、前方和下方的二尖瓣临界的心肌、主动脉瓣上方和中间部位的心肌组成。

操作前的工作

○ 在消融操作前停止 AAD 5 个半衰期(特别是 RVOT 部位的 VT 和分支性 VT)。
○ 由于全身麻醉存在 VT 不可诱发的风险，所以首选局部麻醉。

器械

○ 3D 标测系统：在体表 QRS 波群起始前，将兴趣窗设置为 50~80ms。
○ 诊断性导管
  ■ 于 RVa 放置 4 极电极导管(用于刺激)。
  ■ 于 CS 放置 10 极可调导管(参考电极和起搏)。
○ 心内膜 RVOT
  ■ 盐水灌注或非盐水灌注 RF 消融：D 弯(中号/蓝色)、C 弯(绿色或中-小号)或双向导管。
  ■ 考虑可调弯导管，LAMP 或 SL0 鞘管(RVOT 稳定性)。
○ 心内膜 LVOT
  ■ 盐水灌注或非盐水灌注 RF 消融：B 弯(小号/红色)或 D 弯(中号/蓝色)逆向。

标测

- ○ 采用激动和起搏标测结合的方法。
- ○ 对相对少见的 NSVT 或异位搏动采用非接触标测。
  - ■ 将 MEA 送入 RVOT 并置于肺静脉瓣下方。

理想的消融位置

- ○ 局部双极 EGM 先于体表 ECG 至少 30ms。
- ○ 电极 EGM 表现为起始负向的曲折波(QS 型)。
- ○ 在 TCL(如为 VT)或 400~600ms(如为 PVC)起搏,获得极佳(12/12)起搏图。

RF 消融放电

- ○ RVOT
  - ■ **非盐水灌注 RF 消融**:40~60W,30~60s(目标温度为 55~65℃)。
  - ■ **盐水灌注 RF 消融**:25~35W,30~60s。
- ○ 冠状瓣
  - ■ 与冠状动脉开口保持安全距离(见下文)。
  - ■ **盐水灌注 RF 消融**:从 10~15W 开始,逐渐滴定到 25~35W,30~60s。
- ○ 成功的决定因素
  - ■ 在消融放电中心动过速终止。
    - • 心律失常在终止前可有短时加速。
    - • 不伴心动过速终止的短时加速提示接近心律失常灶。
  - ■ 在等待观察 30~60min 后,无自发的或异丙肾上腺素诱发的异位搏动。

高级技术

- ○ 冠状瓣的消融。
  - ■ 如在 RVOT 靠近主动脉瓣的位置发现较宽的较早激动区域,提示冠状瓣起源。
    - • **主动脉右冠瓣叶**:靠近 RVOT 后间隔。
    - • **主动脉左冠瓣叶**:靠近 RVOT 前间隔。
  - ■ 在消融前后要做冠状动脉(造影)图,以保证消融位置距离冠状动脉开口至少 1cm 且无消融损伤。
- ○ 多个 RV 起源灶。
  - ■ 提示范围更广的病理过程(如 ARVC)。
  - ■ 考虑做电压标测图,以确定心内膜瘢痕区域。
- ○ 不能诱发的心动过速或不频繁的自发性异位搏动。
  - ■ 高剂量异丙肾上腺素(直到 30~50μg/min)。

  - 氨茶碱(6mg/kg,静脉输注,20min,随后以 0.5μg/min)静脉输入。
  - 肾上腺素[25~50μg/(kg·min)]。
  - “冷却”期:突然停止输入。
- 大面积的较早激动。
  - 标测图相关的心动过速位置(LVOT,冠状瓣)。
  - 使用单极 EGM,以缩小最佳位置。
- 最佳位置邻近希氏束。
  - 考虑使用冷冻消融或采用缓慢增加能量的滴定 RF 方法。
  - 考虑无冠窦消融。
- 在满意位置消融不成功:
  - 最常见于能量不足(用盐水灌注或使用大头导管,以获得更大的能量)。
  - 考虑更详尽的标测或采用不同形状或大小的导管。
  - 考虑相关的心动过速位置。
  - 考虑心外膜起源。

束支折返性室性心动过速(BBR-VT)

流行病学和临床特征

- 占可诱发 VT 的 6%。
- 与以下因素有关:
  - 扩张型心肌病(缺血性、瓣膜性、非缺血性)。
  - 强直性肌营养不良。
  - 孤立的希氏束-浦肯野系统传导紊乱。

解剖学和生理学(机制)

- 传导系统疾病造成了包含右侧或左侧束支的单向阻滞和大折返基质。
  - 在多数常见形式(A 型),由 1 个 PVC 导入右束支或左束支。
  - 逆向阻滞出现于右束支,使其无法实现顺向搏动的传导。
  - 逆向传导发生于左束支,因为其较右束支不应期更短。
  - 如果时间合适,脉冲可以向下传导至右束支,在右束支终止的位置激动心室,然后再逆传。

分类(表 10.8)

表 10.8 束支折返性 VT 的分类

	逆向传导	顺向传导	室性心动过速形态
A 型	左束支	右束支	LBBB 样形态
B 型	左束支的分支(前或后)	对侧分支	RBBB 样形态
C 型	右束支	左束支	RBBB 样形态

12 导联 ECG

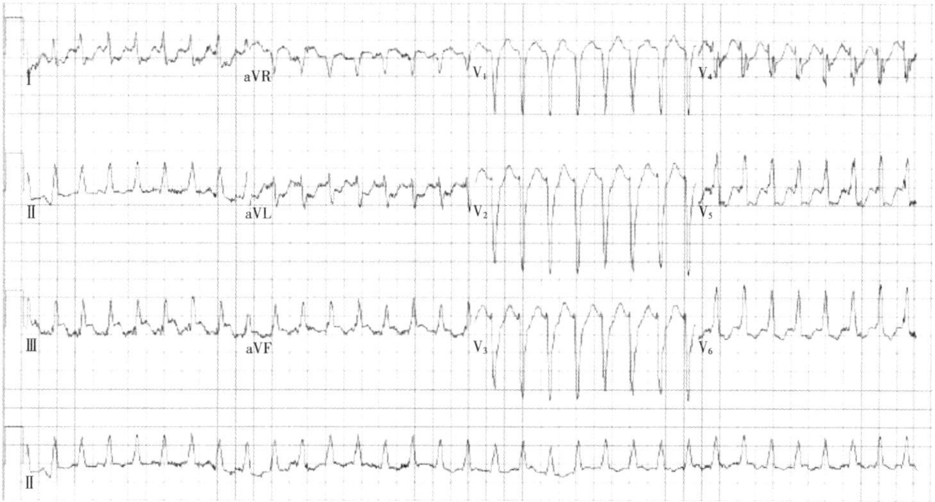

- 基线:非特异性的心室间传导疾病(IVCD)伴或不伴 PR 间期延长。
- VT:典型的 LBBB 伴快速的类固有曲折波(RBBB 型罕见)。

其他检查

- 超声:与扩张型心肌病有关。

处理

急性期处理

- 迷走神经刺激动作、维拉帕米静脉注射。

慢性期处理

- 药物治疗:
  - 通常无效。

○ 侵入性治疗：

■ 可能治愈，如典型的BBR-VT右束支消融。

○ 器械治疗：

■ 由于消融术前即有传导系统异常，依赖起搏器的概率较高。

■ 基于患者病情，可能需要植入ICD。

电生理检查

基质

○ 顺向传导：

■ 有HV间期延长或希氏束波的分离（自发或在心房起搏刺激/促发起搏中）。

心动过速的诱发

○ 由RVa和(或)HRA做程序刺激。

○ 依赖于在希氏束-浦肯野系统达到临界传导延迟。

■ 在V-H延长阈值可重复诱发心动过速。

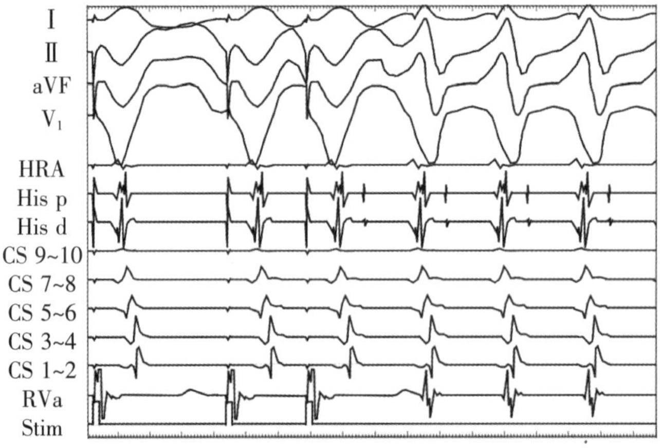

S_2使希氏束电位延迟并暴露了希氏束电位，并跟随在心室电位之后。

心动过速中的观察

○ HV间期延长。

■ A型和C型：心动过速中的HV间期长于窦性心律时的HV间期。

■ B型：快速性心律失常时的HV间期短于窦性心律时的HV间期(通常<15ms)。

○ 心室除极前有希氏束、右束支或左束支电位，激动顺序为H-RB-V，且间期稳定(HV、RB-V、LB-V)。

■ 注意：逆传的希氏束电位应与作为折返环路顺向传导支的束支近端部分同时

激动。

○ H–H 间期(RB–RB 或 LB–LB)的变化先于心动过速中 VV 间期的变化。

心动过速中的操作

○ **拖带**:以短于快速性心律失常 CL 10~30ms 起搏。

■ 心房刺激拖带中的隐匿性融合倾向于 BBR–VT。

■ 心室刺激拖带中的隐匿性融合倾向于非 BBR–VT,除非正好在心动过速突破口位置上起搏。

○ PPI。

■ RVa 部位的 PPI–TCL 应<30ms(如果>30ms,则不像是 BBR–VT)。

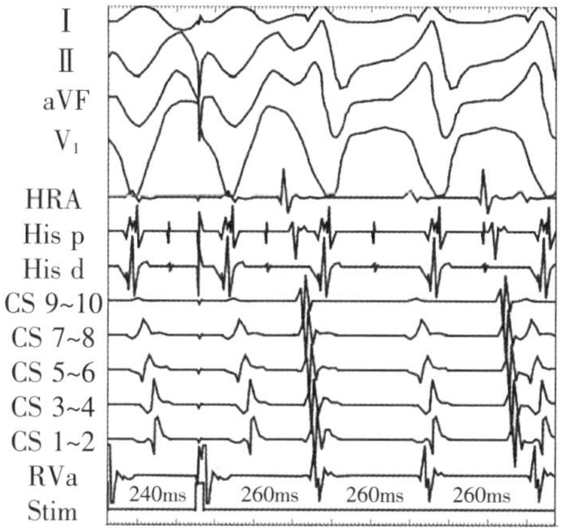

以 240ms 在 RVa 做起搏拖带后,PPI 与 TCL 一致,提示 BBR–VT。

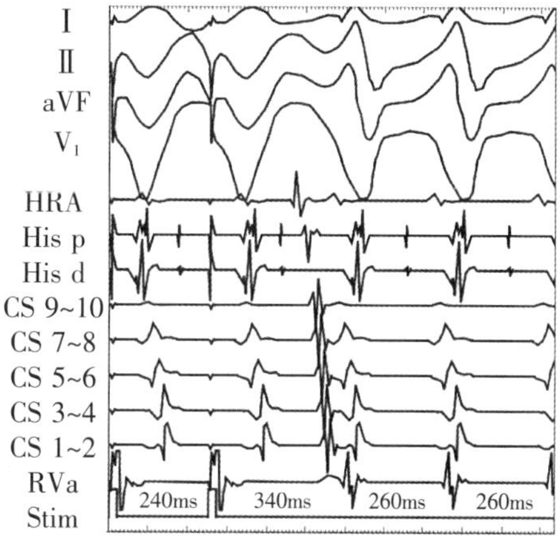

以 240ms 在 RVa 做起搏拖带后,PPI–TCL 延长(120ms),不支持 BBR–VT。

终止

○ 在自发或起搏诱导的希氏束–浦肯野系统(HPS)阻滞后终止。

与其他心律失常的鉴别

○ 由于心肌折返的 VT 表现为:

■ 心房起搏中有希氏束的分离。

■ V–V 的 CL 变化先于 H–H 的 CL 变化。

■ 起搏操作(RVa 拖带)支持诊断。

• RVa 起搏拖带后的 PPI–TCL>30ms 不支持 BBR–VT。

• 心室刺激拖带表现为隐匿性融合。

○ 伴有差异传导的 SVT。

■ 所有 SVT 应先激动近端希氏束, 再激动远端希氏束 (BBR–VT 先激动近端希氏

束,再激动远端希氏束),此外:

- AVNRT 可有 VA 分离,但在 RVa 的起搏拖带的 PPI>30ms。
- 交界性异位心动过速(JET)可能有 VA 分离,但 RVa 起搏不可拖带。
- 希氏束内折返可能有 VA 分离,但 RVa 起搏不可拖带。
- 正向性结-室 AVRT 可能有 VA 分离,但其通常与传导系统疾病无关。
- 正向性结-室 AVRT 可有 1:1 的 VA 传导,其可由 RVa 起搏拖带,但 PPI 一定>30ms。
- 顺向房-分支 ARVT 可有 1:1 的 VA 传导,但无 HV 或为负值。
- 伴有差异性传导的局灶性 AT 可有 1:1 的 VA 传导,但其无法由 RVa 起搏拖带。

■ 所有 SVT 均应有希氏束远端电位跟随的近端电位(BBR-VT 为由远及近)。

BBR-VT 的导管消融

适应证

○ 可疑的束支折返性 VT。

预期成功率

○ 即刻和远期成功率为 95%~100%。

预期并发症

■ 高度 AV 阻滞:10%~30%。

■ 消融束支而随之固有的传导恶化。

■ 可能需要消融前植入起搏器/ICD。

器械

○ RVa 放置 4 极导管±希氏束导管(以区别希氏束电位和浦肯野电位)。

○ 消融:非盐水灌注 RF 消融通常有效(如果无法达到有效功率,可使用盐水灌注 RF 消融)。

■ *右束支*:F 弯(大号/橘色)。

■ *左束支*:B 弯(小号/红色)或 D 弯(中号/蓝色)。

标测

○ 右束支

■ 一般右束支为消融靶点,因为:

- 消融右束支无须动脉入路。

■ 过程
- 将导管送入 RV 达到基底前间隔部位，靠近希氏束。
- 将导管向心尖部位推送，直到在导管顶端可见右束支电位。
- ***右束支电位***：
  - □ 在记录希氏束电位后 10~15ms。
  - □ A:V 通常<1:10(或 A EGM 缺如)。

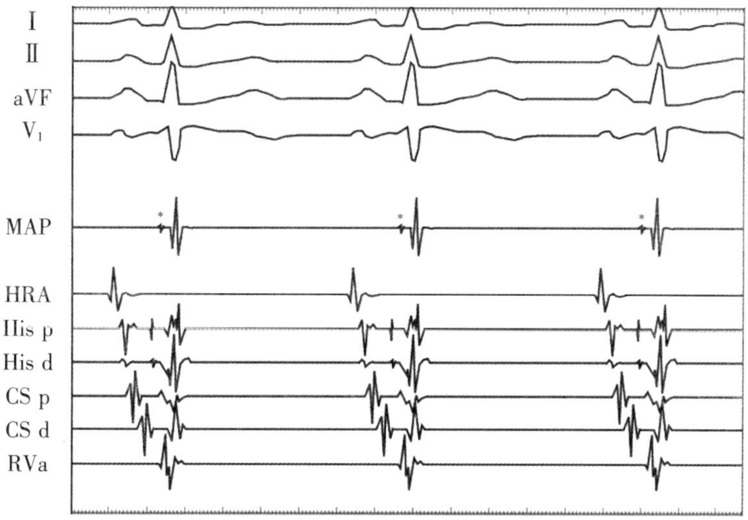

RB(*)电位；晚于希氏束电位。

○ 左束支

■ 作为消融靶点，如果：
- 右束支受到机械性损伤可能导致完全性 AV 阻滞。
- 可以间断记录到左束支电位，或在窦性心律下的 VEGM 之后，提示之前存在完全性前向 AV 阻滞。

■ 过程
- 经过主动脉逆向途径推送导管进入 LV，指向下心尖部间隔。
- 然后后撤导管指向希氏束，直到记录到左束支电位。
- ***左束支电位***：
  - □ 位于希氏束下方 1~1.5cm。
  - □ 希氏束电位后约 20ms。
  - □ A:V 通常<1:10(A EGM 缺如或较小)。

理想的消融位置

○ 右或左主束支定位完成消融的位置。

RF 消融放电

- **非盐水灌注 RF 消融**:20~60W,60s(目标温度为 55~65℃)。
- **盐水灌注 RF 消融**:25~35W,60s。
- 成功的决定因素:
  - 成功 RB 消融后不能诱发 BBR-VT。
  - 如果消融 RB 为靶点,有持续诱发的 RBBB;或如果消融 LB 为靶点,则有持续诱发的 LBBB。

高级技术

- 非可诱发心动过速。
  - 非可诱发心动过速通常是由于间断的完全双向阻滞或传导延迟不足。
  - 尝试以短-长-短序列的程序刺激,如 600-250-400ms 的 S_1-S_2-S_3 刺激。
  - 可能需要:
    - 异丙肾上腺素维持心动过速。
    - Ⅰa 类药物(如普鲁卡因胺),以诱发传导延迟。
  - 罕见情况:
    - 需要左心室起搏刺激或右心房起搏程序,以诱发 RBBB 形态的 BBR-VT。
- 无法记录或消融右束支电位。
  - 可以做右束支的解剖学消融,即在右束支轴至远端希氏束信号周围做消融。
  - 消融左束支可能需要由前上间隔位至下基底间隔位的消融毁损线(切断前分支和后分支关联)。
  - VT 中的标测和消融。
- 成功的束支消融后 VT 仍然可以诱发。
  - 残留 VT 可能的其他机制。
    - 瘢痕相关 VT(在 BBR-VT 成功消融后,30%~60%可诱发)。
    - 自律性 VT。
    - 间隔非缺血性扩张型心肌病 VT 与 BBR-VT 相似;这也说明记录希氏束电位和 RB/LB EGM 的重要性。

分支型(或特发性)左心室 VT

解剖学和生理学(机制)

- **折返**:舒张期沿室间隔 LV 面靠近后分支的缓慢传导(常见类型)。

分类

○ 左后分支:RBBB 形态,且电轴偏左上(常见形态,90%)。

○ 左前分支:RBBB 形态,且电轴偏右下(不常见形态)。

○ 上间隔分支:窄 QRS 波,且电轴正常(罕见形态)。

流行病学和临床特征

○ 好发于 15~40 岁;60%~80%为男性。

○ 典型的是单形性持续性 VT,而非 PVC 或 NSVT。

12 导联 ECG

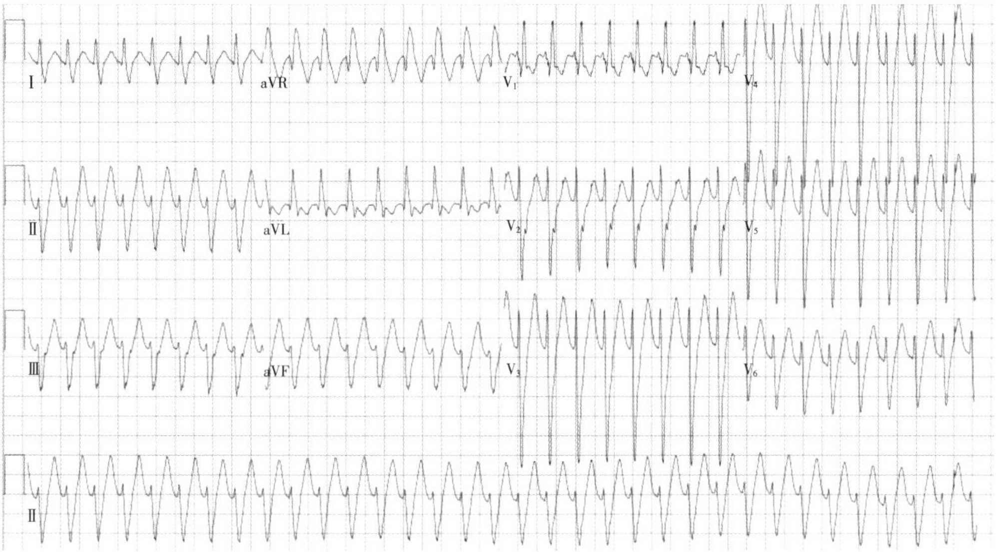

○ 基线 ECG 通常正常。

○ VT。

- 通常是 RBBB 样形态伴有相对窄的 QRS 波(见分类)。
- 其可能难以与乳头肌 VT 相鉴别。

其他检查

○ 超声心动图通常正常。

处理

急性期处理

○ 静脉注射维拉帕米。

慢性期处理

- ○ 药物治疗：
  - ■ 口服维拉帕米。
- ○ 侵入性治疗：
  - ■ 导管消融(推荐)。

电生理检查

基质

- ○ 窦性心律下可见中下间隔区分离开的(浦肯野)电位。
  - ■ 舒张晚期浦肯野电位(P_1)代表邻近自身分支组织的缓慢传导。
    - • 通常 P_1 隐藏在 V EGM 内，顺向和逆向均可激动，在窦性心律下出现较晚。
  - ■ 收缩期前浦肯野电位(P_2)代表后分支的顺向激动。

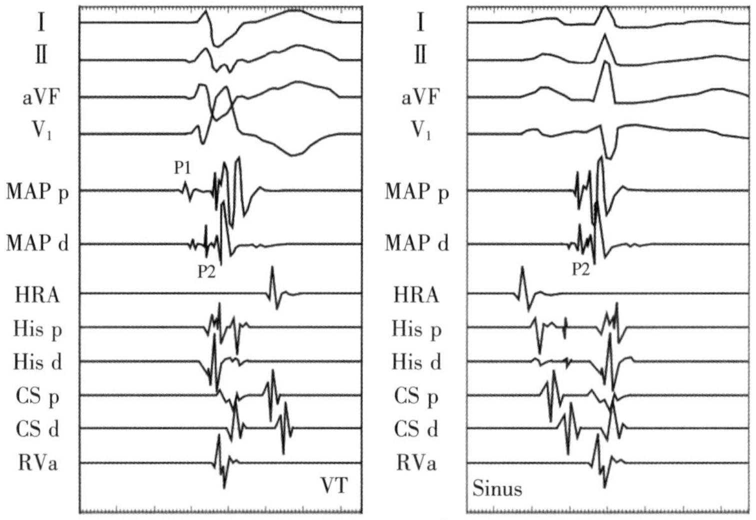

VT 中(左图)和窦性心律时(右图)左侧室间隔的标测。在 VT 中可见舒张期(P_1)和收缩前期(P_2)浦肯野电位，P_2 电位在导管电极远端出现较早，而 P_1 电位在导管电极近端出现较早。在窦性心律下，仅可见收缩前(P_2)电位。

心动过速的诱发

- ○ 由 RVa 的程序电刺激诱发(±短-长-短)。
- ○ 其依赖于到达浦肯野系统的临界传导延迟。
  - ■ 心室期前搏动阻滞在正常的后分支。
  - ■ 向下传导至病变的、缓慢传导的浦氏纤维(P_1)。

- 然后经过正常的浦氏纤维逆向传导(P_2)。

○ 在心房起搏中也可能诱发心动过速。

心动过速中的观察

○ 在心动过速的中间隔可观察到分离的浦肯野电位(P_1 和 P_2)。

○ 心动过速中的 HV 间期短于基线状态的 HV 间期。

○ 希氏束激动发生在左束支(LBB)激动后(相较而言,BBR-VT 的希氏束激动先于左束支)。

○ 最早心室激动。

- 左后部位 VT:最早激动点在中部至心尖部间隔的位置(舒张电位在中间隔)。
- 左前部位 VT:最早激动点位于 LV 前侧部位(舒张电位在中间隔)。

○ 心室除极的起点跟随着希氏束电位、右束支或左束支电位,并伴有适宜的激动顺序(H-RB-LB)和稳定的间期(HV、RB-V、LB-V)。

○ V-V 间期的自行变化跟随着 H-H/RB-RB/LB-LB 间期的变化。

心动过速中的操作

○ 心房和心室起搏均可做拖带。

○ 在记录到 P_1 和 P_2 的位置拖带使 PPI 与 TCL 相匹配。

分支 VT 的导管消融

适应证

○ 药物治疗无效或不能耐受的 VT,或患者不愿意长期接受药物治疗。

预期成功率

○ 可能难于(在 EP)实验室诱发(约 50%)。

○ 即刻成功率为 90%~95%(如果是可诱发的 VT),伴 5%~10%的复发率。

预期并发症

○ LBBB 或 AV 阻滞。

器械

○ 于RVa 放置 4 极导管(刺激)±希氏束电极(以区别希氏束电位和浦肯野电位)。

○ 沿室间隔放置多极导管(如果可能,记录左束支电位和浦肯野电位)。

○ 消融:非盐水灌注 RF 消融通常有效,B 弯(小号/红色)。

- 如果无法达到有效功率,使用盐水灌注 RF 消融。

标测

- ○ 导管经过逆向主动脉入路推送进入 LV。
- ○ 一旦在 LV，将导管顺时针打弯旋转（当完全打弯）定位在心尖部间隔。
- ○ 诱发 VT，激动标测。
- ○ 目的是确认浦肯野电位（P_1 和 P_2 电位）。
  - ■ 左后部位的 VT：中部/心尖部间隔为最早激动点，并且在中部间隔位置可见舒张期电位。
  - ■ 左前部位的 VT：左心室前侧部是最早激动点，并且在中部–前部间隔位置可见舒张期电位。

理想的消融位置

- ○ 舒张期电位（P_1）位于 VT 环路的前传支（中间隔）。
  - ■ 该处不一定是电位最早处（目标是 P–QRS 为 30~130ms）。
  - ■ 越靠近心尖位置，造成 LBBB 的危险越低。
  - ■ 注意：如果消融无效，可逐渐移向近端消融。
- ○ 如果不能发现 P_1 电位，在 VT 出口位的收缩前期电位（P_2）可作为消融靶点。
- ○ 上部间隔的分支 VT：
  - ■ 在窦性心律下确认 P_2 并消融，以防意外发生 AV 阻滞。
  - ■ 从低功率（10W）滴定放电，监测交界性心律/AV 阻滞。

RF 消融放电

- ○ 非盐水灌注 RF 消融：40~50W，60s（目标温度为 50~60°C）。
- ○ 盐水灌注 RF 消融：25~35W，60s。
- ○ 消融终止：
  - ■ 心动过速减速并在放电 15s 内终止。
  - ■ 程序电刺激±异丙肾上腺素不能诱发 VT。
  - ■ 以不同的 CL 做心房起搏。
    - • VT（“心室回波”）预示单向阻滞，可诱发相同形态的 PVC。
    - • PVC 不能诱发表明双向阻滞。
  - ■ P_1 由 QRS 波之前移至 QRS 波之后（由 P_2 至 P_1 的单相阻滞）。

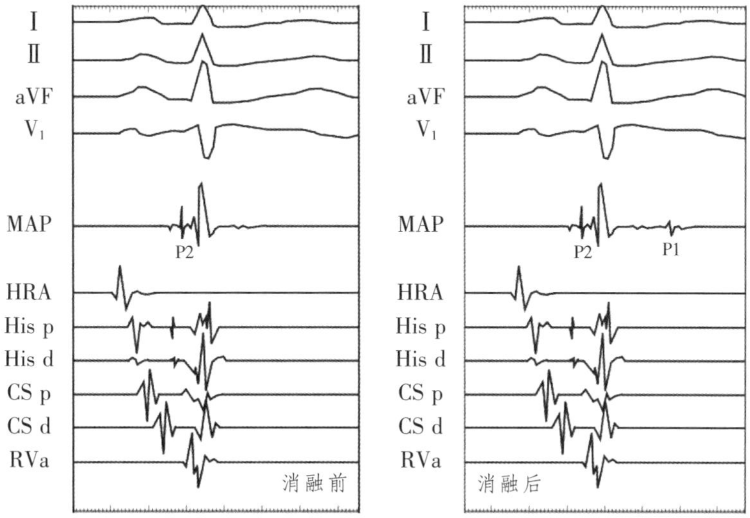

消融后，舒张期浦肯野电位(P_1)出现明显延迟，但不伴 H–P_2 时间(35ms)的变化。

高级技术

- 不可诱发或偶发期前收缩。
  - 高剂量异丙肾上腺素(可达 30μg/min)或肾上腺素[25~50ng/(kg·min)]。
  - 尝试再诱发 VT 前等待 30min 以上(浦氏纤维在标测中可能被碰到)。
  - 在心房起搏中标测心室回波。
  - 在窦性心律下标测和消融。
    - 在浦肯野电位±起搏标测下做解剖消融。
- 无法找到好的浦肯野电位 EGM。
  - 尝试多极导管电极。
  - 换用不同形状和弯度的导管。
  - 从房间隔入路变为经主动脉入路。
  - 解剖消融。
    - 在垂直于 LV 长轴的中间隔行线性消融。
      - 目的是将左分支区域的中间至远端 1/3 分隔开。
    - 该方法可能需要联合起搏标测。
      - 在起搏标测最佳 QRS 波群近端 10~15mm 处消融。
      - 然而，这种方法的消融终点不可靠。
- 导管稳定性较差。
  - 快速分支 VT 由于心室运动过度，可致导管不稳定。
  - 可考虑更换消融导管，穿间隔入路，采用冷冻消融或在窦性心律下消融。

室性期前收缩(PVC)

解剖学和生理学(机制)

分类

- **单源性**:由于单一起源灶而呈单一形态。
- **多源性**:由于多个起源灶而呈多种形态且联律间期不等。
- **多形性**:多种形态但联律间期固定。
  - 脉冲由单一起源灶发生,但形态不同,这是由于心室传导的出口位置不同。

流行病学和临床特征

- 在结构异常的心脏,复杂的心室异位搏动预示心源性猝死风险增加。
  - 如果 LVEF<40%,1 年死亡率为 5%~10%。
- 在结构正常的心脏,心室异位搏动预后意义较小。
  - 在 20 岁以下人群,发生率为 0.5%;在 50 岁以上人群,发生率为 2.2%。
  - 在这组患者,并无证据显示治疗能够改变死亡率。
- 如果有以下迹象,被认为是良性:
  - 单发。
  - 单形。
  - 运动时消失。
  - 与结构性心脏病无关。
- 复杂的心室异位搏动:
  - 频发的(>10 次/时)。
  - 连发(2 个、3 个连发或非持续性 VT)。
  - 多源(不同部位)。
  - 与结构性心脏病(冠心病、心肌病)或心脏性阻塞性肺疾病(COPD)相关。

12 导联 ECG

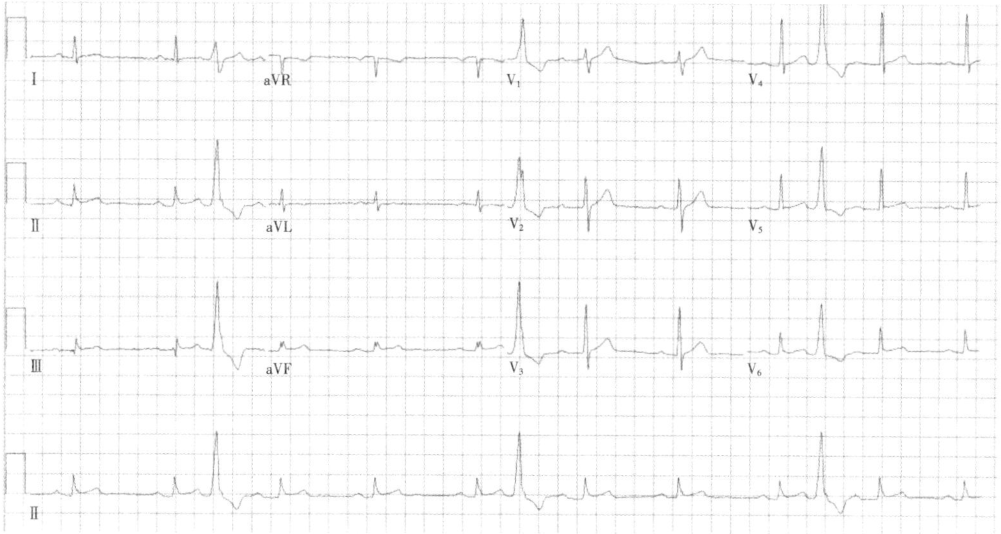

- PVC 具有宽的 QRS 波(>120ms),其前无 P 波(在心动周期中提前)。
  - 常见有 AV 分离。
- 固定的联律间期:正常的 QRS 波和宽的 QRS 波之间的间期恒定(变化<0.08s,倾向于心室起源)。
- 通常有完全性代偿间歇。
  - 由于房室传导阻滞或窦房结处于不应期,期前收缩未重整窦房结。
  - 其后的窦性搏动的发生时间取决于基础窦性频率。
  - PVC 可引起不完全性代偿间歇,如果:
    - **逆向 VA 传导**:逆向心房激动重启 SN(下一个搏动略早一点)。
    - **插入性 PVC**:PVC 不能提前穿过房室结,但窦性心律缓慢,允许房室结和心室在下一次窦性心律时恢复可激动性(窦性心律继续进行)。
    - **隐匿性传导**:由 PVC 所引发的 AVN 逆向激动致使 PR 延长(AVN 相对不应期)。连续的顺向或逆向激动最终可引起冲动阻滞。
- 对每个部位的 VT 做定位。

其他检查

- 针对每个 VT 部位。

处理

- 非药物治疗
  - 确保是否有结构性心脏病和 PVC 负荷较低(<10%)。

- 如果 24h Holter 上的 PVC 为 10%~20%，每年要做超声心动图和 Holter。

○ 药物治疗

- β-受体阻滞剂、维拉帕米/地尔硫䓬。
- 替代方案
  - Ⅰc 类药物（如果无结构性心脏病，氟卡尼、普罗帕酮）。
  - Ⅲ类药物（索他洛尔、胺碘酮）。

○ PVC 消融适应证

- 症状性 PVC：药物无效、药物无法耐受，不希望长期接受药物治疗。
- 与左心室功能异常相关的频繁（>10%）PVC（LVEF 下降或 LV 扩大）。
- 对每个 VT 部位做标测和消融。

第 11 章

窦性心动过速

窦性心动过速(ST)的理解和处理

概述

适宜性 ST

- 对躯体、情绪、病理或药物应激的适当反应,表现为非阵发性 ST(HR>100 次/分)。
  - 适宜性 ST 的发生是由于 SA 结起搏细胞自律性的增加, 常起因于交感张力增加或迷走神经张力降低。
- 病因
  - 生理性的:劳累、疼痛、发热、感染、急性疾病、低容量、贫血。
  - 心理(心因)性的:压力、焦虑。
  - 代谢性的:低血糖。
  - 激素性的:甲状腺毒作用、嗜铬细胞瘤、血清素诱发的。
  - 肺源性的:低血氧[肺栓塞、慢性阻塞性肺疾病(COPD)、哮喘]。
  - 药物性的
    - 刺激性物质:咖啡因、乙醇、尼古丁。
    - 处方药:沙丁胺醇、儿茶酚胺、茶碱、阿托品。
    - 非法药物:安非他明、可卡因,3、4-亚甲基二氧基苯丙胺(MDMA)。
    - 抗肿瘤药物:阿霉素、柔红霉素。

不适宜 ST(IST)

- 非阵发性 ST(HR>100 次/分)与躯体、情绪、病理或药物应激水平无关或部分无关。
  - 其原因是 SA 结或界嵴内部自律性升高。

- 类型
  - 静息心率过高。
  - 仅在运动或应激状态下出现心率过快。
  - 以上两者均有。
- 病因
  - 固有的 SA 结异常(自律性增强)。
    - 固有心率升高(如无自主神经的影响)伴有对运动和肾上腺素的过激反应。
    - 可能有遗传性原因(编码离子通道的基因突变,涉及起搏细胞)。
  - 异常自主神经调节(自主神经功能异常:交感神经系统活性增加、副交感神经系统活性降低)。
    - 起病前常有病毒感染或创伤。
    - 非心脏症状是典型的自主神经功能异常的表现。
    - SA 结成功消融后,自主神经功能异常症状可持续存在。

窦房结折返性心动过速(SNRT)

- SNRT 是罕见的阵发性(通常是非持续的)心动过速,与 ST 相似或接近。
- 通过 SA 结的异质性传导构成了 SA 结和 RA 之间折返环路的基质。

直立型心动过速综合征(POTS)

- 自主神经疾病与直立位不耐受有关(站立时出现症状)。
  - ST 仅伴随体位变化而出现。
- 原发形式
  - **部分自主神经功能异常形式**:直立位 HR 较基线上升>30 次/分,或直立倾斜试验在 10min 内 HR>120 次/分,且不伴有 BP 下降(<20/10mmHg)。
  - **高肾上腺素能形式**:直立位 HR 加快伴有血压升高。
- 继发自主神经功能异常可能是由于糖尿病、淀粉样变和狼疮。

流行病学和临床特征

IST

- 90%的患者是女性,平均发病年龄为 38 岁。
- IST 典型发生于病毒感染或创伤后。
- 症状包括:心悸、胸痛、呼吸困难、眩晕、头晕眼花和晕厥状态。
  - 相关症状包括直立型晕厥前状态/低血压、视物模糊、眩晕、刺痛、胃肠紊乱、呼吸困难和出汗。

○ 症状的严重程度不同(从无明显症状到丧失劳动能力)。

SNRT

○ 症状:心悸、头晕眼花、晕厥前状态(晕厥罕见)。

○ 多合并基础器质性心脏病。

POTS

○ 症状:站立位心悸。

○ 直立位心动过速(在 2min、5min 和 10min 的 BP 和 HR 变化)。

12 导联 ECG

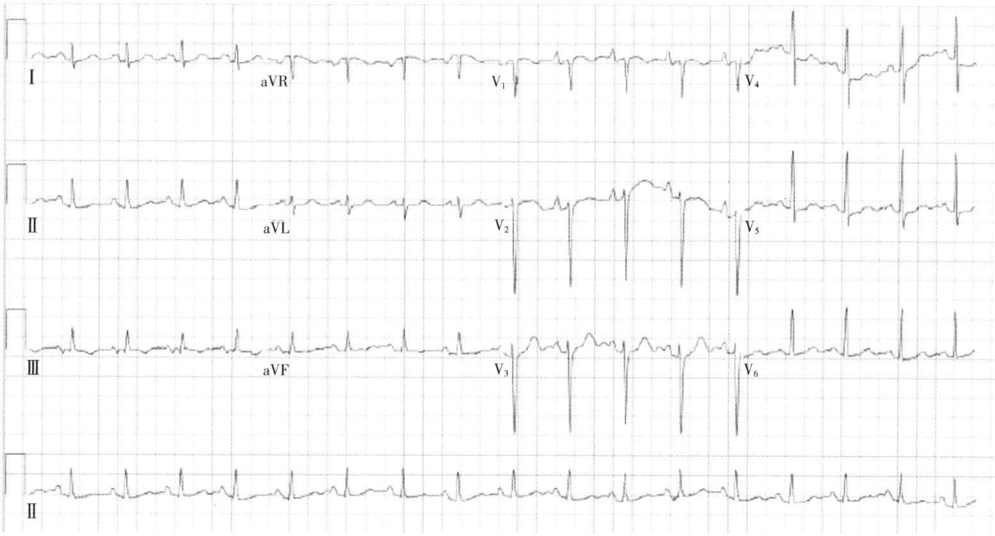

○ HR:100~160 次/分。

■ 可能快于甲状腺功能亢进或败血症。

■ IST:连续的 HR>100 次/分或活动而加重。

○ **心律**:心律规则,伴有周长(CL)的逐搏变异。

○ P **波**:P 波形态和心内膜激动与窦性心律一致。

■ 向量由上转向下,并由右偏向左。

○ PR:通常继交感张力(加速房室传导)而缩短。

○ QRS:窄的 QRS 波,除非有差异性传导或束支阻滞(BBB)。

○ **起始和终止**

■ ST 和 IST:非阵发性(逐渐发生和终止)。

■ SNRT:阵发性(突发突止)。

其他检查

- 对基础病因的研究。
- 24h Holter 监测
  - IST：一天中持续的 ST 伴有夜间心律正常化改变。
    - 对运动的过度心率反应。
  - SNRT：阵发性短猝发作（突然发作和终止）。
- 评估固有心率（IHR：很少做）
  - 阿托品静脉 0.04mg/kg+普萘洛尔静脉 0.2mg/kg。
  - 预计固有心率=118–[0.57×年龄]。
    - 高 IHR=固有窦房结功能异常。
    - 正常 IHR=自主神经功能失衡。
- 超声心动图
  - 排除结构性心脏病。

处理

急性期处理

- β–受体阻滞剂、非二氢吡啶类钙通道阻滞剂（ND–CCB）和地高辛对 POTS 有一定的治疗效果。
- 迷走神经刺激动作、腺苷和胺碘酮可能对 SNRT 有治疗效果。

慢性期处理

- 非药物治疗
  - 基础病因的治疗。
- 药物治疗
  - β–受体阻滞剂（一线治疗）。
  - ND–CCB 或伊伐布雷定（二线选择）。
  - 其他：胆碱能药物（溴吡斯的明）、抗心律失常药（索他洛尔、普罗帕酮）。
    - POTS：补足水分、氟氢可的松和（或）美多君、可乐定。
- 侵入性消融治疗
  - IST 或 SNRT：频繁的、耐受较差的发作，对药物治疗反应不佳。
  - 注意：消融常不成功，因此应作为最后的治疗考虑。

电生理检查

基质

- 顺向传导通常是正常的递减性房室结传导。
- 如果存在逆向传导,应该是递减的和向心性的。

心动过速的诱发

- 心动过速可以由程序电刺激诱发(对 SNRT 可以采用心房期外刺激或猝发心房起搏),可(对 IST)使用或不使用异丙肾上腺素。
  - IST 无法由心房或心室的期外程序刺激诱发。

心动过速中的观察

- 房室的 A:V 关系为 1:1 或≥2:1。
- VA 间期是变化的。
- AA 间期中 A 的变化先于 HH 间期的变化。

心动过速中的操作

- 心室起搏
  - 起搏无法产生拖带。
  - 心房激动顺序与心动过速不同。
  - AV 分离无法终止心动过速。
  - 起搏后的顺序:VAAV 或 VAAHV。
- 心房起搏
  - 返回的 VA CL 是变化的。
  - 以心动过速的周长(TCL)起搏时的 AH 间期=心动过速时的 AH。

心动过速的终止

- 心动过速终止于 V(停止在心房)。

ST 的导管消融(SN 改良/消融)

适应证

- 有症状的、反复发作的、药物治疗无效的 IST。

预期成功率

- 即刻成功率为 76%~90%。

- 长期成功率为 2%~66%。
  - 失败原因常是沿着界嵴至消融位置的起搏(细胞)功能的再现。

预期并发症

- 消融后窦性心动过缓或窦性间歇持续 24~48h。
- 在 10%~15%的患者发生需要起搏器治疗的心动过缓。

器械

- 将 4 极电极导管放入 RV(备用起搏)。
- 将可控 10 极电极导管放于 CS(参照或起搏)。
- 盐水灌注 RF 消融导管[F 弯(大号/橘色)]。

标测

- 消融前:
  - 确定对低剂量异丙肾上腺素(1mg/min 和 2~3mg/min)的基线反应。
- 解剖学标测:
  - 导管沿前壁放置于 RA 上部。
  - SN 结构位于高位的 RA,靠近 RA 与上腔静脉(SVC)的交界部位,并向下延伸到 RA 侧壁部分。
    - 窦房结最上方的内侧面发放的冲动频率最高。
    - 这一部位定位于靠近界嵴上部(RA 小梁部分和光滑部分的解剖学分界)。
- 激动标测:
  - 靶定最早心房激动位点。

理想的消融位置

- 应从窦房结最上方向下方消融,从而消除窦房结最高的部分并向下滴定窦房结频率。
  - 注意:应在消融前做高输出起搏(2ms 脉宽,20mA),以确定是否有膈神经夺获,因为其在解剖上接近 SN。

RF 消融放电

- **非盐水灌注 RF 消融**:40~60W,30~60s(目标温度为 55~65℃)。
- **盐水灌注 RF 消融**:25~35W,30~60s。
- 成功的决定因素
  - RF 放电过程中:开始出现窦性心动过速,而后出现窦性心率减慢。

- RF 消融放电之后。
  - 窦性心率降低(基线心率从 20~30 次/分降至 60~80 次/分)。
  - 对异丙肾上腺素的反应变得减弱(在异丙肾上腺素 2mg/min 时,窦性心率<100次/分)。
  - 消融后的 ECG 显示心房节律变慢(平坦或向下倒置的 P 波)。

第12章

心动过缓和心脏传导阻滞

窦性心动过缓和窦房结(SA)功能异常

概述

- 窦房结受损无法发放扩布性脉冲。
  - 注意 2:1 窦房结传出阻滞。

流行病学和临床特征

- 65 岁以上患者窦性心动过缓的发病率为 1/600。
- 症状变化:
  - 由无症状,到疲劳、运动耐力下降、呼吸困难、晕厥前兆或晕厥。
  - 可引发心绞痛和心力衰竭。
- 这些患者常对心脏药物高敏[非二氢吡啶类钙通道阻滞剂(ND-CCB)、β-受体阻滞剂、抗心律失常药物(AAD)]。
- 频繁并存房性快速性心律失常发作[心房颤动(AF)和心房扑动(AFL)]。

病因学

内在因素

- 退行性病变:特发性的与年龄相关的纤维化(最常见)。
  - 窦房结纤维化:不适宜的窦性心动过缓、过度的超速抑制现象。
  - 心房心肌纤维化:倾向于发生 AF 或 AFL。
  - 房室结(AVN)纤维化:房室(AV)阻滞。
- 心肌缺血。
  - 窦房结:右冠状动脉供血 60%,或左冠状动脉的回旋支供血 40%。

- ○ 心肌纤维化。
  - ■ 结节病、淀粉样变、血色素沉积症。
- ○ 炎症。
  - ■ 心包炎、心肌炎。
- ○ 家族性疾病。
  - ■ 强直性肌营养不良、家族遗传性(Friedrich)共济失调、Na^+通道突变。
- ○ 胶原性瓣膜疾病。
  - ■ 系统性红斑狼疮、类风湿关节炎、硬皮病、强直性脊柱炎。
- ○ 创伤或外科手术。
  - ■ 瓣膜置换术、消融、房间隔缺损修补术、心脏移植。

外在因素

- ○ 药物
  - ■ AAD(Ⅰ类、Ⅲ类)、β-受体阻滞剂、地尔硫䓬/维拉帕米、地高辛、伊伐布雷定。
  - ■ 抗交感神经药(利血平、甲基多巴、可乐定)、乙醇、锂制剂。
- ○ 电解质失平衡
  - ■ 钾、钙或镁。
- ○ 代谢
  - ■ 甲状腺功能亢进、低温。
- ○ 心肌缺血
  - ■ 下壁心肌梗死(MI):神经反射性的。
- ○ 自主神经介导的症状
  - ■ 神经心源性晕厥、颈动脉窦高敏。
  - ■ 情境性的:咳嗽、排尿、排便、呕吐。
- ○ 感染
  - ■ 美洲锥虫病、心内膜炎、沙门菌病、白喉、风湿热、病毒性心肌炎。

分类

- ○ **不适宜窦性心动过缓**
  - ■ 无合理原因的窦性心动过缓或症状性窦性心动过缓。
- ○ **心动过速-心动过缓综合征**
  - ■ 房性心动过速(AT;通常为 AF)与窦性心动过缓、窦性间歇和(或)AV 阻滞交替出现。
- ○ **间歇性窦性间歇**
  - ■ **窦性停搏**:窦房结启动的突然中止(>2s)。
  - ■ **窦房(SA)阻滞**:窦房结冲动不能传出(RR 间期不变)。
    - • 莫氏 1 型:窦性冲动到心房夺获的间期逐渐延长,导致 PP 间期逐渐缩短(脱落的 PP 间期<脱落前 2 倍 PP)。

- 莫氏 2 型:PP 间隔在暂停前后是固定的,并且是基本 PP 区间的倍数(2×,3×……)。

○ **变时功能不全**:在运动中不适宜的低心率反应。

■ **绝对的**:心率无法升高到年龄预计心率(220−年龄)×60%,或运动心率>120 次/分。

■ **相对的**:能够达到目标心率,但有明显延迟且伴有运动耐力不足。

12 导联 ECG

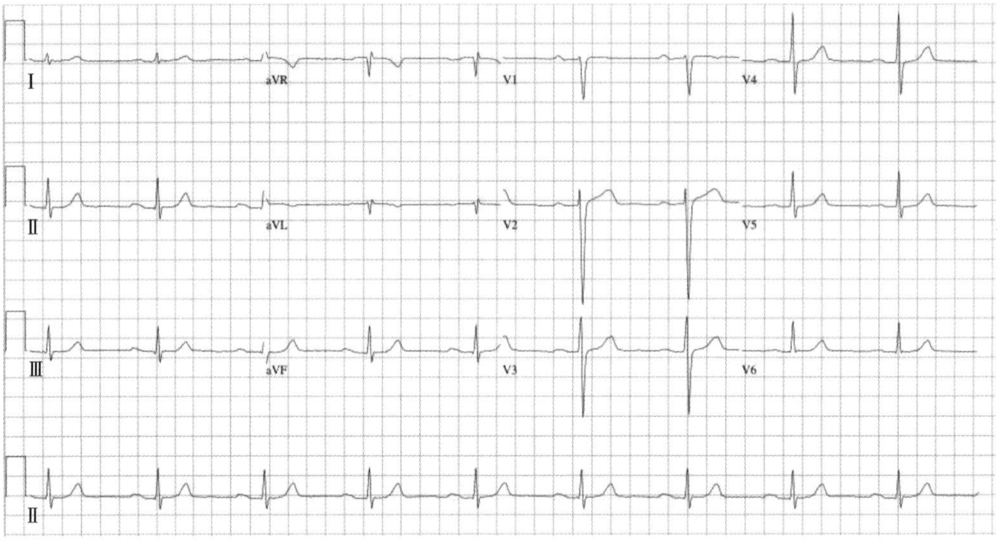

○ 窦性心律特征,HR<60 次/分。

■ ECG 上表现为 1:1 的 P:QRS 关系。

- 每个 P 波均跟随着 QRS 波,且每一个 QRS 波之前均有 P 波。

■ 窦性 P 波和电轴。

- Ⅰ、Ⅱ、aVF 导联,V_2~V_6 导联 P 波直立(Ⅱ导联最清楚)。
- aVR 导联 P 波倒置。
- V_1 和 V_2 导联 P 波直立或双向,V_3~V_6 导联 P 波直立。

其他检查

○ 采取颈动脉窦按摩或直立倾斜试验确认神经心源性原因。

○ 平板运动试验。

■ 评价对运动的变时反应。

○ 连续心电监测(Holter 或时间记录器,ILR)。

■ 与电异常相关的症状。

○ 评估固有心率(IHR,极少使用)。

  - ■ 阿托品 0.04mg/kg +普萘洛尔 0.2mg/kg 静脉注射。
  - ■ 预计 IHR = 118.1–[0.57 ×年龄]:
    - • 低 IHR=内在窦房结功能异常(SND)。
    - • 正常 IHR=自主神经失衡。
- ○ 电生理研究(检查)。

处理

急性期处理

- ○ 阿托品或异丙肾上腺素。

慢性期处理

- ○ 停用抑制窦房结的药物(如 β–受体阻滞剂、维拉帕米/地尔硫革、地高辛)。
- ○ 起搏器植入的适应证包括:
  - ■ 慢性窦性心动过缓(如果继发于必需的药物治疗)。
    - • 症状与心动过缓明显相关(Ⅰ类)。
    - • 未记录到症状和心动过缓的明确关系(Ⅱa 类)。
    - • 清醒时心率<40 次/分伴有轻微症状(Ⅱb 类)。
  - ■ 心动过速–心动过缓综合征。
    - • 心动过速–心动过缓综合征被定义为有症状的 AF 伴心室率缓慢(HR<40 次/分)、间歇(≥1 次暂停≥5s 间歇),或是由基础药物治疗造成的且无其他替代方案(Ⅰ类)。
  - ■ 窦性停搏或 SA 传出阻滞。
    - • 频繁的有症状的窦性间歇(>3s:Ⅰ类)。
  - ■ 变时功能不全。
    - • 有症状的(Ⅰ类)。

预后

- ○ 如果无症状,窦性心动过缓通常为良性。
  - ■ 每年有 2%发生 AVN 功能异常的风险。

Ⅰ度房室(AV)结传导阻滞

概述

- ○ 所有心房(室上)脉冲均可传导至心室,但传导时间延长。
  - ■ 阻滞部位可在心房内、房室结和(或)希氏束–浦肯野系统。

病因学

○ 高迷走张力[常伴有窦性心动过缓和(或)窦性间歇]。

○ 与年龄相关的传导系统退行性变。

○ 心肌缺血

■ 下壁缺血:AVN 缺血。

■ 前壁缺血:希氏束-浦肯野系统缺血。

○ 药物(地高辛、β-受体阻滞剂、维拉帕米/地尔硫䓬)。

○ 炎症性疾病(急性风湿热、心肌炎)。

○ 损伤(导管引起的、AVN 消融)。

○ 感染(如沙门菌属、美洲锥虫病)。

○ 心内膜炎(主动脉根部脓肿)。

12 导联 ECG

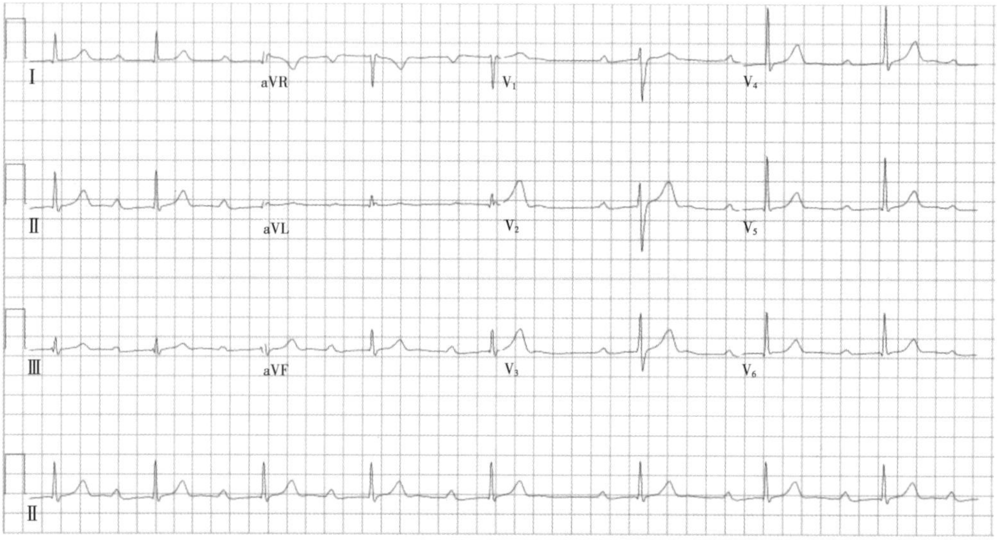

○ PR 间期>200ms 且 HR>60 次/分(或 HR<60 次/分,PR>220ms)。

○ 如果 PR 间期>300ms,则为"明显的Ⅰ度 AV 阻滞"。

其他检查

○ 确定基本病因。

○ 通常无须行电生理检查。

处理

○ 在不存在其他心脏病和症状的情况下,并不影响预后。如果无临床意义,无须特殊治疗。

○ 然而,来自 Framingham 研究的证据提示,PR 间期延长(>200ms)与下列危险增加有关。
- 死亡率(HR 1.44)。
- 起搏器植入(HR 2.89)。
- AF(HR 2.06)。

起搏器植入的指征

- 有症状(起搏器综合征或血流动力学损害:Ⅱa 类)。
- 明显的Ⅰ度 AV 阻滞(PR>0.3s)伴有 LV 功能异常或有心力衰竭症状,缩短 AV 间期可改善血流动力学的患者。

预后

- 房室结内的Ⅰ度阻滞(85%)倾向于是良性的或非进展性的。
- 在房室结下的Ⅰ度阻滞具有进展为高度 AV 阻滞的倾向。

Ⅱ度房室(AV)结传导阻滞

概述

- 间歇性 AV 传导阻滞
  - 不是每一个 P 波后都跟随着 QRS 波,但保持一定形式的 AV 关系。
- 命名法
  - 基于传导与阻滞搏动的比例(1:1 阻滞、2:1 阻滞、不同比例的阻滞)。
  - **高度阻滞**:阻滞持续≥2 个连续搏动。

莫氏Ⅰ型(文氏型)

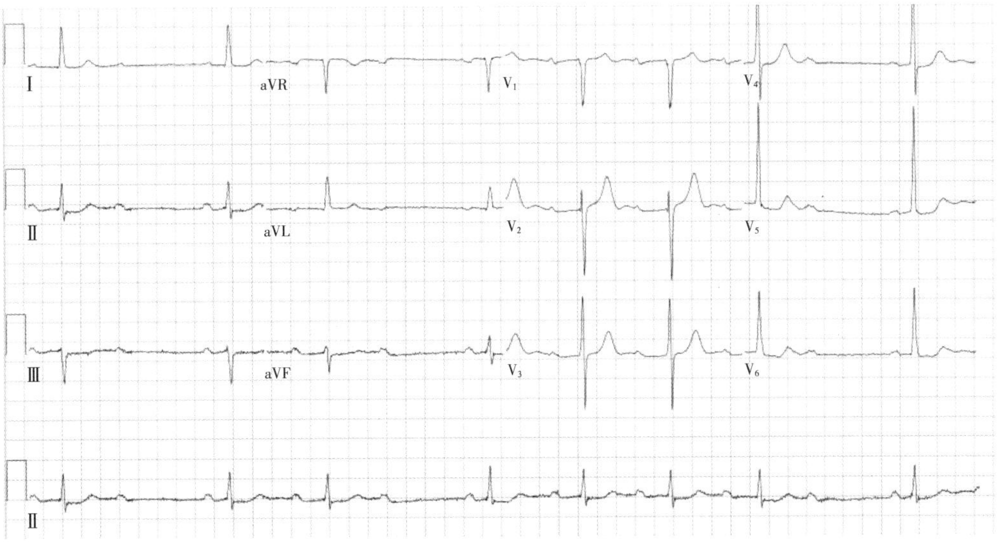

概述

- PR 间期逐渐延长(文氏顺序)跟随一个不能传导的搏动(Luciani 现象)。
  - 搏动脱落后的 PR 间期短于最后一个传导的 PR 间期。
  - 随着 PR 间期的延长,RP 间期相应缩短。
- 临床特征和流行病学。
  - 莫氏Ⅰ型阻滞通常由于 AVN 水平的阻滞而发生。
  - 莫氏Ⅰ型阻滞可见于 6%~11%的普通人。

病因学

- 迷走神经张力高[常伴有窦性心动过缓和(或)窦性间歇]。
- 与年龄相关的传导系统退行性变。
- 心肌缺血
  - 下壁缺血:影响 AVN。
  - 前壁缺血:影响希氏束-浦肯野系统。
- 药物(如地高辛、β-受体阻滞剂、地尔硫䓬/维拉帕米)。
- AVN 改良(术)后(水肿或直接损伤)。
- 心肌炎。
- 感染(如沙门菌属、美洲锥虫病)。
- 心内膜炎(主动脉根部脓肿)。

处理

- 除非有症状,否则无须处理。
- 急性症状性心动过缓。
  - 阿托品静脉注射。
  - 异丙肾上腺素输入。
- 起搏器植入的适应证包括:
  - 有症状的心动过缓(Ⅰ类)或起搏器综合征(Ⅱa 类)。
  - 无症状的:EPS 下希氏束内/希氏束下传导延迟。

预后

- 仅有少数进展为莫氏Ⅱ型或Ⅲ度 AV 阻滞。

莫氏Ⅱ型(Hay)

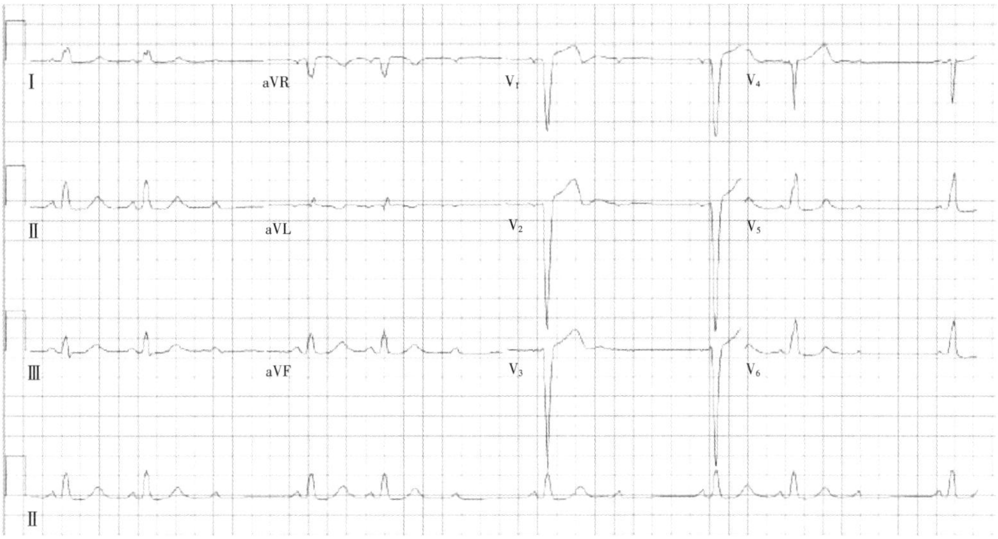

概述

- 全部或无传导：
  - 具有稳定的 PR 和 RP 传导,偶伴有脱落的 QRS 波。
  - 可以是规律的(如 2:1)或不规律的。
- 发生原因是在希氏束-浦肯野系统水平的阻滞(几乎总是表现为远端阻滞)。

病因学

- 与年龄相关的传导系统退行性变。
- 心肌缺血
  - 下壁缺血:AVN。
  - 前壁缺血:希氏束-浦肯野系统。
- 药物(如胺碘酮、普鲁卡因胺)。
- 介入干预治疗
  - 外科治疗[如主动脉瓣置换术、心房间隔缺损(ASD)或心室间隔缺损(VSD)关闭术]。
  - AVN 改良(消融)术后(如水肿或直接损伤)。
  - 酒精(乙醇)消融术后[肥厚型心肌病(HCM)]。
- 心肌浸润性疾病(如结节病、黏液性水肿、血色素沉积症)。
- 系统性炎症性疾病(如强直性脊柱炎、Reiter 综合征)。
- 心肌炎。
- 感染(如沙门菌属、美洲锥虫病、莱姆病)。

○ 心内膜炎(主动脉根部脓肿)。

处理

○ 急性症状性心动过缓。

■ 阿托品静脉注射。

■ 经皮下或经静脉起搏。

○ 起搏器植入的适应证包括:

■ 有症状的心动过缓(Ⅰ类)或起搏器综合征(Ⅱa类)。

■ 无症状的:EPS 表现为希氏束内或希氏束下的延迟。

■ 运动诱发的(但非缺血的)Ⅱ度/Ⅲ度 AVB(Ⅰ类)。

预后

○ 有明显的突发晕厥或Ⅲ度 AV 阻滞的危险。

2:1 AV 阻滞

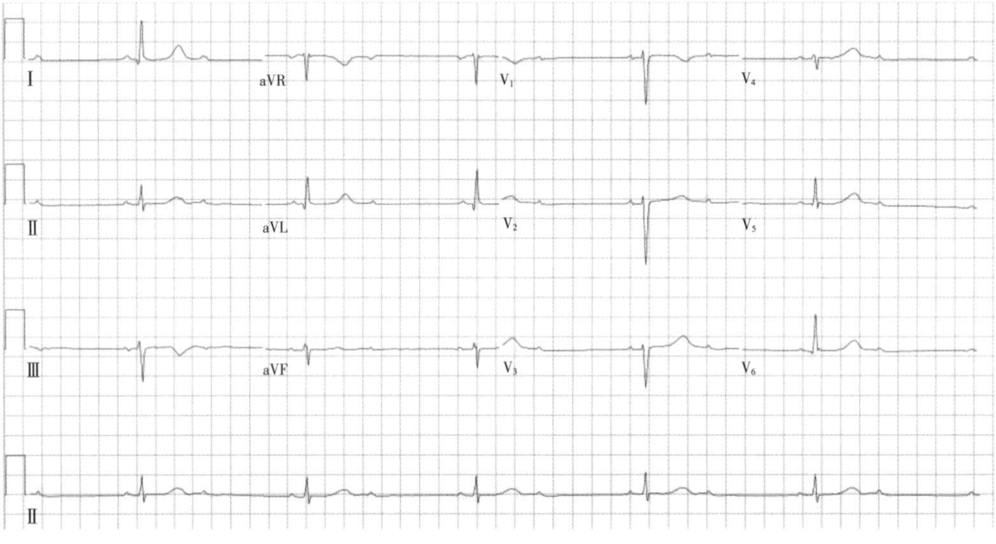

概述

○ 很难区分 2:1 AV 阻滞代表的是莫氏Ⅰ型还是莫氏Ⅱ型阻滞。

■ 较窄的 QRS 波和变化的 PR 间期常提示为Ⅰ型。

• 阿托品、异丙肾上腺素或运动可改善 AV 阻滞(由 2:1 转变为 3:2)。

• 迷走神经刺激加重 AV 阻滞,也就是说,P 波增快可以更多地传导至心室。

■ 较宽的 QRS 波常提示为Ⅱ型。

• 阿托品、异丙肾上腺素和运动可加重 AV 阻滞(由 2:1 转变为 3:1)。

• 迷走神经刺激并不改变 AV 阻滞,也就是说,P 波增快导致下传减少。

○ 2:1 的 AV 阻滞可能与心室位相性心律有关。

- 由于神经激素调节，第一个 P 波阻滞的两个连续 P 波的 PP 间期大于两个连续 P 波下传(P-QRS-P)的 PP 间期。

高度阻滞

○ AV 阻滞持续≥2 次连续搏动。注意恒定的 P-QRS 关系和正常的、窄的 QRS 波。

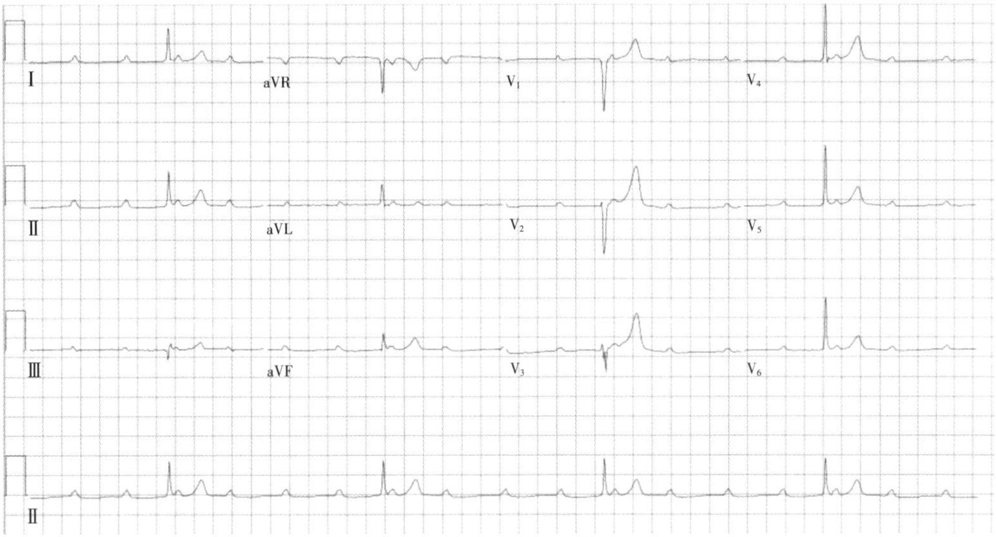

Ⅲ度(完全性)房室(AV)结传导阻滞

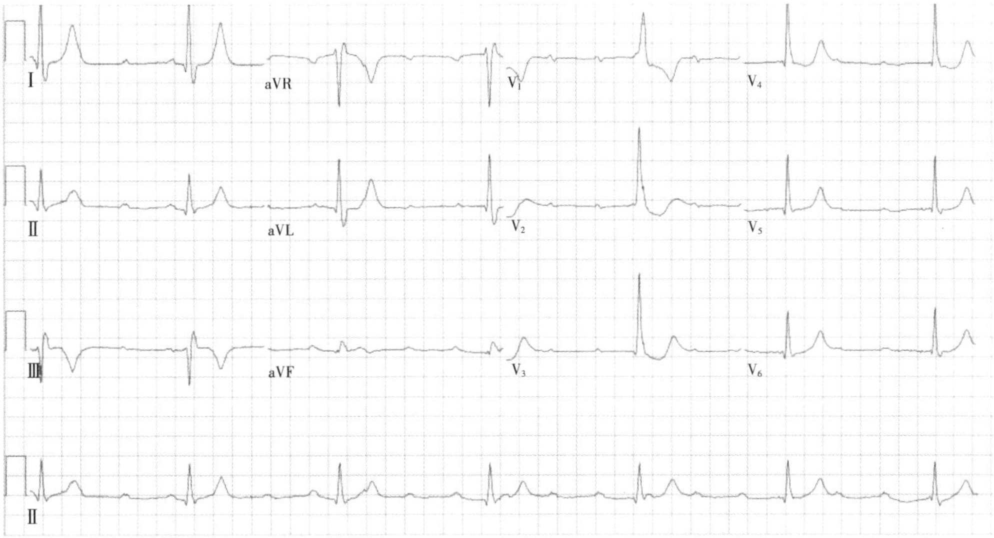

概述

- 这是 AV 传导的完全阻断，并不依赖于心房或心室(AV 分离)。
  - P 波总是无法传导且无法引发 QRS 波。
    - 窦性心率可见代偿性加快，这继发于心室率缓慢。
  - 逸搏心律依赖于阻滞远端辅助起搏器的功能。
    - 窄的交界性节律(40~45 次/分)提示阻滞部位在 AVN 内。
    - 宽的心室节律(20~40 次/分)提示阻滞部位在 AVN 以下。
  - PP 和 RR 间期的微小变化系由于心室位相性的调整。

病因学

- 高迷走神经张力(通常伴随窦性间歇)。
- 与年龄相关的传导系统退行性变。
- 心肌缺血：
  - AVN 由 AVN 动脉供血，其发自右冠状动脉(RCA；90%)和左冠状动脉的回旋支(LCX；10%)。
  - 希氏束主要由 AVN 动脉供血，小部分由左前降支(LAD)的穿隔支供血。
  - 右束支由 LAD 的穿隔支供血，以及来自 RCA 和 LCX 的侧支供血。
  - 左前分支由 LAD 的穿隔支供血。
  - 左后分支近端由 AVN 动脉和 LAD 的穿隔支供血。
  - 左后分支远端由前后穿隔支供血。
- 药物(如地高辛、β-受体阻滞剂、地尔硫䓬/维拉帕米)。
- AVN 改良(消融)术后(水肿或直接损伤)。
- 心肌炎。
- 感染(如沙门菌属、美洲锥虫病)。
- 心内膜炎(主动脉根部脓肿)。
- 先天性(<0.04%)：60%~90%的患者与狼疮有关(母体抗 Ro 抗体)。

处理

- 急性有症状的心动过缓：
  - 阿托品静脉注射或异丙肾上腺素输入通常对Ⅲ度 AV 阻滞无效。
  - 如果逸搏不稳定，应经皮和经静脉起搏。

起搏器植入的指征

- 有症状的(Ⅰ类)。
- 心血管外科手术后或 AVN 消融术后(Ⅰ类)。

- 无症状的：
  - >3s 的停搏，逸搏<40 次/分，或 AVN 下的逸搏/阻滞（Ⅰ类）。
  - 窄的逸搏>40 次/分（如心脏扩大/LV 功能异常，Ⅰ类；其他为Ⅱa 类）。
  - 运动诱发的（但非缺血）Ⅱ度或Ⅲ度 AV 阻滞（Ⅰ类）。

预后

- 病理性的完全性心脏阻滞年死亡率约为 50%。

第13章

心脏植入式电子装置

永久性心脏起搏器

心脏植入式电子装置(CIED)感知心脏固有电位,且如果心脏固有电位发放频率不够,则CIED对心脏发放电脉冲刺激心脏收缩。

- **感知**:是起搏器评判固有电信号的能力。感知的反应可能是:
  - **抑制**:在感知(警戒)期终止之前,由于感知到自发的固有事件(电信号),起搏器的刺激信号受到抑制。
  - **触发**:在感知(警戒)期终止之前,由于感知到自发的固有事件(电信号),起搏器刺激信号发放。
- **夺获**:起搏器触发心脏除极并引发机械性心肌收缩(心房或心室)的能力。
  - 起搏器输出脉冲可以参考欧姆定律加以理解和解释:电流=电压/阻抗。
    - 电压(V):推动电流的力(以"V"为单位)。
    - 电流(I):流动的电力的量(以"A"为单位)。
    - 阻抗(R):对电流的阻力(包括环路和患者,以"Ω"为单位)。

CIED的命名法(NBG编码,表13.1)

表13.1 标准的CIED命名

第一位	第二位	第三位	第四位	第五位
起搏心腔	感知心腔	对感知的反应	频率调整	多部位起搏
A	A	T	O	O
V	V	I	R	A
D	D	D		V
	O	O		D

NBG:北美起搏和电生理学会/英国起搏与电生理小组研究专属制订。

- 第一个字母代表起搏心腔。
  - A：心房。
  - V：心室。
  - D：双腔（心房和心室的）。
- 第二个字母代表电活动被感知的心腔。
  - A、V 或 D。
  - O 代表起搏器发放脉冲不依赖于感知。
- 第三个字母认为是对感知到的电信号的反应。
  - T：触发起搏功能。
  - I：抑制起搏功能。
  - D：双重反应（如任何自发的心房的或心室的电活动将抑制该腔室的起搏功能，但孤立的心房电活动将触发心室反应）。
  - O：对基本电信号无反应。
- 第四个字母代表心率调整。
  - R：频率反应性（生理性）起搏。
  - O：无程控能力或频率调整功能。
- 第五个字母表示多部位起搏。
  - A、V 或 D。

程控模式

- AOO 或 VOO：不管固有电激动如何，均发放起搏脉冲。
- AAI：起搏和感知仅在心房（适用于单纯窦房结疾病）。
- VVI：起搏和感知仅在心室，通常用于永久性心房颤动。
- VDD：通常为单电极导线装置，感知心房，起搏心室。
- DDD：双心腔（心房和心室）感知和起搏。
- AAT 或 VVT：诊断性应用（测试感知阈值或抑制信号–电极导线/心肌的病因）。

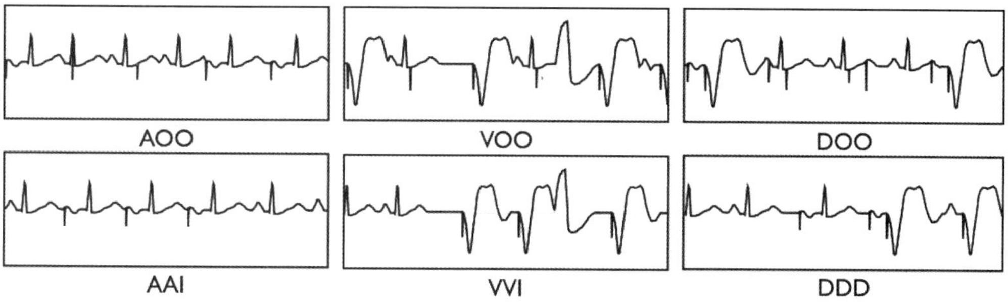

基本 CIED 系统

脉冲发生器

- 脉冲发生器置于胸壁皮下或肌肉下。
- 由几部分组成
  - **机器壳**:钛合金材料(具有组织相容性、耐用、重量轻的特点)。
  - **连接器**:一个环氧树脂“头”,包括电极导线连接器。
  - **元器件**(感知、定时、输出电路)。
    - 二极管:保持电流方向正确。
    - 电阻器:对抗通道电流的流动。
    - 晶体振荡器:脉冲发生器的“时间钟”。
    - 微芯片:记忆和“智能”功能。
  - **电池**(通常是锂碘电池):脉冲发生器内体积最大的元件。

起搏电极导线

- 将心内膜电极导线插入静脉至心房、右心室(RV)和(或)冠状静脉窦(CS)。
- 将心外膜电极导线经开胸插入并固定于心脏外表面。
- 心内膜电极可植入心肌,其通过:
  - **主动固定**(远端螺旋)。
    - 优点:
      - 易于固定,也可再定位。
      - 脱位率低。
      - 远期可拔除。
    - 缺点:
      - 价格昂贵。
      - 植入过程更复杂。
  - **被动固定**(远端翼状片或散状齿设计,用以抓住/缠住肌小梁)。
    - 优点:
      - 价格便宜。
      - 对患者损伤较小。
      - 阈值可能较低。
    - 缺点:
      - 急性(短期)电极导线脱位率略高。
      - 远期较难拔除。
- 起搏电极导线可以是:
  - **双极导线**:电极导线的远端有两个导电线圈(电极),绝缘分开 2~3cm。

- 刺激用阴极(阴极电极)是远端电极(在顶端)。
- 接收用阳极(阳极电极)是近端电极(近端的环)。
- 优点:
  - 过感知较少(远场、肌电位、电磁干扰)。
  - 无起搏器囊袋(胸大肌)刺激。
  - 可以程控为单极形式。
- 缺点:
  - 电极导线直径略大,导线体部较硬。

■ **单极导线**:单一的导电线圈和电极头端。
- 刺激用阴极(阴极电极)是在心腔内(电极导线的头端)。
- 接受用阳极(阳极电极)是心脏外的(脉冲发生器)。
- 优点:
  - 电极导线直径较小。
  - 理论上说,其更加柔软(单线圈在电极导线内)。
  - 由于起搏范围大,起搏刺激信号也较大。
- 缺点:
  - 受限于电极状态。
  - 可有过感知状态(远场、肌电位、电磁干扰)。
  - 起搏可引起囊袋(胸大肌)刺激。
  - 无法使用植入式心脏电复律除颤器(ICD)。

CIED 的时间周期

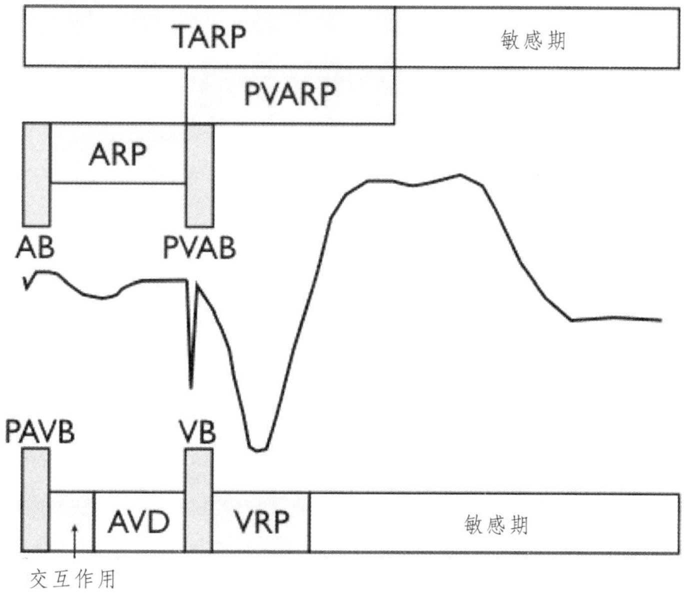

名词术语见正文。

- 基本术语
  - **不应期**(300ms):CIED 对固有信号无反应的间期。
    - 其保持起搏器免于受不适宜信号的时间周期重整。
    - 绝对不应期“空白期”(30~50ms)。
      - CIED“看不到”固有信号。
    - 相对不应期。
      - CIED“看”到并计算固有事件(电活动),但对其并无反应。
  - **警觉期**
    - 该期是在不应期之后,感知器打开并搜寻信号。
  - **下限频率**(LRL):起搏器刺激的最低频率。
    - 这是与起搏间期相类似的,是同一心腔未感知干扰事件的两个连续起搏事件之间数毫秒的时间段。
  - **上限频率**(URL):
    - 起搏器将刺激心脏的最高频率(如果是双腔心脏起搏器,则为最大跟踪频率;如果频率适应功能打开,则为最大感知频率)。
- 心房通道
  - AV **延迟**(AVD)
    - 由自身的或起搏的心房事件至随后的心室脉冲之间的时间(自身的或起搏的)。
  - **心房空白期**(ABP)**和心室后心房空白期**(PVABP;**远场空白期**)
    - 固有的或心房起搏脉冲后的空白期(ABP)或心室起搏后的空白期(PVABP)。
    - 防止心房通道对心房/心室起搏脉冲的过感知。
  - **心房不应期**(ARP)**和心室后心房不应期**(PVARP)
    - 心房通道处于不应期的时间。
    - 由固有的或心房起搏的脉冲(ARP)或心室起搏(PVARP)引发。
    - 防止起搏器因不适宜信号而重新调整计时周期。
      - ARP:该装置可以计算固有心房脉冲和外部噪声。
      - PVARP:可防止设备跟踪心室除极或逆传的 P 波。
  - **总心房不应期**(TARP)
    - 为 ABP+ARP(AVD)与心室后心房不应期(PVARP)之和。
      - 在 TARP 内感知的心房事件并不影响时间周期,但会触发模式转换。
    - TARP 的长度将限制 URL(最大跟踪频率或最大感知频率)。
      - 如果 TARP≥URL,起搏器将出现 2:1(起搏)行为(突然“撞墙”)。
      - 如果 TARP<URL,将看到起搏器文氏(起搏)现象(“文氏窗”)。
  - **心房警觉期**
    - 在心房感知器搜寻刺激信号时在不应期后的时间。

- 心室通道
  - **心室空白期(VBP)和心房后心室空白期(PAVBP)**
    - 为固有的或起搏的心室脉冲后(VBP)或心房起搏后的空白期(PAVBP)。
    - 可防止心室通道感知起搏脉冲。
  - **心室触发期("交叉感知窗")**
    - 当在这一时期内发生心室感知事件时(典型的为 100~120ms),将触发"安全起搏"(在短于 AVD 的间期起搏)。
  - **心室不应期(VRP)**
    - 心室通道处于不应期的时间。
    - 由固有的或起搏心室的脉冲诱发。
    - 防止起搏器在不适宜信号时重启时间周期。
  - **心室警觉期**
    - 是心室感知器搜寻刺激信号的 VRP 之后的时期。
- 计时周期
  - VV 计时(起搏器保持恒定的 VV 间期)是最常见的。
  - AA 计时(起搏器保持恒定的 AA 间期)也被使用。

其他起搏器功能

- 频率反应性/适应性起搏
  - 起搏器内的感受器基于"生理需要"增加或降低起搏频率。
    - 重要的是,这个感知器如同正常 SN 可变性的替代品。
    - 可程控最小和最大心率,以及"攻击性"。
    - 该功能可用于变时功能不全的患者。
  - 感知器的类型。
    - **振动感知器**:采用压电晶体对振动产生反应。
      - 优点:反应快速,无须特殊的电极导线,可自供电且易于程控。
      - 缺点:该感受器对运动并不特异,且容易受体外振动的干扰(如震颤、乘车时的颠簸),反应与工作负荷不呈比例,且难以达到满意。
    - **加速器**:对特殊频率的前进和后退活动产生反应。
      - 优点:当振动时,对外界干扰不易感,与工作负荷呈一定比例。
      - 缺点:可能被特定运动(如椅子摇晃)所影响,对外界运动不敏感。
    - **每分通气感知器**:对经胸部阻抗产生反应(跨胸腔的抵抗)。
      - 优点:反应缓慢,对工作负荷敏感,而对环境不敏感。
      - 缺点:不能使用单极电极,上肢运动或说话会影响感知器。

- **激发反应式感知器**:对测量到的 QRS 除极面积下降做出反应。
  - 注意:这种感知器仅在装置起搏状态下工作。
- QT **间期感知器**:对 QT 间期的减小产生反应(起搏脉冲至 T 波顶峰)。
  - 注意:这种传感器只在设备起搏时工作。
- **闭环感知器**:在心动周期的收缩期,于右心室心尖部通过逐跳心内阻抗的变化评估心脏收缩力量。

○ 滞后

■ 起搏器在警觉期随着感知到固有心搏,允许起搏频率降至程控的 LRL 以下(启动可程控频率低于 LRL)。

- 其用于鼓励自身心脏活动并延长起搏器电池使用寿命。

■ 搜寻/扫查滞后暂时降低起搏频率,以允许自身心脏激动,其随以下情况发生:

- AV 传导(延长 AVD,以允许自身传导)或心室活动(频率<基本频率)。
- 反向滞后(缩短 AVD,从而加快传导以应对短的脉冲频率)。
  - 重要的是,这一功能会强制心室起搏;其仅用于心室同步化治疗(CRT)装置。

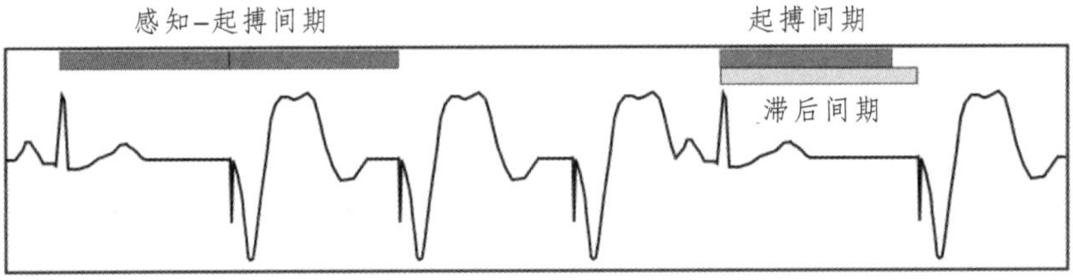

○ 心率适应性 AV 延迟:

■ 随着心房频率的增加,AVD 可以由程控的基线值缩短至程控的最小 AVD(模拟正常生理反应)。

- 由于 TARP 较短(AVD+PVARP),允许在较快的心房频率时进行心房跟踪。

■ 分为线性或递进式 AVD 缩短模式。

○ 模式转换:

■ 当起搏器感知快速的心房频率时,则将起搏模式由双腔转为单腔起搏,避免房性心律失常的跟踪,并以不必要的高频率起搏。

○ 主动夺获控制/自动夺获:

■ 起搏器周期性启动最大振幅(起搏),并使其逐渐降至最小的有效夺获阈值,以使起搏器输出(能量)最小化。

○ 频率回退:

■ 心率平滑功能可防止心率突然变化(运动导致的心率下降,模式转换)。

植入式心脏电复律除颤器(ICD)

- ○ ICD 是直接治疗快速性心律失常的特殊装置。
- ○ 其基本系统与常规起搏器并无本质区别,除外以下功能:
  - ■ 脉冲发生器体积较大(可容纳较高电压的电池放电电容)。
  - ■ 置于 RV 的起搏电极直径较大,以适应除颤功能。
- ○ 一般情况下,ICD 具有传统起搏器所有的感知和起搏能力，但其还具有探查潜在危险的室性心律失常和实施治疗的功能:
  - ■ 抗心动过速起搏(ATP),器械发放预先设定好数目并连续快速起搏,以试图终止心律失常。
    - • ATP 的类型。
      - ▫ 猝发起搏:以固定频率行 RV 起搏。通常其按室性心动过速周长(CL)的一定百分率设定起搏频率。
      - ▫ 加速起搏:在起搏串内,起搏频率逐渐加快。
      - ▫ 搜寻式起搏:逐渐以较快的频率做猝发 RV 起搏。其频率在驱动起搏串之间变化,以至于下一个猝发起搏快于上一个猝发起搏的频率。
      - ▫ 加速-搜寻式起搏:以上两种方式的结合。
    - • 可程控的。
      - ▫ 耦联间期:VT 搏动后的第一个脉冲时间。
      - ▫ 周长:一般设定在快速性心律失常周长的 81%~88%。
      - ▫ 猝发起搏的长度:驱动串起搏个数(通常为 8 个)。
    - • 结果。
      - ▫ 通常心律失常终止的成功率>90%(快速 VT 为 70%)。
      - ▫ 已证明 ATP 可改善生活质量和生存(与 ICD 放电相比时)。
  - ■ 如果未成功,装置将以低或高电压的双相波,在除颤器脉冲发生器和环线圈之间做心脏复律-除颤。
    - • 可程控的。
      - ▫ 能量:以“J”为单位(电压×电流×时间)。
      - ▫ 波形:单相波(电休克放电在 1 个向量方向上)或双向波(电休克放电在 2 个向量方向上,更有效)。
      - ▫ 向量:RV 线圈(B)至脉冲发生器壳(A)和 SVC 线圈(X);RV 线圈至脉冲发生器壳;RV 线圈至 SVC 线圈。
      - ▫ 方向:正常=线圈至脉冲发生器壳(B 至 AX);反过来为脉冲发生器壳至线圈(AX 至 B)。

- ○ 需注意的是,“室性心动过速”/“心室颤动”(VT/VF)的发现基于由 RV 电极感知的心率。
  - ■ 如果心动过速超过了设定的时间,随之心动过速将被“探查到”。
    - • 因此,鉴别功能可被用于区分心动过速的室性和室上性起源(注意:鉴别功能仅加载到 VT 区,不能够程控到 VF 区)。
    - • 然而,如果不应用鉴别功能,可根据心动过速的频率和时程定义心律失常区,引出程控治疗。如此快的 SVT 也可因心室率超过预先确定的触发点而会引发治疗。
- ○ 最多可以程控 3 种心室频率检测区,根据心动过速的不同频率来发放不同的 ICD 治疗。
  - ■ 慢 VT 区通常设置为 170 次/分和 188~200 次/分。
    - • 在一级预防中,慢室性心动过速区仅用于监护(不发放治疗)或在转复或电击前可发放不同数量的抗心动过速起搏(ATP)。
      - ▫ 一般情况下,ATP 治疗对低频率 VT 更有效。
  - ■ 快频率 VT 区通常设定为 188~200 次/分至 222~250 次/分,在转复或电击前会发放 1~2 组 ATP 治疗。
  - ■ 通常 VF 区设定在快于 222~250 次/分,且包括充电过程中的 ATP 治疗。
- ○ **再探查**:在 ICD 放电治疗以后,需要再次检查心律,以明确心律失常是否终止。
  - ■ 窦性心律下的 ICD 搜寻探查(仅通过心率由 ICD 确认)。
  - ■ 如果 ICD 无法确定是否转回窦性心律,会认为继续存在心律失常,并会发放更多的治疗(放电)。

ICD 治疗

- ○ 心律失常的探查、评估、治疗依据下列步骤。

第一步:感知

- ○ 探查快速性心律失常的最重要步骤是装置具有感知快速性心律失常的能力。
  - ■ 不同于心动过缓检测,心动过速检测需要在一个很大的振幅范围内进行心室信号识别(如窦性心律 R 波的振幅为 10mV,但 VF 时 R 波的振幅可能是 0.2mV),同时应避免过感知其他信号(如 T 波)。
  - ■ 在窦性心律下 EGM 的振幅是合适的,由于 EGM 振幅的快速变化,感知也会有变化。
  - ■ 这可致一些信号未被探查到(“漏掉”)。
  - ■ 如果有足够多的信号未被探查到,其后频率触发或计数可能无法达到诊断快速性心律失常的标准,也就不会发放治疗。
- ○ 一般情况下,ICD 相对于信号振幅自动调整其感知,或相对于感知自动调整信号振幅(增益)。
  - ■ 自动/适应的感知阈调整由较低的基线感知敏感性开始(通常为 0.3mV),增加到 P

波振幅的一定百分率(通常为 50%~80%)。

- 感知敏感性随后以线性的、指数的或恒定非线性的方式衰减。

■ **带通频率**:缩小频率以去除感知噪声。

■ **动态噪声功能**:能提升感知阈值,使其始终高于噪声。

第二步:探查标准

○ **频率**:确定是否存在心律失常的第一步是确定心动过速的频率。基于频率,来决定在该区间(VT 或 VF)是否发放随后的治疗。

○ **时程**:第二个探查标准是心动过速的时间长短(时程),其用以决定心律失常是持续的还是非持续的。

■ 通过一系列计数来实现,如心动过速的 18/24 心搏频率>检测频率。

第三步:区分 SVT 和 VT

○ 注意:鉴别功能并不用于 VF 区。

○ **治疗的抑制因素**

■ **起始判定**:将心动过速起始的 RR 间期与心动过速之前搏动的 RR 间期做比较。

- 可帮助鉴别窦性心动过速(逐渐起始)和 VT(突然起始)。
- 如果测量到的变化值 Δ>程控设定的 Δ值,则不限制启动治疗(如 VT)。
- 如果测量到的变化值 Δ<程控设定的 Δ值,则治疗启动被抑制(如 SVT)。

■ **鉴别功能**:在不同生产商应用不同。

- 美敦力(Medtronic):起始与否取决全部其他的鉴别因素,这意味着如果起始对 VT 做了错误分类,心律失常的探查不会出现。
- 圣犹达/雅培(St. Jude Medical/Abbott):起始判定工作具有稳定性,探查时做形态学判定。
- 波士顿科学(BostonScientific):起始判定和稳定性结合一起工作。注意,稳定性和起始判定在采用的感知敏感性上会相互覆盖。
- 百多力(Biotronik):起始判定在决定树图上并不多用。
- 索林(Sorin):仅在稳定性判定标准上应用,先尝试排除窦性心动过速。

■ **程控**

- 程控较小的预设差值可使 ICD 的 VT 检测敏感性增加,如较小的变化或心律失常发作时,即为 VT。

■ **局限性**

- 如果 VT 在窦性心动过速或室上性心动过速时发生,则鉴别功能可能无法鉴别出 VT。这种情况可导致 RR 间期较前面心搏稍缩短。
- 如果 VT 的频率逐渐进入检测区,则鉴别功能可能无法鉴别出 VT。这种情况发生于 VT 频率在检测频率上下波动时。

- ○ **稳定性**:装置检查 RR 间期,以确定心动过速是否整齐。
  - ■ 帮助区分 AF(不规则/不稳定的周长)和 VT(规则/稳定的周长)。
    - 如果测量到的变化值 Δ<程控设定的 Δ值,不抑制治疗(视为稳定,其后判定为 VT)。
    - 如果测量到的变化值 Δ>程控设定的 Δ值,则抑制治疗(视为稳定,其后判定为 AF)。
  - ■ **鉴别功能**:在不同生产商应用不同。
    - 美敦力:当 VT 计数到达 3 的时候,应用稳定性评估。如果 4 个间期中的 1 个变化>程控的 Δ值,则认为心律是不稳定的,并重启计数。
    - 圣犹达/雅培:稳定性是将可程控采样窗(正常是 12 个间期)第 2 个最短的和第 2 个最长的间期,与程控值做比较。按算法做起始判定和形态学判定。
    - 波士顿科学:稳定性是检查其前 5 跳的变异性,与程控的稳定性的平均权重做比较。
    - 百多力:按照周长变化的百分率(单腔)或绝对程控值(双腔)决定稳定性。
    - 索林:稳定性是基于"长心室周期"计算的,是 PARAD+算法的部分。
  - ■ **程控**
    - 调整Δ值至较小值,使装置对探查 VT 的敏感性降低(频率较小的变化满足 AF 的判定)。
  - ■ **局限性**
    - 如果是不规则的 VT 或是伪规则的 AF,则判定功能失效。
- ○ **形态学**:装置组成一个基线(如正常窦性心律)心律的 EGM 模板,并与心动过速做比较。
  - ■ 预期是 VT 的形态学能够明显区分记录的基线心律数据:如 SVT 看似像窦性心律(>94%相关)或 VT 看似不像窦性心律(<94%相关)。
    - 由于缺少心房电极,这些模板对于单腔装置特别有用。
    - 注意:除颤治疗放电后由于残留电压(除极)对除颤线圈的影响会导致 EGM 的变化,用于比较的模板变得不可信,此刻的装置是不可用的(有时间等待)。
  - ■ 鉴别功能在不同生产商的应用是有区别的。
    - 美敦力(子波):由装置机壳至 RV 线圈的 EGM 搜集模板。当探查前的 6~8 个搏动不能与模板匹配,则被认定是 VT。与模板匹配的百分率是可以程控的(注意:振幅需要手动程控,以避免信号夹杂在一起)。
    - 圣犹达/雅培:由装置机壳至 RV 线圈或顶端至环部作搜集模板。当搏动的最小阈值(如 10 个之中的 8 个)与模板不匹配时则被认定为 VT。与模板匹配的百分率和间期数是可以程控的(注意:振幅不需要手动程控,因其是自动设定)。

- 波士顿科学(RhythmID):由装置机壳至 RV 线圈的 EGM 搜集模板。当探查前的 8~10 个搏动不能与模板匹配时则被认定是 VT。与模板匹配的百分率是可以程控的。
  - ■ *程控*。
    - 依赖于装置,模板匹配百分率和间期个数是可程控的。
  - ■ *鉴别功能的限度*。
    - 在频率依赖性束支阻滞(BBB)或 EGM 变化的 SVT,形态学鉴别可能不能抑制装置启动治疗。
- ○ 双腔起搏器的鉴别功能。
  - ■ AV *分离*:借助计算 R 波之间的 P 波的个数和定时评估 AV 比例。
    - AV 分离和形式/定时,用于确定 AV 和 VA 传导,如 VT 伴有逆向传导。
      - ▫ 一般用在双腔装置的交界区稳定性、起始和形态学的判定。
  - ■ *鉴别功能*在不同生产商的应用是有区别的。
      - ▫ 美敦力(PR logic):基于心房 EGM 期待(出现)心室 EGM 的相对定时,对连续搏动做分类。每个搏动分为窦性心动过速、SVT、房性心动过速、AF、VT 或 VF。
      - ▫ 圣犹达/雅培、波士顿科学以及百多力:比较心房和心室频率之间的关系。如果心室率(V)>心房率(A)(V>A),不需要随后启动其他鉴别功能,治疗放电。在圣犹达/雅培装置,如果频率相等(V=A),或心房率快于心室率(A>V),则随即应用进一步的鉴别功能。在 V=A,应用起始判定和形态学鉴别。在 A>V,应用稳定性和形态学鉴别。
      - ▫ 索林:比较心房和心室波的关系。在 V=A,应用起始鉴别和腔室起源鉴别。在 A>V,则不确认 VT。
  - ■ *局限性*
      - ▫ 当存在双重心动过速时可能无效。
- ○ *反抑制*
  - ■ 反抑制将在快速心室率持续超过预定的时间期后发放治疗,即使这段心动过速已被归类为 SVT。
    - 其目的是防止错误判断导致 VT 治疗被抑制。
    - 局限性:可能导致持续性 SVT 时的不适宜放电。
- ○ *治疗加速*
  - ■ 不稳定下的电击治疗:如果 ICD 判断为多形性 VT,会立即实施放电治疗。

装置的并发症

早期

- ○ 静脉入路(<1%)

    - 气胸、血胸、空气栓塞。
- 电极导线
    - 心肌或心脏穿孔(<1%)。
    - 定位不佳或无法放置(无法获得满意的阈值、膈神经刺激)。
    - 脱位(1%~5%,RV<RA<LV/CS);通常<3 天,但也可在植入术后 3 个月。
- 囊袋
    - 血肿(<5%,使用抗凝药或双联抗血小板药则发病率升高)。
    - 感染(1%~3%):包括表皮、伤口裂开、深部的(囊袋的)或全身性的(心内膜炎)。
    - 疼痛:如果疼痛发生于远离植入物部位,或疼痛好转而又反复的,怀疑是感染。
- 脉冲发生器
    - 螺丝固定不牢(脉冲发生器与电极导线)。

晚期

- 静脉入路
    - 静脉血栓或 SVC 综合征(0.5%)。
- 电极导线
    - 传出阻滞。
    - 绝缘层或电导(起搏/高电压线圈)失效(0.5%/年)。
    - 起搏器导线心内膜炎。
- 脉冲发生器
    - 腐蚀、移位或囊袋感染。
    - 旋弄综合征(Twiddler 综合征)。
    - 外界来源的损伤:创伤、放射线、碎石术、电除颤/电复律。
    - 失效:电池耗竭、元器件故障。
- 装置功能异常
    - 起搏/感知:过感知/感知不良、交叉感知、起搏器介导的快速性心律失常。
    - 电磁干扰。
    - CIED 系统元件(装置或电极导线)故障报警(2%)。
- 装置的致心律失常作用
    - 导线的致心律失常性。
        - **早期**:局部心肌的机械性刺激或激惹。
        - **晚期**:电极导线的纤维化形成心律失常的基质。
    - 心室感知不良。
        - 在复极易损期的不恰当起搏。
    - “正常的”右心室起搏。

正常的“短-长-短”(心动过缓)起搏导致心室的快速性心律失常。
- “失同步”导致心力衰竭增加和室性心律失常增加。
- 在原先由心肌梗死的位置形成折返。

■ “正常的”双心室起搏。
- 异常除极/复极导致异质性和(或)不应性的不均一性。

ICD 特殊并发症

○ 发放治疗失败。
■ 程控:心动过速的阈值设定过高,或 SVT 的鉴别功能需要调整。
■ 脱失放电:感知不良可引起探查切点之下心率分类错误。
■ 电磁干扰:ICD 治疗可被磁反应抑制。
○ 适宜治疗造成的并发症包括:
■ 患者或家属可发生心理反应。
■ 恰当治疗(有关)的发作增加与 LV 功能下降/心力衰竭恶化和死亡率增加有关。
○ 不恰当或不需要的治疗。
○ 无效治疗。

CIED 患者的评估

临床评估

症状

○ 气短/活动耐受降低。
○ 心悸。
○ 晕厥前兆/晕厥。
○ 感染症状。

医学状态的变化

○ 卒中。
○ 心力衰竭(NYHA 功能分级)。
○ 心绞痛/心肌梗死(CCS 分级)。

药物治疗评估

○ 目前使用的药物。
○ 最近药物治疗的变化。
○ 特别注意利尿剂、抗心律失常药物治疗。

装置使用史

- 报道的 CIED 治疗的适应证。
- 特殊的装置类型:单腔、双腔、再同步化和除颤器。
- 特殊型号和电极导线:生产厂商、主动/被动固定电极导线、双极/单极电极导线。
- 治疗史:恰当的和不恰当的。

12 导联 ECG

- 确定基本心率和心律。
- 特殊的装置类型:单腔或双腔起搏。
- 程控:确定小的(双极)或大的(单极)起搏钉。
- 夺获:确认每一个起搏器输出有心脏除极(如每个起搏钉之后都有 P 波或 QRS 波)。
- 感知:自身的除极波恰当地抑制了起搏器活动。
- 心室导线的定位
  - 左束支阻滞(LBBB)形态:RV 心尖部(下壁导联呈负向波)、RVOT(下壁导联呈正向波)。
  - 右束支阻滞(RBBB)形态:LV 心尖部(下壁导联呈负向波)、LVOT(下壁导联呈正向波)。
    - 注意:如果表现 RBBB 形态,除外穿孔、卵圆孔未闭/房间隔缺损(PFO/ASD)、心外膜/冠状窦电极导线。

其他要考虑的检查

- 胸部 X 线片:
  - 检查电极导线的位置(与之前的胸部 X 线片做比较,以确认电极导线无移位)。
  - 除外电极导线折断(典型的是发生在锁骨与第一肋骨的交叉部位)。

起搏器和 ICD 的程控方法

确定装置

- 辨认脉冲发生器:生产商和型号。
- 确认电极导线:数量、位置、生产商、型号。
- 有无电极导线或脉冲发生器相关的建议或召回?

评估固有或基础心率

- 观察心腔内 EGM,以了解临床情况和基础心律。
- 装置基础参数。

- LRL 和 URL。
- 间期：AV/PV 延迟、TARP、PVARP、空白期。
- 程控的起搏模式(如 DDD、VVI)。
- 模式转换：打开/关闭、模式转换参数。
- 快速性心律失常区和程控治疗区(如果是 ICD)。

○ 评估电池状态：
- 检查目前电池的电压和阻抗。
- 检查择期更换的指征(ERI)。
- 检查充电时间和最后一次放电时间(如果是 ICD)。

评估电极导线的功能

○ 起搏器电极导线的年预计失效率为 0.5%，ICD 导线的年预计失效率为 0.6%~5%(见表 13.2)。

表 13.2　起搏器和 ICD 电极导线失效征象

起搏器	ICD
• 失夺获(33%)	• 不恰当放电(33%~76%)
• 高起搏阈值(14%~30%)	• 异常高电压导线阻抗(56%)
• 阻抗异常：高(5%)、低(12%)	• 夺获阈值升高(22%)
• 感知异常：不良(13%)、过感知(12%)	
• 失感知和失夺获：(13%~15%)	

感知

○ CIED 具有探知心脏固有心肌除极的能力(如电极导线的阳极和阴极之间的电位差)。
- 由最小的能够稳定地被 CIED 探知的固有心肌信号决定。
- 受局部 EGM 电压变化率的影响(低频率)。

○ 如何程控和确定感知。
- 感知是自动被查询探头或装置测定的。
- 降低起搏频率可显示基线心律。

○ 评估装置感知。
- 感知的关键是稳定性。在急性期(3 个月)之后，P 波和 R 波高度在今后的随访中就不再无规律变化。
  - 在植入时，R 波幅度应>5mV，P 波幅度应>2mV。
  - 慢性阶段的 R 波幅度应>10mV，P 波应>5mV。

○ 程控变化以调整感知。

- 程控调整装置检测信号的敏感性。
  - 降低电压使装置更加敏感(感知丢失的信号)。
  - 升高电压使装置的敏感性降低(忽略检测到的信号)。
- 通常设定：
  - P 波的振幅正常设定在感知 P 波幅度的 1/3(约 0.5mV)。
  - R 波的振幅正常设定在感知 R 波幅度的 1/2(约 3mV)。

阈值测试

- 导致有效收缩所需的最小电流。
- 如何程控和确定阈值。
  - 增加起搏频率超过基线频率。
    - 对于心房电极导线,如果有固有传导或有基线心脏阻滞的长 AV 延迟的 DDD,可考虑 AAI;测试中寻找无心房反应的情况(如无体表 P 波,或心腔内 EGM,或 VP 后出现心脏自身的 AR/AS)。
    - 对于心室电极导线,优先考虑程控为 VVI 模式,在不能耐受病例中可考虑程控为短 AV 延迟的 DDD 模式;测试过程中寻找无心室反应的情况(缺少体表 QRS 波或心室起搏后的 VR/VS)。
  - 降低脉冲能量(电压)直至失夺获。
    - 注意:在电极与心肌接触良好的心室,阈值通常较低。
- 夺获阈值的评估。
  - 阈值的关键是稳定。
  - 阈值一般在植入后 2~6 周升高并达到峰值,这是由于对远端电极的炎症反应。
    - 这可以通过顶端电极类固醇皮质激素涂层予以解决。
  - 在急性期(3 个月)后,阈值不再无规则变化。
    - 在植入时,心房和心室的阈值应<1.0V。
    - 心房和心室的慢性阈值应<1.5V。
- 程控调整夺获阈值。
  - 初始阈值通常设定为植入阈值的 5~6 倍。
  - 长期阈值：
    - 通常设定为测定阈值的 2~3 倍。
    - 对于完全性房室传导阻滞的起搏器依赖患者则属于例外。这些患者的阈值可能要设定得更高,以提供较大的安全界值。

电极导线的阻抗

- 电极导线的阻抗是起搏时测得电流的阻力值。

    - 其反映整个电容、阻力和电感的综合。
- 其与植入相关因素和电极导线相关固有特征有关:
    - 导电线圈的固有阻力。
    - 电极导线头端的大小和形状(直径较小和双极导线的电阻较大)。
    - 电极/心肌接触面。
- 如何程控和确定电极导线的阻抗。
    - 电极导线的阻抗是通过程控仪/电子装置自动测定的。
        - 正常高电压线圈阻抗为 20~100Ω。
        - 正常起搏电极导线阻抗为 200~1500Ω。
- 电极导线阻抗的评估。
    - 电极导线阻抗的关键是稳定性。
    - 随着使用时间的延长,正常电极导线的起搏/感知阻抗会有降低趋势,但相比基础阻抗变化>30%、快速变化超过 200Ω(起搏)或>12Ω(HV)时要注意。
    - 阻抗明显升高提示:
        - **早期**:电极导线脱位、穿孔或导线头端接口问题。
        - **晚期**:电极导线连接部断裂、局部心肌基质的变化(如电极导线顶端部分缺血或心肌梗死)、心肌电传导变化(如药物或电解质的影响)。
    - 阻抗明显降低提示电极导线或适配器绝缘层损坏。

特殊试验

- 逆向传导试验:
    - 连续刺激心室并检查 VA 传导。
- 测量文氏点:
    - 连续刺激心房并检查 AV 传导。
- 诱发动作:
    - 如果怀疑是导线故障或肌电位导致的电极导线异常或过度感知，行手臂外展/内收/旋转,做瓦氏动作,在实时遥测(心腔内 EGM 或标记通道)下推压囊袋。

注意:ICD 患者仅在心律失常治疗失活后才可以做激发操作(有不适宜放电风险)。

观察/事件/诊断

- 频率直方图:
    - 平坦的心率直方图提示相对静止状态或对频率反应性功能必要性的评估。
- 发作的数据资料:
    - 解析心律失常的一般方法取决于对所有"A、V 点阵图"及其腔内图注释的可用信息的系统性解析。

- 心房高频率片段。
- 心室高频率片段。
- 噪声反转。
- 起搏器介导的心动过速。

程控和打印

- ○ 在装置查询完成以后,做程控改变参数。
- ○ 装置设定参数的复印件应保存在医疗文档中,并交给患者。

CIED 问题的解决

失感知(“感知不良”)

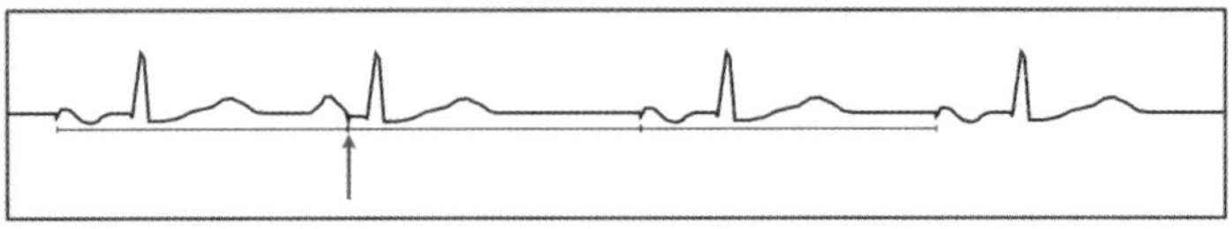

- ○ **定义**:无法识别心脏固有信号并做出适当反应。
  - ■ 尽管有固有心脏活动,仍导致起搏发放。
- ○ 原因
  - ■ 程控
    - 程控为非感知模式(如 AOO、VOO 或 DOO)。
    - 感知设定过低(装置无法识别固有心脏信号)。
    - 不应期或空白期过长。
  - ■ 感知信号发生改变
    - 信号随时间而衰减。
      - ▫ 电极导线老化(电极头端炎症或纤维化)。
      - ▫ 疾病进展(缺血/梗死、心肌病)。
      - ▫ 新的束支阻滞(引起心电向量的改变)。
      - ▫ 呼吸或运动的变化。
    - 信号幅度短时降低。
      - ▫ 心脏电复律/除颤后。
      - ▫ 代谢/电解质异常(甲状腺功能减退、药物)。
  - ■ 脉冲发生器失效
    - 电池即将耗竭。
    - 元件功能异常(感知电路异常、开关卡簧)。

- 接触磁性材料。
  - 电极导线失效
    - 电极导线脱位或穿孔(早期)。
    - 囊袋内积气(仅见于单极)。
    - 导线绝缘层失效(与阻抗降低相关)。
    - 电极导电线圈折断。
  - 假性功能异常
    - 记录到人为记录信号(如在记录系统出现假起搏峰值)。
    - 触发模式或安全起搏。
    - 融合波和假性融合波。
    - 功能性感知不良(由于信号落入不应期而感知不良)。
- 早期处理
  - 可考虑放置磁铁,以启动非跟踪模式起搏。
- 潜在病因治疗
  - 纠正电解质异常、治疗缺血、去除非必需药物。
- 程控改变参数
  - 提高敏感性。
- 装置改变
  - 修整电极导线或重新放置(如果是电极导线的问题)。

起搏失效

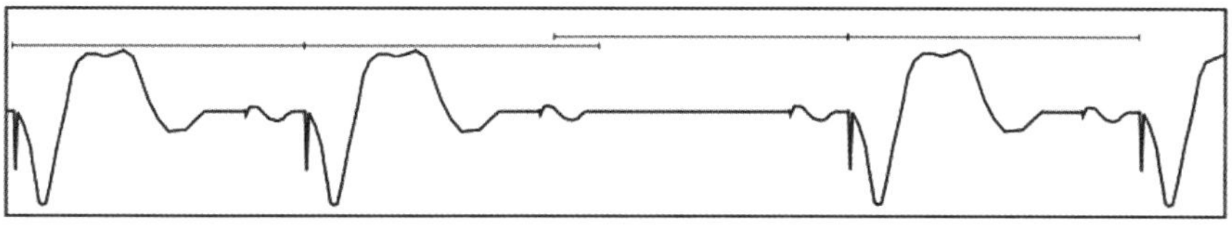

- **定义**:在非预期的情况下不能发放刺激。
- 原因
  - 程控("过感知")。
    - 不恰当事件引起起搏抑制或不恰当治疗。
      - 起搏器不恰当地"认为"出现了实际不存在的固有电活动。
    - 内在干扰。
      - T 波过感知(T 波被错误地分类为心室通道上的 R 波)。
      - R 波过感知(R 波被错误地分类为心房通道上的 P 波)。
    - 外界干扰。
      - 电磁干扰。

- ▫ 肌电位(单极装置)。
- ▫ 电极导线噪声(感知到“通–断”信号)。
  - ■ 交叉感知(工作状态的电极导线和废弃工作导线之间的相互作用)。
  - ■ 阳极和阴极导电线圈之间的绝缘层损坏(双极系统)。
  - ■ 导电线圈折断。
  - ■ 螺旋套松动。
  - ■ 远端螺旋和螺丝钉松动。
- ■ 脉冲发生器失灵。
  - • 整个电池的耗竭(比电路故障更多见)。
  - • 脉冲发生器元件故障。
- ■ 电极故障。
  - • 电极导线失连接(电极导线和脉冲发生器之间不兼容)。
  - • 连接器故障(与阻抗升高有关)。
  - • 绝缘层损坏(与阻抗降低有关)。
- ■ 假性功能。
  - • 程控(滞后、睡眠和休息模式、PVC之后的PVARP延长、模式转换)。

○ 早期处理
- ■ 如果患者不依赖起搏器,则在阐明潜在原因和提供最终诊断前,监测可能是最合适的治疗。
- ■ 如果患者依赖起搏器,可在经静脉放置临时起搏电极导线前给予异丙肾上腺素静脉输入。

○ 程控的改变
- ■ 降低感知敏感性(如果ICD和T波交叉感知,要确保能够感知低振幅的VF波)。
- ■ 空白期或不应期延长(如果是ICD,则可能会限制VT的探查)。
- ■ 调整感知衰退功能(并非所有设备可用)。

○ 装置的改变
- ■ 更换脉冲发生器(如果是脉冲发生器或电池的问题)。
- ■ 修整电极导线或重新放置电极导线(如果是电极导线的问题)。

失夺获

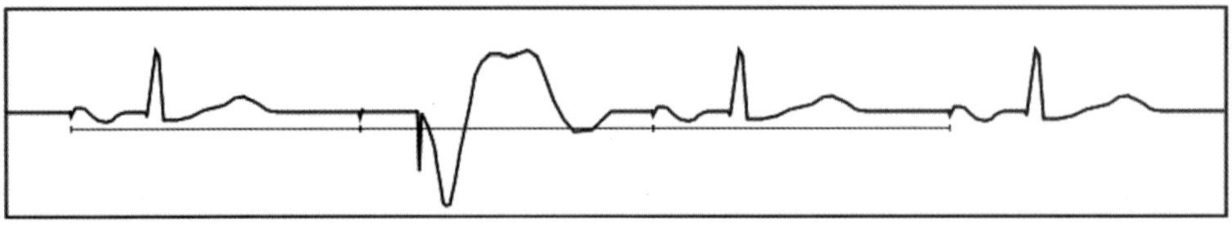

○ 定义:起搏脉冲后无心房波或心室波。

- ○ 原因。
  - ■ 程控。
    - • 输出设定过低。
  - ■ 夺获阈值升高。
    - • 夺获阈值随时间逐渐增加。
      - ▫ 电极导线老化(因电极导线头端早期炎症或后期纤维化导致传出阻滞)。
      - ▫ 基础心肌病进展(心肌梗死、浸润性心肌病)。
    - • 夺获阈值发生短时改变。
      - ▫ 代谢/电解质异常(高钾血症、酸中毒、缺氧)。
    - • 药物。
      - ▫ 使用Ⅰ类和Ⅲ类抗心律失常药物升高了起搏阈值。
      - ▫ 使用类固醇皮质激素或异丙肾上腺素可降低起搏阈值。
  - ■ 电极导线失效。
    - • 电极导线脱位或穿孔(早期)。
    - • 囊袋积气(单极导线)。
    - • 绝缘层损坏(电流损失导致阻抗降低)。
    - • 导电失效(在第 1 肋和锁骨之间的电极挤压或导线折断导致阻抗升高)。
  - ■ 发生假性功能异常。
    - • 记录伪影模拟故障。
    - • 功能性失夺获(输出发生于不应期内)。
    - • 等电位激活电位。
    - • 其他潜在因素。
- ○ 早期处理。
  - ■ 如果患者不依赖起搏器,则在阐明潜在原因和提供最终诊断前,监测可能是最合适的治疗。
  - ■ 如果患者依赖起搏器，可在经静脉放置临时起搏电极导线前给予 0.5~5.0μg/min 异丙肾上腺素静脉输入(增加心率)。
- ○ 潜在病因治疗。
  - ■ 纠正电解质异常。
  - ■ 治疗心肌缺血。
  - ■ 去除非必需药物。
- ○ 程控的改变包括：
  - ■ 进一步治疗前,先增加输出电压/脉宽以确保夺获。
- ○ 装置的改变包括：
  - ■ 修整电极导线和(或)重新植入电极导线(如果是导线的问题)。

ICD 治疗的患者管理

背景

- 30%~60%的患者在 ICD 植入 2 年内接受一次电击治疗；60%的电击治疗是恰当的。

临床评估

  - 同 CIED 患者的评估。

检查

- 实验室检查：
  - 总是需要检查电解质(钾、镁)。
  - 检查心肌缺血[心脏肌钙蛋白、肌酸激酶-MB(CK-MB)]和心力衰竭[脑钠肽(BNP)]。
  - 检查甲状腺功能(TSH±游离 T3/T4)。
  - 检查肾功能[肌酐、评估肾小球滤过率(eGFR)]。
  - 检测药物中毒(如地高辛、二氢丙茶碱、巴比妥类、可卡因、苯丙胺)。
- ***超声心动图***：对 ICD 恰当放电的患者除外 LV 功能恶化。
- ***缺血的评估***[负荷试验/心肌灌注(MIBI)扫查、血管造影]。
- 做 12 导联 ECG 检查和胸部 X 片。

植入装置程控

- 见起搏器和 ICD 程控部分。

决定电击类型

- 适当放电(VT 或 VF)——由于：
  - 药物治疗改变或不依从。
  - 新发或恶化的心力衰竭。
  - 新发或恶化的心肌缺血。
  - 基础病理学情况。
  - 电解质紊乱(钾、镁)。
  - 甲状腺功能亢进。
  - 乙醇过量或药物滥用。
  - 装置的致心律失常作用。
- 不必要放电。
  - 血流动力学可耐受的/慢的 VT、非持续性 VT 或 ATP 敏感性 VT。

- 不恰当放电，由于：
  - 未能鉴别 SVT。
  - 植入问题——连接螺钉松动。
  - 程控问题——阈值设定过低、T 波过感知、心房远场感知。
  - 电极导线问题——导线折断、绝缘层破裂。
  - 人为原因——肌电、电磁干扰。
- 幻觉放电。

处理(基于病因)

- 无快速性心律失常或因血流动力学耐受的快速心律失常(房性或室性)而引起的反复 ICD 放电。
  - 将磁铁置于装置上方，以抑制进一步放电。
  - 注意：在使用磁铁时应保持连续监测。
- 可逆性病因评估和治疗
  - 补充电解质(K^+保持在 4.0~4.5mmol/L，如果 QTc 延长，则静脉补充 $MgSO_4$)。
  - 治疗心肌缺血。
  - 去除非必需药物(包括抗心律失常药物和血管加压药物)。
- 潜在病因治疗
  - 针对原发疾病增加/调整治疗。
- 优化的 β-受体阻滞剂治疗
  - 接受适宜 ICD 治疗患者的一线治疗。
    - 如果为恰当放电，β-受体阻滞剂可降低再发电休克概率并治疗基础心脏疾病。
    - 如果为不恰当放电，β-受体阻滞剂可降低 SVT 的心室率，降低装置治疗概率。
- 增加/调整 AAD 治疗
  - 根据目前心律失常 AAD 选择进一步治疗。
    - 如果为恰当放电，AAD 可减慢 VT，增加 ATP 治疗的成功可能性。
    - 如果为不恰当放电，AAD 可帮助维持窦性心律。
- 建议再次程控
  - ATP 设置(根据目前放电情况调整 ATP 设置)。
  - 探查频率(基于临床心律失常病史)。
  - 鉴别功能(如果 SVT 引发不适当放电)。
- 考虑导管消融
  - SVT 诱发的不恰当放电可做 SVT 消融。
  - VT 诱发的恰当放电可做 VT 消融。
- 放电后护理

- 一般情况下,患者在一段时间内应被限制驾驶。
  - 伴有血流动力学不稳定的接受适宜ICD治疗后的6个月内。
  - 无血流动力学不稳定,但LVEF<30%的接受适宜ICD治疗后的3个月内。
  - 无血流动力学不稳定,但LVEF>30%的接受适宜ICD治疗后的1个月内。
- 注意:以上限制具有地域性,建议咨询当地机构。

○ 预后

- ICD放电与全因死亡率升高有关。
  - 恰当放电会使死亡率升高6倍。
  - 不恰当放电会使死亡率升高2倍。
  - 每次放电可使死亡的相对风险因素升高20%。
- 高度抑郁/焦虑。
  - 一般与近期放电次数有关。
  - 处理:认知行为治疗。

心律失常或电风暴

定义:24h以内发生3次或3次以上的持续或由植入装置终止的VT和(或)VF。

背景

○ 二级预防患者中电风暴发病率为10%~40%(罕见于一级预防)。

○ 电风暴是由自主神经张力和细胞环境扰动,与致心律失常基质之间复杂的相互作用引起的。

- 无明确独立预测因素。

评估和检查

○ 同上。

处理

○ 可逆性病因的评估和处理

- 同上。

○ β-受体阻滞剂

- β-受体阻滞剂是电风暴患者的一线治疗。
- 由于β_2受体在持续性电风暴中发挥重要作用,应优先选择非选择性β-受体阻滞剂(如普萘洛尔)。
- 注意:如果存在血流动力学不稳定,考虑静脉注射艾司洛尔。

- 抗心律失常药物治疗
  - 一线 AAD 药物优先选择静脉注射胺碘酮(特别是与 β-受体阻滞剂联合)。
  - 二线药物或替换药物。
    - 静脉注射普鲁卡因胺。
    - 利多卡因,特别是合并急性缺血时。
  - 对于与 Brugada 综合征相关的电风暴,使用异丙肾上腺素和奎尼丁可终止持续性心律失常。
- 程序优化
  - 调整 ATP 设置,以减小直流电电击。
  - 如果考虑与心动过缓诱发的尖端扭转型 VT 有关,应用超速起搏。
- 镇静
  - 深度镇静,如果需要,插管和通气对于降低交感应激很重要。
- 如果顽固性心律失常引起血流动力学状态衰减,应用循环机械支持。

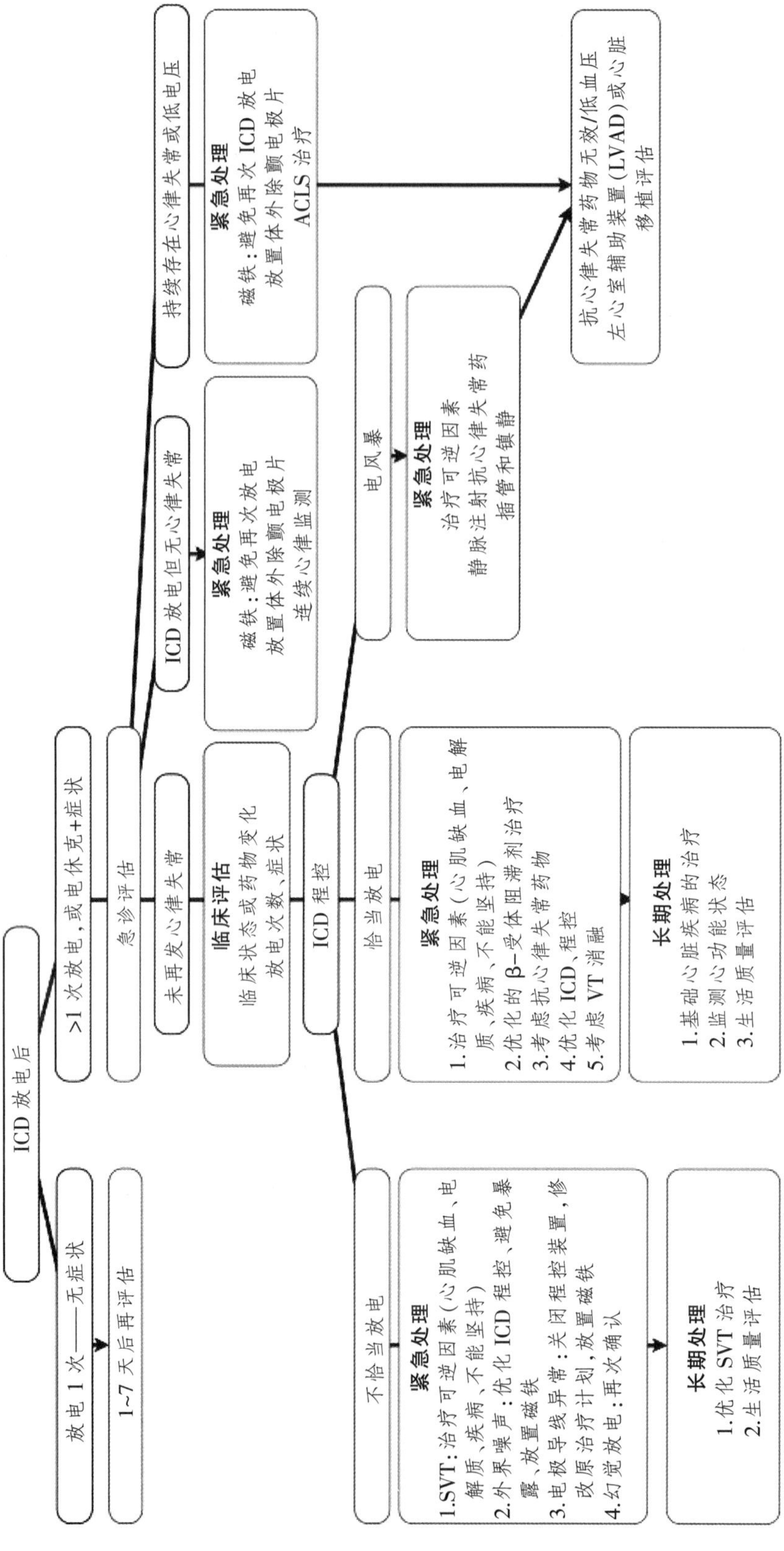
ICD 放电后
放电 1 次——无症状
1~7 天后再评估
>1 次放电，或电休克+症状
急诊评估
未再发心律失常
临床评估
临床状态或药物变化
放电次数、症状
ICD 程控
恰当放电
紧急处理
1.治疗可逆因素（心肌缺血、电解质、疾病、不能坚持）
2.优化的β-受体阻滞剂治疗
3.考虑抗心律失常药物
4.优化 ICD、程控
5.考虑 VT 消融
长期处理
1.基础心脏疾病的治疗
2.监测心功能状态
3.生活质量评估
不恰当放电
紧急处理
1.SVT：治疗可逆因素（心肌缺血、电解质、疾病、不能坚持）
2.外界噪声：优化 ICD 程控、避免暴露、放置磁铁
3.电极导线异常：关闭程控装置，修改原治疗计划，放置磁铁
4.幻觉放电：再次确认
长期处理
1.优化 SVT 治疗
2.生活质量评估
电风暴
紧急处理
治疗可逆因素
静脉注射抗心律失常药
插管和镇静
ICD 放电但无心律失常
紧急处理
磁铁：避免再次放电
放置体外除颤电极片
连续心律监测
持续存在心律失常或低电压
紧急处理
磁铁：避免再次 ICD 放电
放置体外除颤电极片
ACLS 治疗
抗心律失常药物无效/低血压
左心室辅助装置(LVAD)或心脏移植评估

CIED:特殊情况

磁铁反应

- 起搏器
  - 在大多数装置,将磁铁放于起搏器上可以暂时关闭感知,使装置以固定频率在非同步模式下起搏。
    - 大多数起搏器以快频率进行非跟踪起搏(80~100 次/分);部分会以程控频率起搏,小部分为低频率起搏(约 60 次/分)。
- ICD
  - 在大多数装置,将磁铁放于 ICD 上可以暂时抑制心律失常的探查和发放治疗功能,这一抑制状态将在磁铁放置期间一直维持。
    - 注意:对于一些波士顿科学公司的装置,如果启用"用磁铁改变转换模式"功能(即移除磁铁,ICD 仍保持不活动状态),磁铁应用时间>30s 会导致设备停用。
  - 与起搏器不同,将磁铁加于 ICD 上时,起搏功能不变。
  - 在磁铁模式下,保持连续的 ECG 监测非常必要,其可发现潜在地威胁生命的快速性室性心律失常。
- 警示
  - 某些装置可以程控为对磁铁无反应。
    - 不同装置有所区别,明确装置的程控很关键。
  - 此外,不同生产商的装置之间也会有所区别,需要将磁铁放置在合适的位置。
    - 美敦力:磁铁应直接放置于 ICD 上。
    - 圣犹达/雅培:磁铁应放置于远离中心的位置,磁铁的弯曲部分(马蹄形磁铁)在装置的顶部或底部。

放射治疗

- 对肿瘤实施放射治疗会带来一些问题:
- **不能实行放射治疗**:CIED 会造成放射治疗野的机械性遮挡。
  - 必要时应重新放置 CIED 系统。
- **过感知**:如果放射治疗的平均剂量率在装置处超过了 1cGy/min,CIED 可能在放射过程中误将直接或散射的辐射,感知为心脏自身活动。
  - 考虑将装置程控为非同步起搏模式。
  - 考虑临时放弃快速性心律失常的治疗和探查。
- **装置的损坏**:将装置直接或分散地暴露于高剂量放射中,累积剂量超过 500cGy 则可造成装置损坏。

- ■ 可考虑在治疗过程中采用适当的遮挡。
- ■ 考虑需要多次治疗患者装置的累积放射剂量。

○ 装置操作错误。

- ■ 将装置暴露于散射的中子环境可引起装置的电重整、装置功能性错误、诊断数据的错误,以及诊断数据的丢失。
- ■ 考虑使用≤10mV 光子束能量实施放射治疗(传统 X 线防护不能防止装置免于中子的影响)。

手术

○ 一般情况:

- ■ 电刀灼烧应最小化,且接地(参考电极)板应与 CIED 保持一定距离。

○ 起搏器:

- ■ 如果是起搏器依赖患者, 能够程控装置为基本心率高于固有心率的非同步模式(如 DOO 或 VOO)。
- ■ 以遥测方式或脉搏血氧仪监测心率。

○ ICD:

- ■ 应主要关注由于体外噪声感知而发生的不适宜电休克风险。
- ■ ICD 装置在手术前应程控调整,并关闭治疗和探查功能。
- ■ 在手术后,应重新调整装置,以确保装置和电极导线无损伤,且能重新做先前的治疗。

复苏

○ 如患者处于威胁生命的心律失常阶段,应启动高级心脏生命支持(ACLS)程序。

○ 除非有 CIED,否则应不间断进行胸外按压。

○ 如果 ICD 发放治疗,部分除颤电流可能会进入施救者体内。

- ■ 戴乳胶手套可防止轻微不适。
- ■ 如果在心肺复苏过程中施救者感到不适,可用磁铁使 ICD 失活。

○ 注意:对于 ICD 治疗无效的 VT 或 VF,按照 ACLS 的指导方案需予以体外电除颤和(或)AAD。

体外心脏电复律和除颤

○ 除非有 CIED,临床上应使用适宜的电能量输出。

○ 电极片或电极板应放置在远离 CIED 脉冲发生器的位置(远离前后向量的脉冲发生器 10~15cm)。

○ 接受体外电击治疗的患者,应在之后立即对装置程控,以确保装置功能和(或)程控未被改变。

- ■ 在体外除颤能量释放后，起搏阈值可以升高，导致失夺获。
- ■ 体外电除颤放电对装置的影响罕见，但也可导致整个装置失灵。

中心静脉置管

- ○ CIED 患者在中心静脉置管和肺动脉置管时要谨慎。
- ○ 中心静脉置管
  - ■ 锁骨下静脉穿刺应避免与植入装置同侧，因为：
    - • 穿刺针有损伤电极导线绝缘层的危险。
    - • 有可能引起同侧静脉阻塞(2 年内发病率高达 20%)。
  - ■ 金属的导引导丝在放置过程中会接触到电极导线系统。
    - • 这种接触带来的人为信号可能会抑制起搏或导致不恰当的放电。
    - • 应避免金属的导引导丝或放置过程中使 ICD 失活。
- ○ 肺动脉(PA)导管
  - ■ 当 PA 导管通过 RA 和 RV 时，有电极导线脱位风险。
    - • 由于 LV 电极导线存在危险，应重点关注 CRT 患者。
  - ■ 如果要进行 PA 导管操作，PA 导管应在透视引导下放置。

RV 过度起搏

- ○ 由于机械不同步，长期 RV 起搏可导致心室功能恶化。
  - ■ 装置植入 1 年内的发病率最高为 10%(长期可达 15%)。
  - ■ 在基线左心室射血分数降低(LVEF<40%)和频繁起搏(>40%)的患者更为常见。
- ○ 处理
  - ■ 延长 AV 间期(AVD)。
    - • 可能仅对 20%~50%的患者有效。
    - • 依赖于 AVN 传导。
    - • TARP 延长使得更容易出现 2:1 阻滞。
    - • 对AF 的识别延迟，或需要关闭模式转换功能。
    - • 起搏器介导的心动过速(PMT)的易感性增加；如果开启频率适应性 AVD 功能，则可降低此 PMT 的发病率。
  - ■ AAI 起搏。
    - • 此策略需要稳定的 AV 传导[仅有窦房结功能障碍(SND)的患者中Ⅲ度房室阻滞的发病率为(1%~3%)/年]。
    - • 对慢频率依赖性 AF 患者无效。
  - ■ DDIR 模式：该模式允许长 AVD，在 AF 期间无须跟踪。
    - • 局限性。

  - 房室传导阻滞且窦性心率低于装置低限频率时，DDIR 模式多以 VVIR 方式运行。
  - 竞争性起搏可能会诱发 AF。
- 新功能“最小化右心室起搏”[如心室起搏管理功能(MVP)或 SafeR 模式]。
  - 这些功能可能比上述功能更有效地减少 SND 的 V 形起搏。
  - 在选定人群，其可使心室起搏比率由>90%降低至<10%。

起搏器介导的心动过速(PMT)

- PMT 是双腔起搏器(DDD 和 VDD 等心房跟踪模式)介导的一种持续性折返性心动过速。

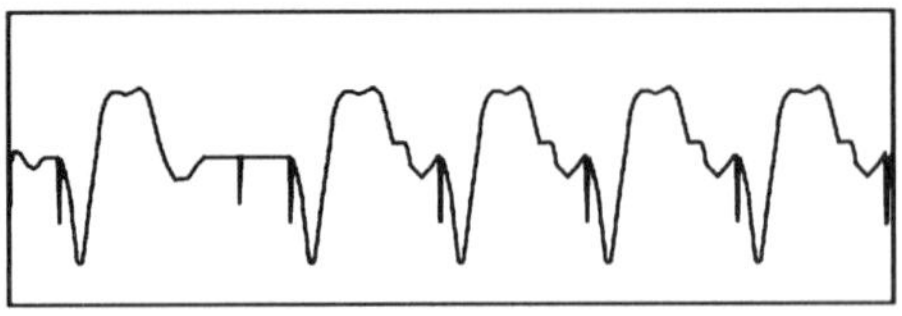

- 室房逆传被起搏器感知，随后发出心室刺激。
  - 心室搏动前无心房事件，例如：
    - 室性期前收缩(PVC)。
      - PVC 伴完整的逆向传导(最常见的机制)。
    - 心室起搏不伴有其前的心房除极。
      - 心房失夺获。
      - 心房过感知(远场信号、肌电位)。
    - 顺向传导 P 波感知不良(保留了对逆向 P 波的感知)。
    - 心房阈值测试(阈下心房刺激)。
  - 心室起搏前有心房事件，且有足够时间使心房复极，导致：
    - 非传导的 PAC。
    - PAC 伴随 AVI 延长呈低限频率间期(LRI)。
    - AVI 过长。
- 心动过速的频率受起搏器程控的上限频率的限制。
  - 心动过速周期=VA 传导时间(V 形起搏到逆 P 形)+功能性 PV 延迟。
- PMT 基础测试。
  - 在植入时(VDI 模式)进行逆向传导试验。
    - 60%的 SSS 和 25%的 AVB 患者保留逆向传导的能力。
- 处理。
  - 即刻处理。
    - 放置磁铁可使装置的非跟踪模式起搏并终止 PMT。
  - 装置程控。

- 病因治疗。
    - 心房失夺获、心房感知不良、心房过感知。
- 大多数起搏器有终止 PMT 的功能。
    - 在几个 VA 间期之后，起搏器会延长 VA 间期。
    - 如果有延长，起搏确认了 PMT，延长 TARP 至断开电路。
- 延长 PVARP 或 TARP(使起搏器对所有 PVC 后事件视而不见)。
    - 限制了最大跟踪频率，并引起 2:1 传导阻滞。
    - “PVC 后的处理”仅在 PVC 后的一个周期延长 PVARP/TARP。
- 降低心房电极导线的感知。
    - 逆传 P 波的振幅通常比正常 P 波小。
    - 注意：程控为动态 P 波振幅功能限制了该策略的应用。

心房颤动

- 机制：
    - 推测与三尖瓣反流有关，或与房室失同步导致的右心房压升高和扩张有关。
- 预防：
    - 心房或双腔起搏。
    - 心房预防性起搏功能。
        - 在固有心率之上做心房起搏。
        - 在 PAC 后采用加速的心房起搏频率。
        - 模式转换后的超速起搏。
    - 抗心动过速起搏应对房性快速性心律失常。
        - 对慢频率 AT 或 AFL 更为有效。

起搏器综合征

- 单腔起搏器患者的自身心房搏动发生于心室起搏过程中或之后。
    - 心房在房室瓣膜关闭时收缩。
    - 导致血液反流进入腔静脉和肺。
- 症状
    - 呼吸困难、心悸、恶心、胸痛/胸闷、头痛、嗜睡、抽动。
- 处理
    - 升级为双腔起搏器并调整 AV 延迟。

起搏器失控

- 起搏器失控是罕见的医学急症。
- 其由整个装置失灵引起，会引发快速心动过速。

- 放置磁铁通常无效。
  - 经常需要手动关闭起搏器(断开电极导线与脉冲发生器的连接)。

除颤器阈值测试

- 适应证
  - 考虑有未检测到的心律失常(小 R 波)。
  - 考虑无法进行除颤(如右侧植入)。
  - 考虑 ICD 治疗无效。
    - 升高除颤阈值(DFT)的药物。
      - 氟卡尼、利多卡因、美西律、苯妥英、奎尼丁、胺碘酮。
      - 地尔硫䓬/维拉帕米(IV)、普萘洛尔。
    - 降低 DFT 的药物。
      - 阿奇利特、多非利特、伊布利特、普鲁卡因胺、索他洛尔。
- 禁忌证
  - 心房扑动/心房颤动不明剂量/低剂量的抗凝治疗。
- 风险
  - 死亡(<1%)。
  - 卒中/体循环血栓栓塞(<1%)。
  - 心力衰竭或需要正性肌力药物支持的低血压。
  - 心脏停搏、非选择性插管、胸外按压。
- 操作
  - 确保体外“非手动”除颤电极片正确放置到位。
  - 确定合适的装置功能
    - 确认阻抗(起搏和高电压)、感知(P 波和 R 波)、阈值正常和稳定。
    - 确保无 T 波或远场 R 波过感知。
  - 装置程控
    - 低感知(一般约 1.2mV)可以评估“最坏情况”VF 检测功能的感知情况。
    - 合理调整快速性心律失常探查区(仅 VF)。
    - 确保程控关闭了 ATP 功能。
  - 程控 DFT 的过程
    - **递减测试**:降低电击能量直至无法使心脏除颤,如起始 35J,然后 25J、15J。能成功除颤的最低放电能量即除颤阈值(DFT)。
    - **递增测试**:增加电击能量直至成功使心脏除颤,以 15J、25J、35J 程控 3 次。能成功除颤的最低放电能量即 DFT。
    - **递减/递增测试**:“递减测试”直到失效,然后“递增测试”直至成功除颤。

- 使患者镇静，并通过体外除颤器进行 1~2J 同步放电测试。
- 诱发 VF
  - T 波：先给予 6~8 个 400ms 驱动串刺激，继之以 300ms T 波（1~2J）。
    - 如果有 BBB，延迟 S_2 10~30ms。
    - 如不成功：每次 10ms 进行性提早或延后 S_2 刺激，并改变 S_1 刺激的起搏频率（如 350ms）。
  - 50Hz 猝发起搏：快速脉冲（20ms）发放 10s。
- 在 DFT 试验后，需要对装置再行程控。
  - 快速性心律失常探查区、间期、治疗、鉴别功能、感知、起搏。

心脏再同步化治疗（CRT）无反应

流行病学

- 依据不同的定义，CRT 患者中无反应的发生率为 30%~40%。

病因

- 双心室起搏比例欠佳（如<95%的起搏比例）。
  - AV 间期不理想。
  - 心律失常（PAC/PVC、AF：约 30%）。
- LV 电极导线定位不理想（10%~20%）。
- 贫血（约 30%）。
- 药物治疗不理想（10%~20%）或依从性差（5%~10%）。
- 与窄 QRS 波群时限相关（5%~10%）或非 LBBB 的 RS 形态。
- 严重瓣膜疾病，特别是二尖瓣反流。
- 主要是右心室功能异常。

评估和故障排除

第一步：可逆病因的临床评估

- 优化药物治疗。
- 容量超负荷：加强利尿。
- AF：药物控制心室率（或 AVN 消融）或电复律。
- 处理并发症
  - COPD。
  - 贫血。
  - 肾前性氮质血症。

○ 心脏缺血：冠状动脉造影±再血管化治疗。

第二步：ECG（融合和假性融合的评估）

○ Ⅰ导联和 V_1 导联

■ V_1 导联的 R/S 比值<1 或Ⅰ导联>1：考虑 LV 失夺获。

○ Ⅱ导联和 V_1 导联（比较基线时的 ECG 和植入时的 ECG）

■ Ⅱ导联的 R↑/S↓和 V_1 导联形态无变化：RV 失夺获（PPV 93%；NPV 96%）。

■ Ⅱ导联 S↑和（或）V_1 导联形态无变化：LV 失夺获（PPV 91%；NPV 71%）。

第三步：装置程控

○ 保证心室起搏比例>95%。

○ 确保足够且连续的 LV 和 RV 夺获。

第四步：基础程控

○ 频率反应：

■ 适用于变时性异常患者。

○ 跟踪频率：

■ 最大跟踪/感知频率为 140~150 次/分，以保证以较高的频率发放起搏。

○ 模式转换：

■ 在 70 次/分的模式转换中考虑 LRL。

第五步：AV/AA/VV 延迟

○ AV 延迟

■ 经验性设置：100~120ms 以感知心房信号（加 0~30ms 的起搏补偿）。

■ 超声为基础的二尖瓣血流（Ritter 法）。

• 程控为非生理的短 AV 延迟（SAVD）。

□ MVC_{SAVD}（在 V 刺激信号和 MV 的 A 波之间的间期）设计为起搏刺激和 LV 收缩开始之间的电机械延迟（二尖瓣关闭：MVC）。

• 将 AV 延迟程控为更长（LAVD：较固有的 AV 延迟略微短一点）。

□ MVC_{LAVD}：V 刺激信号和 A 波间的间期设计为不扰动 LV 最大舒张期充盈时程。

• 最佳 AV 延迟=SAVD+[（LAVD+MVC_{LAVD}）−（SAVD+MVC_{SAVD}）]或 LAVD−MVC_{SAVD}−MVC_{LAVD}。

■ 迭代法

• 程控 LVAD。

• 缩短 AVD，每次 20ms，直至二尖瓣 A 波截断（二尖瓣提前关闭）。

• 延长 AVD，每次 10ms，直至二尖瓣 A 波截断消失。

- VV 延迟(LV-RV 补偿)
  - 侵入性血流动力学:基于左心室 dP/dt 或主动脉的脉波压。
  - 基于 EGM:自身除极与起搏除极间的融合程度(QRS 波的宽度)。
  - 自动算法:见于特殊供应的新装置。
  - 注意:目前无改善 VV 延迟常规优化方案的临床相关研究。

第六步:失同步研究

- 失同步证据
  - LV 电极导线定位的再评估(经静脉或心外膜)。
    - 心尖部电极导线定位伴反应不理想。
    - 结合组织多普勒影像使电极导线定位远离瘢痕也许可优化反应并提高生存率(NYHA 分级和 LVESV)。
    - 考虑心外膜和心内膜 LV 电极导线的位置。
- 无失同步证据
  - 中至重度 MR:考虑二尖瓣外科手术。
  - 无 MR:考虑心脏支持装置。

CRT 的不同选择

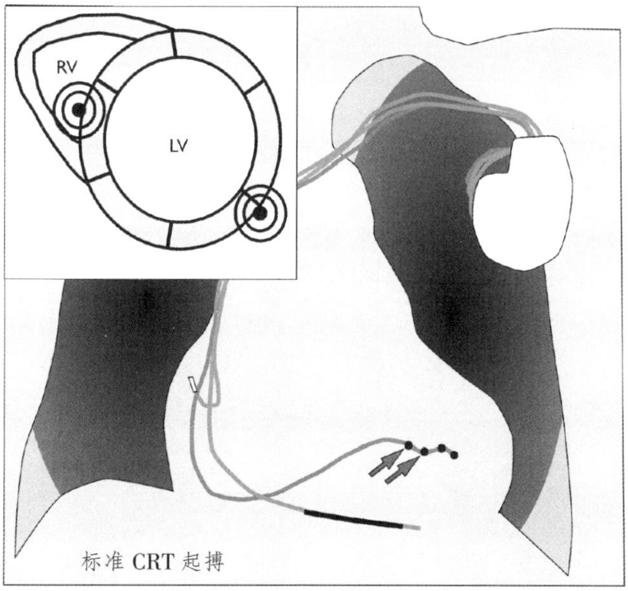

多部位起搏

- 在分开的 CS 属支植入两根电极导线起搏，以获得更多和同质性的 LV 激动形式为目标。

○ **警示**：与不良事件的高频率和电池耗竭有关，无明显长期临床获益。

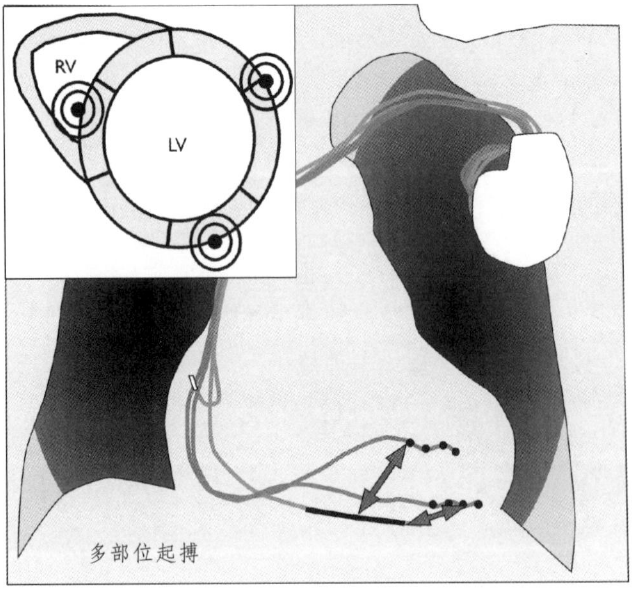

多点起搏

○ 单根 4 极电极导线在单支 CS 静脉的两个点起搏以获得更快和同质性的 LV 电机械激动。

○ **证据**：早期研究显示，与传统双心室起搏相比，其有更好的早期血流动力学反应、功能改善和逆转重构。

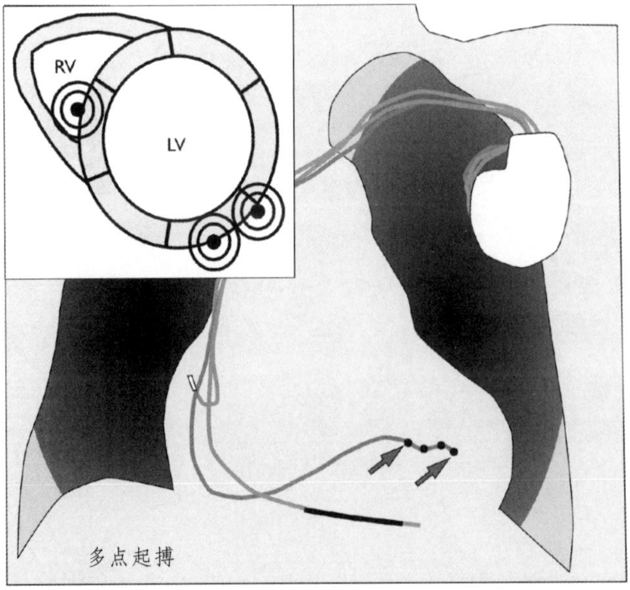

外科心外膜 LV 起搏

- 经胸腔镜或左侧经胸小切口放置心外膜 LV 电极导线。
- **警示**：由于受限于到达基底部的后侧 LV 部位，电极导线的理想放置受到限制。

LV 心内膜起搏

- 在上部静脉入路(锁骨下/腋静脉)经房间隔穿刺放置心内膜 LV 电极导线。
- 益处
  - 可到达 LV 的各个部位。
  - 潜在较快的 LV 除极引起更快的心室心内膜层脉冲扩布。
  - 生理性 LV 刺激保留了透壁激动和复极顺序。
  - 消除了对膈神经刺激的担忧。
- **警示**：将患者暴露于电极导线相关的血栓形成风险中，包括卒中和体循环血栓栓塞风险(需要未知的抗凝治疗)。

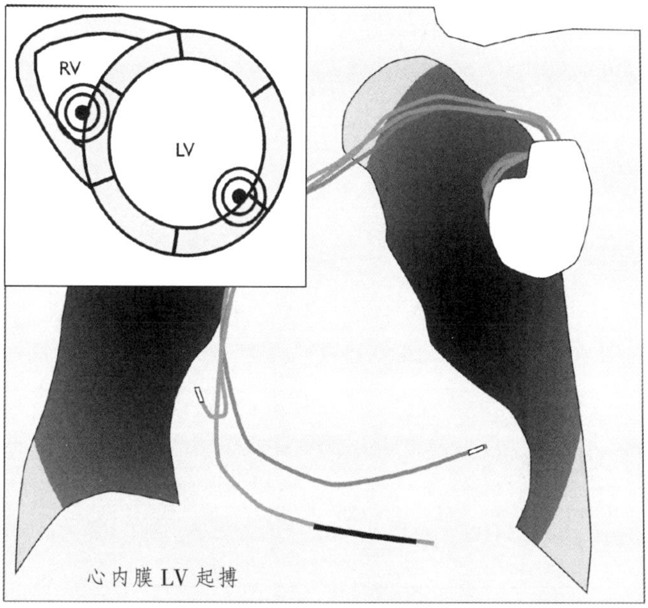

心内膜 LV 起搏

左束支起搏

- 将心内膜左心室电极导线放置于希氏束区域，尝试获得更多的 LV 传导纤维。
- 较早的研究显示 QRS 波较窄和其后的临床反应。
- **警示**：具有一定的技术挑战，需要较高起搏输出，较难程控。

希氏束起搏(表 13.3)

○ **定义**

■ **选择性希氏束起搏**(S-HBP)——心室起搏激动涵盖整个希氏束-浦肯野系统。

■ **非选择性希氏束起搏**(NS-HBP)——同时夺获起搏部位的局部心肌和希氏束。

○ **注意**:RBB 和 LBB 的优先起搏可以部分地解释为希氏束-浦肯野系统存在纵向分离现象。

表 13.3 对希氏束起搏反应的分类

	Stim-QRS 起搏	局部 V EGM	起搏形态	夺获阈值
选择性 HBP (S-HBP)	S-QRS=H-QRS	从起搏而分离(非夺获) S-V=H-V	与原始 QRS 相同 与 QRS-T 一致	单向
S-HBP 伴 BBB 纠正	S-QRS≤H-QRS	从起搏而分离(非夺获) S-V≤H-V	窄于原始 QRS BBB 可能完全或部分正常化	双向 • 希氏束夺获(较高) • RV 夺获(较低)
S-HBP 不伴 BBB 纠正	S-QRS=H-QRS	从起搏而分离(非夺获) S-V=H-V	与自身 QRS 相等	单向
非选择性 HBP (NS-HBP)	S-QRS≤H-QRS	融合至起搏(直接夺获)	起搏>自身 QRS	双向 • 希氏束夺获(较高) • RV 夺获(较低)
NS-HBP 伴 BBB 纠正	S-QRS≤H-QRS	融合至起搏(直接夺获)	窄于原始 QRS 胸前或肢体导联电轴正常化	三腔 • NS 夺获伴正常化 • NS 夺获不伴正常化 • RV 夺获
NS-HBP 不伴 BBB 纠正	S-QRS≤H-QRS	融合至起搏(直接夺获)	长于原始 QRS 波	双向 • 希氏束夺获(较高) • RV 夺获(较低)

○ **设备植入**

■ 典型为美敦力 3830 4.2Fr 69cm 电极导线与不可控弯的美敦力 C315 鞘(由于无电极导线的中央腔,其递送需要长鞘)或与可控弯鞘(会有解剖困难,如右心房扩张或靠下位置的希氏束)一起使用。

■ 起搏-感知分析仪±电生理记录系统,以确认希氏束。

■ 12 导联 ECG 用于分析起搏形态,确认希氏束被包含在起搏区域。

○ **植入技术**

■ 一旦血管获得(穿刺)入路,放入 7Fr 短鞘,经短鞘导入 C315 希氏束鞘沿导丝入

RA。

- 将起搏电极导线送入长鞘的头端，远端电极导线的头端微微露出长鞘一点。
- 与电极导线的头端和组织形成单极连接，进入起搏–感知分析仪的心房通道，以 50mm/s 或 100mm/s 的速度（易于区分心房、希氏束和心室的 EGM）扫描监测。
- 如果鞘和电极导线在 RV，后撤器材至房室间沟并轻轻逆时针旋转。
- 如果鞘和电极导线在 RA，轻轻推送并顺时针旋转移动器材至三尖瓣环连接部。
- 记录的希氏束电位很容易消失，尽量维持很小幅度活动。
- 一旦获得希氏束 EGM，以 5V/ms 做单极起搏，记录 12 导联 QRS 形态评估 S–HBP 或 NS–HBP（如上所述）。
- 一旦获得满意的希氏束夺获，将电极导线与鞘一起顺时针旋转 4~5 下做固定。
- 固定后，鞘回退，电极导线向前使导线松弛。
- 随后分别在单极和双极设置下以 5V/ms 再重复测试，S–HBP 或 NS–HBP 满意的即刻阈值为<2V。
  - 注意是否在高起搏阈值设置下预期得到 S–HBP，然后将备用电极导线放于 RV（HBP 电极导线插入 LV 端口，RV 电极导线插入 CRT–P 的 RV 端口；程控 LV 先于 RV 80ms 以致 RV 起搏发生于 HBP 的不应期）。

○ **无法定位希氏束电位时的策略**

- 基于 12 导联 ECG 形态，尝试用起搏图评价 HB 夺获。
- 用标测导管确定希氏束。
- 用可控弯鞘。

○ **随访**

- 起始起搏输出设定为 5V/ms。
- 建议在 2~4 周和 3 个月时随访，以后每 6 个月随访 1 次。
- 阈值测试应与连续 12 导联 ECG 一起做，以评估 S–HBP 和 NS–HBP。

○ **希氏束起搏的局限**

- 由于希氏束是被包绕在纤维鞘内，起搏阈值较高。
  - 引起电池提前消耗。
- 由于低振幅的心室 EGM 而发生心房或希氏束电图的过感知。
  - 有起搏抑制风险。

○ **结果**

- S–HBP 和 NS–HBP 引起的血流动力学效应和临床结果相似，这可能是由于相较于心室肌，希氏束–浦肯野系统传导更快。

CIED 的感染

发病率

- 每年 1.9/1000 台(起搏器)和每年 8.9/1000 台(ICD)。
- 每年 1.37/1000 台(囊袋)和每年 1.14/1000 台(血流或装置感染性心内膜炎)。

危险因素

- 近期植入装置(装置发生器更换风险较高)。
- 早期重新植入。
- 植入 24h 内的发热。
- 永久起搏装置前的临时起搏。
- 其他:
  - 慢性肾脏疾病。
  - 长期使用糖皮质激素。
  - 两根以上电极导线。
  - 术者缺乏经验。
  - 糖尿病。
  - 潜在恶性疾病。
  - 高龄患者。
  - 先前接受过抗凝治疗。

保护性因素

- 围术期抗生素,如头孢唑林(1h 内)或万古霉素(2h 内)。
- 血肿的预防:
  - 抗生素浸润的海绵填充囊袋。
  - 表面使用凝血酶。
  - 加压包扎 24h。

致病菌

- 约 70%为葡萄球菌 (40%为凝血酶阴性的葡萄球菌,25%为甲氧西林敏感的金黄色葡萄球菌,5%为甲氧西林耐药的金黄色葡萄球菌)。
- 约 10%为革兰阴性菌。
- 约 10%为培养阴性。

CIED 感染的类型

- 脉冲发生器囊袋感染。

- 涉及皮下容纳装置的囊袋和皮下电极导线走行段。
- 病因学
  - 围术期囊袋污染。
  - 装置或电极导线上方皮肤糜烂(伴或不伴明显感染)。
- 表现
  - 表现为局部症状,如疼痛、肿胀、触痛或表面红斑。
  - 脓毒血症全身症状在囊袋感染中相对少见。

○ 起搏电极导线的感染包括:
- 电极导线经过静脉的部分。
- 相关因素
  - 菌血症。
  - 装置相关性心内膜炎(心腔内电极导线赘生物)。
  - 自身瓣膜的心内膜炎。
- 病因学
  - 囊袋感染延伸到血管内。
  - 菌血症经血行传播。
- 表现
  - 血管内感染伴有的症状和体征与心内膜炎相似。
  - 可表现为不明原因的发热,并伴有模糊症状(萎靡、疲乏、厌食)。

检查

○ 血培养(多次培养、不同部位、不同时间)。
- 伴有深部感染时通常为阳性。
- 单独囊袋感染通常为阴性。

○ 白细胞计数和血沉。
- 当深部感染时,这些化验的结果可能异常。
- 在单独囊袋感染时,这些化验的结果通常正常。

○ 超声心动图可在心腔内电极导线上发现赘生物。
- 如果经胸超声心动图(TTE)为阴性结果,必须做经食管超声心动图(TEE)。
  - 与 TEE 相比,TTE 的敏感性较低(30%对 95%)。

○ 其他观察研究。
- 囊袋的超声检查可表现积液。
  - 注意:永远不要做可疑囊袋感染的经皮抽吸。
- 镓或放射性标记的 WBC 扫描可表现沿电极导线和囊袋的摄取。
- 考虑有无感染灶转移。
  - 真菌性动脉瘤、肾炎、脓毒性肺栓塞、脓毒性静脉炎、骨髓炎。

处理

- ○ 未累及 CIED 的表浅或切口感染
  - ■ 口服葡萄球菌敏感性抗生素 7~10 天±表面外用抗生素软膏。
- ○ 已知的 CIED 感染
  - ■ 完整移除装置和电极导线。
    - 适应证。
      - ▫ 囊袋感染（Ⅰ类指征）。
      - ▫ 深部感染（Ⅰ类指征）。
      - ▫ 无 CIED 明确参与的瓣膜性心内膜炎（Ⅰ类指征）。
      - ▫ 隐匿性菌血症：葡萄球菌（Ⅰ类指征）；革兰阴性菌（Ⅱa 类指征）。
    - 送检。
      - ▫ 囊袋组织革兰染色和培养。
      - ▫ 电极导线头端的培养。
- ○ 抗生素
  - ■ 广谱静脉抗生素术中处理和血培养。
  - ■ 抗生素的使用时间。
    - **囊袋糜烂**：抗生素 7~10 天。
    - **囊袋感染**：抗生素 7~14 天。
    - 无心内膜炎的深部感染或无并发症的电极导线心内膜炎。
      - ▫ 非葡萄球菌：静脉抗生素 14 天。
      - ▫ 金黄色葡萄球菌：静脉抗生素 2~4 周。
    - **电极导线**的心内膜炎合并脓毒性深静脉血栓（DVT）、骨髓炎或菌血症：
      - ▫ 静脉抗生素 4~6 周。
    - **瓣膜受累**（与自身瓣膜或置换瓣膜心内膜炎相关的）。
      - ▫ 感染性心内膜炎（IE）的标准治疗。
  - ■ **再植入**（心外膜或对侧位置）。
    - **装置依赖的囊袋感染**：血培养阴性 72h 后再重新植入。
    - **非装置依赖的囊袋感染**：完成抗生素治疗流程后再重新植入。
      - ▫ 可以考虑等待更长时间再重新植入，以保证感染的致病菌被根除。
    - 装置依赖的深部感染。
      - ▫ **血培养阳性**（BC+）**但** TEE **阴性，或仅有电极导线的** IE：血培养阴性 72h 后再重新植入。
      - ▫ BC+**瓣膜性** IE：血培养阴性 14 天后再重新植入。

第14章

心脏性猝死和遗传性心律失常

心脏性猝死(SCD)

SCD定义为处于稳定期的患者在症状发生后(有见证者)1h内,或无症状者(无见证者)24h内非预期的、非创伤性死亡。

解剖学和生理学(机制)

- 恶性室性心律失常[如心室颤动(VF)占SCD的75%]。
  - 其中,45%是由室性心动过速恶化为心室颤动的。
- 过缓性心律失常(心脏阻滞、心脏停搏)占25%。
  - 注意:电机械分离(PEA)逐渐被认识到,其为心肺复苏过程中可引起猝死的心律失常类型。

SCD的病因

- 冠状动脉疾病(CAD,主要机制,占70%~80%)
  - 缺血性心脏病或动脉粥样硬化。
  - 冠状动脉先天性异常:异常起源、AV瘘。
  - 冠状动脉痉挛、夹层、动脉炎、栓塞。
  - 心肌桥。
- 心肌病(10%~15%)
  - 缺血型心肌病。
  - 肥厚型心肌病。
  - 扩张型心肌病。
  - 瓣膜性心肌病。
  - 酒精(乙醇)性/中毒性心肌病。

    - 浸润性心肌病(如结节病、淀粉样变、血色素沉积症、法布里病)。
    - 致心律失常性右心室心肌病。
    - 应激性心肌病。
    - 左心室致密化不全。
    - 心肌炎(如急性、巨细胞性、慢性淋巴细胞性)。
    - 神经肌肉病(如肌萎缩、Friedreich 共济失调、强直性肌营养不良)。
    - 先天性心肌病(治疗或未经治疗的)。
    - 心脏震击猝死综合征。
- 原发性心律失常
    - 长 QT 综合征。
    - 短 QT 综合征。
    - Brugada 综合征。
    - 早期复极综合征。
    - 儿茶酚胺敏感性多形性室性心动过速。
    - 特发性心室颤动。
    - 预激综合征(Wolff-Parkinson-White 综合征)。
- 非心脏原因
    - 极限体力活动时出现的猝死。
    - 药物过量。
    - 毒性/代谢失衡(如低钾或高钾血症、甲状腺风暴、交感风暴、酸中毒)。
    - 急性颅内出血。
    - 大块肺栓塞。
    - 哮喘(或其他肺部疾病)。
    - 主动脉夹层。

流行病学和临床特征

- 在美国每年有 250 000 例 SCD(发病率≈0.1%/年)。
    - 20%的 CAD 患者以 SCD 为最初的临床表现。
    - 50%的 CAD 死亡是 SCD。
- 在高风险亚组人群中,SCD 的发生率最高。
    - 然而,由于这部分人群有限,死亡绝对数相对较小。
        - 限制了对整个人群干预的影响。
    - 50%的 SCD 事件发生于通常被认为低风险患者亚组中。
        - 鉴于该人群中 SCD 事件发生绝对数高,如果这些患者能够被识别出来并干预,则影响巨大。

预后

- 发生心脏停搏的数分钟后，生存率可能迅速降低。
- 目击心脏停搏患者的存活可能性是 23%，而无目击心脏停搏患者的存活可能性为 4%。
- 在事件发生后的最初 6~18 个月，复发风险最高。

SCD 风险患者的识别

一般危险分级(表 14.1)

表 14.1　影响 SCD 的危险因素

	SCD 风险
LVSD/HF 或原先有过 MI	5%
LVSD/HF、原先有过 MI、复杂异位搏动中的任意 2 条*	10%
LVSD/HF+原先有过 MI+复杂异位搏动	15%
SCD 生存者，或室性心动过速引起的晕厥	20%~40%

HF，心力衰竭；LVSD，左心室收缩功能异常(LVEF<30%)；MI，心肌梗死。

* 复杂异位搏动是指每小时>10 次的室性期前收缩、二联律/三联律或非持续性室性心动过速(NSVT)。

- SCD 生存者复发心脏停搏的预测因素包括：
  - 脑利钠肽(BNP)水平高。
  - 广泛(多支)CAD。
  - 先前有 MI(6 个月内)。
  - 慢性心力衰竭(CHF)/LV 功能异常。
  - 心室电活动不稳定(复杂心室异位搏动)。
  - 信号平均心电图(SAECG)异常。

检查(表 14.2)

表 14.2　确定 SCD 危险的观察研究

参数	危险标志	目标分组
家族史	SCD、晕厥、已知的高危心肌病	所有患者
ECG	NSVT、MI、LQTS/SQTS、Brugada 型 ECG、预激、可能的早期复极	CAD、LQT、Brugada、WPW、HCM
TWA	TWA 阳性	CAD
SAECG	晚电位阳性	ARVC

(待续)

表 14.2(续)

参数	危险标志	目标分组
EPS	旁路顺传有效不应期短	WPW
		心肌病、束支折返、法洛四联症
超声心动图	EF 降低	DCM
	非对称性 LVH	HCM
遗传学试验	引起突变的疾病	LQTS、Brugada
	几种显示有害的遗传多态性	HCM、ARVC

ARVC,致心律失常性右心室心肌病;DCM,扩张型心肌病;EPS,电生理检查;HCM,肥厚型心肌病;LQT,长QT;LQTS,长 QT 综合征;LVH,左心室肥厚;TWA,T 波电交替;MI,心肌梗死;NSVT,非持续性室性心动过速。

信号平均心电图(SAECG)

- SAECG 改善体表 ECG 的信号-噪声比，这样易于区分 QRS 波终末部分的低振幅信号。
  - 晚电位提示局部心肌的异常区域,其可能作为折返性快速性心律失常的基质。
- 异常发现:
  - 滤过后的 QRS 时程(fQRS)≥114ms。
  - 终末 40ms 的平方根电压(RMS40)<20μV。
  - 终末 QRS 低振幅信号(<40μV)的时程≥38ms。
- 解释:
  - 存在异常 SAECG 增加心肌梗死(MI)后心律失常事件的风险为 6~8 倍。
    - 信号需要更进一步的危险分级(如 EPS)。
  - 阴性预测值高(NPV;89%~99%)。
    - 正常 SAECG 患者 EPS 中可诱发 VT 变化的相关性<5%。

T 波电交替(TWA)

- TWA 是 T 波形态和幅度逐跳的波动。
- 典型 TWA 经常在运动 ECG 中进行测量。
- 可识别高危患者(MI 后和 MI 后缺血,或缺血型心肌病)。
- 阴性提供较好的鉴别功能(如高 NPV)。

心率变异(HRV)

- HRV 是心动周期的逐跳变化,其是由自主神经对窦房结的影响所致。
  - 反映了对基本交感-迷走影响的连续评估。

- 24h 动态心电图监测。
- HRV 可独立预测 SCD 风险和 MI 后总的死亡率(伴/不伴 LV 功能异常)。

心率震荡(HRT)

- HRT 是自发的 PVC 后短时的心动周长震荡。
  - 正常情况下,有短暂的、压力介导的心律加速,然后逐渐减速。
  - 在高危患者,典型的 HRT 反应迟钝或消失,反映患者压力反射的敏感性降低。
- HRT 由 24 小时动态心电图监测。
  - 将围绕自发 PVC 的 RR 间期(满足预期的提早程度和代偿间歇的标准)做均值建立"局部速度图"。
- HRT 独立预测 SCD 风险和 MI 后总的死亡率(伴/不伴 LV 功能异常)。

压力反射敏感性

- 压力反射敏感性提供定量化自主神经系统对急性刺激反应能力的评估。
  - 最常见的是静脉注射去氧肾上腺素后,对心动过缓的反应分析。
  - 血压升高后心率减慢代表的是正常的压力反射,反应减小提示危险增加。
- 压力反射敏感性、HRV 和 TWA 为预测 SCD 的独立危险因素。

心脏的间碘苯胍(MIBG)显像或正电子发射断层摄影术(PET)

- MIBG 反映交感神经的神经化,PET 显示心肌代谢。
- 此两种方法比 SAECG、HRV 和 QT 离散度能更好地预测慢性 HF 患者中 SCD 的发生。

心脏磁共振成像(MRI)

- MRI 可行瘢痕定量和特征分析(密度和异质性的)。
- MRI 也可用于分辨高危室性心律失常患者 [扩张型心肌病 (DCM)、HCM、ARVC、MI后]。

电生理检查(EPS)

- 一般情况下,阳性预测值(PPV)约为 10%,NPV 约为 95%;然而,整体有效率取决于病理学基础。
  - EPS 对缺血性心脏病最有用。
  - EPS 用于 DCM 或低诱发、低发生率的遗传性心律失常综合征,其 PPV 有限。
  - 在缓慢性心律失常引起晕厥的患者中,EPS 会出现阵发性心动过缓和晕厥敏感性低的问题,有假阳性(约为 25%)和假阴性。

特定情况

CAD

- 流行病学
  - CAD 占 SCD 死亡患者的 60%~75%。
    - 大多数发生 SCD 的患者有多血管疾病。
    - 仅 30%~40%的患者会有急性心肌梗死。
    - 估计有 20%的初次心肌梗死患者表现为 SCD。
- SCD 的危险因素
  - 敏感性较好但特异性较差的危险因素：
    - LVEF 降低(<40%，特别是 LVEF<30%)。
  - 特异性较好但敏感性较差的危险因素包括：
    - 先前有心脏停搏或 SCD 生存病史。
      - 透壁性 MI(STEMI)：缺血时间后<48h 的 VT/VF 并不意味着预后不良。
      - 非透壁性 MI(NSTEMI)：缺血时间后<48h 的 VT/VF 可能意味着远期风险增加。
    - 晕厥。
    - 非持续性 VT(自发)。
    - EPS 可诱发的 VT。
      - 在 EPS 可诱发的 VT，如果 LVEF<40%，SCD 的年发生风险为 35%~45%。
      - 如果 EPS 未诱发 VT，SCD 的年发生风险<5%。
    - 其他。
      - SAECG 的晚电位。
      - HRV 降低、微伏级的 TWA、HRT。
      - QRS 时程延长、QT 离散或 TWA。

非缺血性扩张型心肌病(NIDCM)

- 流行病学
  - 5 年死亡率约为 20%。
  - 总死亡病例中的 30%为突然死亡：VT/VF>缓慢性心律失常。
- SCD 的危险因素
  - 先前有心脏停搏或 SCD 生存病史。
  - 晕厥病史。
  - EF<35%。
  - 非持续性 VT。
  - 在 EPS 中诱发单形性 VT(注意：无可诱发的 VT 并不意味着低风险)。

运动员的 SCD

发病率

- SCD 的年发病率为(1~3)/100 000(与非运动员比,RR 为 2~3)。

病因

- HCM(30%~40%)。
- 先天性冠状动脉异常(15%~20%)。
- ARVC(5%)。
- 离子通道病(<5%)。
- 尸检阴性(5%)。
- 其他原因:
  - 心肌炎。
  - 创伤(心脏震击猝死综合征或累及心脏的创伤)。
  - 主动脉:主动脉瘤破裂、主动脉瓣狭窄。
  - 动脉粥样硬化性 CAD。
  - 哮喘(或其他肺部情况)、中暑、药物滥用(如可卡因)。

筛查

- 每年的临床病史调查(个人的和家族的)和体检。
- ECG。
  - 运动员常见异常(95%)。
    - 窦性心动过缓、Ⅰ度 AV 阻滞。
    - 在 V_1 导联 QRS 有切迹(不完全性 RBBB)、早期复极、单纯电压标准的左心室肥厚(LVH)。
  - 运动员不常见异常(<5%)。
    - 心腔扩大或肥厚:左心房、右心室。
    - 束支或分支阻滞。
    - 病理性 Q 波、ST 段压低、T 波倒置。
    - Brugada 样早复极。
    - 长或短 QT 间期。
    - 室性心律失常。
- 如果有 ECG 阳性病史,其后需进一步检查:
  - ECG、负荷试验、24h 动态心电监测、心脏 MRI、动脉造影、EPS。

运动限制

- HCM：
    - 限制患者做低强度/休闲性运动(特别是有梗阻变化的患者)。
- 非表型的基因携带者(HCM、ARVC、DCM、离子通道病)：
    - 限制患者做低强度/休闲性运动(欧洲心脏病学会)；或无运动限制(Bethesda 36)。
- 离子通道病(男性 QTc>440ms；女性 QTc>460ms)：
    - 限制患者做低强度/休闲性运动。
    - 近来倾向于放宽限制。
- Brugada 综合征、儿茶酚胺诱发的多形性 VT：
    - 限制做低强度/休闲性运动。
    - 近来倾向于放宽限制。
- 马方综合征：
    - 限制患者做低强度/休闲性运动，除非主动脉根直径<40mm。
    - 如果<中-重度 MR 且无主动脉夹层或 SCD 家族史，限制做中等程度的竞技运动。
- WPW 综合征：
    - 如果无症状，无须限制(危险环境时需予以关注)。
    - 消融术后 1~3 个月，可重新开始竞技性运动。
- PVC 或 NS VT(<10 跳、<150 次/分、运动后室速抑制)：
    - 无症状或心脏结构正常的患者无限制。
    - 如果有心血管疾病，仅允许参加低强度/非竞技性运动。
- ICD：
    - 限制于低强度/无装置创伤可能的休闲性运动。

离子通道病

离子通道病是罕见的遗传性综合征。

长 QT 综合征(LQTS)

概述

- LQTS 的发病率为 1/2500。
- 在美国，每年有 3000~4000 例患者在儿童时期猝死。
- 基因突变较临床表型更为常见。
    - 平均 QTc 外显率为 25%~60%。
    - 仅有 35%~40%的基因携带者由临床诊断标准辨别出来。

■ 运动试验提高临床诊断和基因预测。

分类(表 14.3)

表 14.3 LQT 的类型

	LQT1	LQT2	LQT3	LQT4	LQT5	LQT6
流行病学	40%~55%	35%~45%	8%~10%		3%	2%
基因/蛋白	KvLQ1 或 KCNQ1	KCNH2 或 HERG	SCN5A	Ankyrin-B	KCNE1 (minK)	KCNE2 (miRP1)
通道	缓慢延迟整流器	快速延迟整流器	钠通道	锚离子通道	KvLQT1 表达的钾通道	HERG 表达的钾通道
电流	$I_{Ks}(\alpha)$	$I_{Kr}(\alpha)$	$I_{Na}(\alpha)$	I_{Na}、I_{K}、I_{NCX}	$I_{Ks}(\beta)$	I_{Kr}
通道功能	↓	↓	↑	↓	↓	↓
动作电位	3 位相延迟	3 位相延迟	2 位相延长	–	3 位相延迟	3 位相延迟
诱发因素	运动、压力	情绪、铃声	休息、睡觉			
T 波	宽大 T 波，起始晚	T 波切迹，振幅低	延迟出现的非对称、有顶点的 T 波			
肾上腺素或异丙肾上腺素	↑ QT	↓ QT	↓ QT			
美西律	–	–	↓ QT			
<10 岁心脏事件发生率	40%	16%	2%			

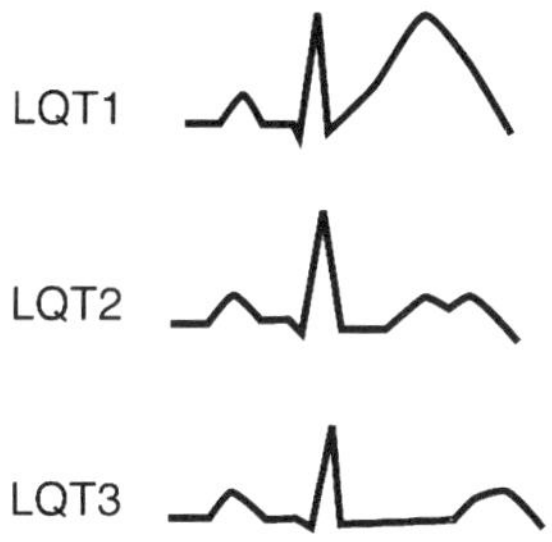

○ LQT 7：Anderson–Tawil 综合征。

■ KCNJ 2 突变导致通过 Kir2.1 通道改变内向整流 K 电流功能丧失。

■ 临床。

• 钾敏感的周期性瘫痪。

• 畸形的特征：身材矮小、眼距宽、腭缺损、鼻根宽。

■ ECG：伴巨大 U 波的假性长 QT。

■ 室性心律失常：较大的 PVC 负荷(>50%)、双向性 VT。

■ 预后：良好。

流行病学和临床特征

○ LQTS 大多无症状。

○ 常见症状包括晕厥、抽搐和心脏停搏。

○ 相关症状可能包括：

- 感觉神经性耳聋(Jervell-Lange-Nielsen 综合征:常染色体隐性遗传)。
- 周期性瘫痪(Andersen-Tawil 综合征:常染色体显性遗传)。

○ 家族史:

- LQT 或 SCD 多有家族史。

12 导联 ECG

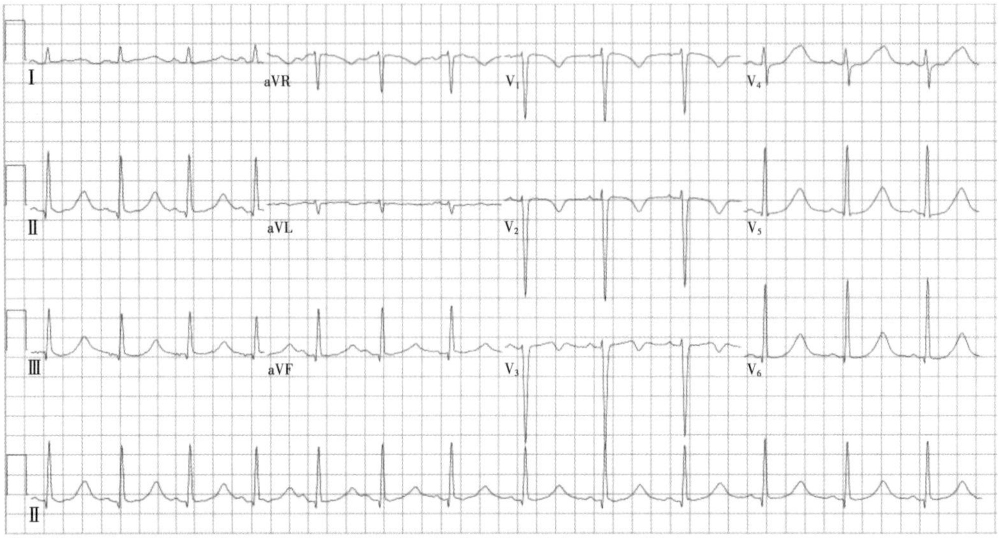

○ QT 间期的测量

- 在≥3 个导联上取≥3 个 QRS 波测得平均 QT 和 RR 间期。
- 从QRS 波起点至 T 波终点测量(由 T 波与等电线交汇的最深终末部分的切线点测量)。
- **校正的** QT **间期**(QTc)。
  - Bazett **公式**:QTc = QT/√RR 间期(秒)。
  - **正常值**:390~450ms(男性)或 390~460ms(女性)。
  - 绝大多数位于边界的 QTc 在重复采集后变为正常。

诊断:Schwartz 评分

○ Schwartz 评分结合 ECG 和临床参数评估遗传性 LQTS 的概率特异性较高 (80%~100%),敏感性较低(70%的评分≥4 分;>30%的评分<4 分)。

- ECG **参数**
  - QTc:≥480ms(3 分);460~470ms(2 分);>450~460ms[(男)1 分]。
  - 尖端扭转型 VT:2 分。
  - T 波交替:1 分。
  - 3 个导联的 T 波有切迹:1 分。

        - 静息心率低于正常的 2 个百分位数(儿童):0.5 分。
    - **晕厥(尖端扭转型室性心动过速、晕厥仅可积分 1 次)**
        - 应激:2 分。
        - 非应激:1 分。
    - **家族史(不能使用同一家庭成员重复积分)**
        - 家庭成员有 LQTS:1 分。
        - 有 30 岁以下家庭成员发生无确定原因的猝死:0.5 分。
- 解释。
    - LQTS 的可能性:<1 分可能性小;2~3 分为可能的 LQTS;≥4 分为肯定的 LQTS。

其他检查

运动试验

- 正常反应:在运动和心率加快时 QT 间期缩短。
- 异常反应(LQTS):见表 14.4。

表 14.4　LQTS 运动试验

	运动时的 QT 间期	运动高峰和 QTc 早期	恢复运动后 4~6min 的 QTc 间期
LQT1	轻度缩短	延长	随心率减慢显著延长
LQT2	缩短	正常	随心率减慢显著延长
LQT3	显著缩短	正常	

- 暴发式运动试验可提高诊断率。
    - 以固定运动负荷(200W)进行最大运动负荷达 1min,以达到心率快速增加(模拟肾上腺素突增)。

药物(肾上腺素)激发试验

- 以逐渐增加剂量[0.025~0.3μg/(kg·min)]的方式静脉输入肾上腺素。
- **矛盾反应**:在输注肾上腺素的过程中,未校正的 QT 间期延长≥30ms。
    - 在 92%的 LQT1 患者可观察到这一现象,而在 LQT2 和 LQT3 患者中仅为 13%。
    - 在正常人应该缩短(假阳性率为 20%)。
    - T 波和 U 波出现明显变化。

遗传学试验

遗传学试验可用于以下情况:

- 在临床基础上确立 LQT 的诊断。

- 确定特异的基因型可能会影响诊断并改良治疗。
  - 高风险或已知致病基因突变可用于家系筛查。
  - 在10%的病例中发现未知突变(VUS)。
    - 这些在明确诊断和预后方面通常无帮助。
- LQTS的临界诊断标准。
  - 确定基因突变即可明确诊断。
  - 注意:未能发现已知突变基因也不能排除诊断,因为仅有75%的患者携带突变基因。
- 无症状家族成员发现LQTS致病基因突变。
  - 遗传学检查能够确定或排除诊断。

处理

慢性期处理

- 非药物治疗
  - 避免使用延长QT间期或降低血清钾、血清镁浓度的药物(www.qtdrugs.org)。
  - 运动限制:存在争议,倾向于少运动,特别是接受β-受体阻滞剂的患者。
    - 传统建议是限制于低强度和休闲性运动。
      - LQT1:限制游泳或在指导下做运动。
      - LQT2:避免暴露于声音刺激中,特别是睡眠时。
    - 然而,近来证据表明,实际危险较原先估计得低。
  - 遗传学咨询。
- 药物治疗
  - β-受体阻滞剂。
    - 主要治疗。
      - β-受体阻滞剂阻止肾上腺素介导的Ca^{2+}内流,在交感神经兴奋时可引起动作电位时程(APD)的过度延长,特别是Ik减小的LQT1患者,交感兴奋时外向电流增加,抵消了Ca^{2+}反常内流。
      - 改善QT适应性,伴窦性心率的逐渐变化。
    - 适应证。
      - LQTS临床诊断(Ⅰ类指征)。
      - LQTS分子诊断明确但QTc正常或临界(Ⅱa类)。
    - 结果。
      - 在预防LQT1发生SCD中有效率较高。
      - 在LQT2有效率较低,在LQT3相对无效。
    - 可能的治疗。

- 尼可地尔(LQT1)、螺内酯(LQT2)、美西律(LQT3)。

- 侵入性治疗
  - 植入式心脏复律-除颤器可用于以下类型的患者:
    - 发生过心脏停搏的生存者(Ⅰ类指征)。
    - 接受 β-受体阻滞剂治疗的晕厥和(或)VT(Ⅱa 类指征)。
    - 高危患者(心脏事件发生率>50%,Ⅱb 类指征)。
      - QTc ≥500(LQT1 或 LQT2)。
      - LQT3 和男性。
      - 感觉神经性听力丧失(JLN)。
      - β-受体阻滞剂依从性差或不耐受。
      - 中危(30%~50%):QTc >500ms 的 LQT3(女性);QTc<500ms 的 LQT2(女性)和 LQT3。
      - 低危(<30%):QTc<500ms 的 LQT1 和 LQT2(男性)。
  - 双腔起搏器超速起搏。
    - 对 LQT3 最有帮助。
  - 心脏的去交感神经化。
    - 神经节前的去神经化干扰了心脏交感去甲肾上腺素的主要来源。
      - 该方法很有吸引力是因为其涉及生理学,直接影响疾病本身,与 ICD 不同,其避免了心律失常后电休克/疼痛诱发的交感神经兴奋。
    - 适应证与 ICD 相似(如晕厥、尖端扭转型室性心动过速、应用 β-受体阻滞剂的心脏停搏),但在一些情况下不推荐 ICD。
    - 使用的技术包括:
      - 左侧颈胸交感神经切除术:切除左侧交感星状神经结和前 4 或前 5 个胸部神经节(常引起霍纳综合征)。
      - 高危胸部左侧交感神经切除术(HTLS):沿前 4 个胸交感神经节切除低部位的星状神经节(通常不引起霍纳综合征)。

并发症

缓慢性心律失常

- 不到 5%的患者会发生 AV 阻滞。
- 心动过缓发生于 20%~30%的患者。
  - 在 LQT3 的患者更常见(钠电流异常→SA 结功能异常)。

快速性心律失常

- PVC

    - 多形性(5%)。
    - 单形性(4%)。
- 尖端扭转型室性心动过速
    - 起始(短-长-短序列)。
        - PVC 引起轻微间歇,其中 RR 间期在第一跳延长(序列中的“长”RR)。
        - 这一间歇导致其后的 QT 间期延长。
        - 如果在延长的 QT 间期中,在复极的易损期内出现第二个 PVC,可引发尖端扭转型室性心动过速。
    - 在尖端扭转型室性心动过速发作中:
        - 心室率为 160~250 次/分,RR 间期不规则。
        - QRS 轴周期每 5~20 跳发生 180°的变化。
    - 发作持续时间一般较短且可自行终止。
        - 反复或长期发作会诱发晕厥或进展为 VF。

儿茶酚胺敏感性多形性室性心动过速(CPVT)

概述

- 在运动中或情绪应激中发生 VT。
- 患病率预计为 1/10 000。
- 平均发病年龄为 7~12 岁,但也可在年龄较大时出现临床表现。
- 由细胞内肌浆网 RyR2 通通开放,导致 Ca^{2+}在舒张期异常漏出,引起触发活动。
    - RyR2 开放对细胞间 Ca^{2+}浓度敏感,由于 RyR2 对 Ca^{2+}过敏感(RyR2 突变)或 Ca^{2+}结合蛋白钙螯合素的细胞间 Ca^{2+}缓冲的失效,过量的细胞间 Ca^{2+}负荷可使其异常开放。

分类

- 儿茶酚胺敏感性多形性室性心动过速 1(CPVT1;常染色体显性遗传):主要是胞内调控钙离子通道的兰尼碱受体(RyR2)引起的。
- CPVT 2(常染色体隐性遗传):钙螯合素(CASQ2)突变,其是肌浆网钙缓冲蛋白。

12 导联 ECG

- 通常正常。
- 可有窦性心动过缓、脉率(PR)缩短或巨大 U 波。

运动试验

- 室性心律失常(典型的起始 HR 阈值是 110~130 次/分)是由交感神经驱动(经过 $I_{ca,L}$ 增加细胞间 Ca^{2+})和心率加快(Ca^{2+}随每一次搏动进入细胞内)增加的 Ca^{2+}负荷引起。
  - 一般情况下,PVC 后跟 NSVT,随后发生持续性 VT。
  - VT 是多形性的或“双向性的”:QRS 波逐跳间的电轴变化 180°。

EP 试验

- EP 试验通常无价值。

处理

- 药物治疗
  - **β-受体阻滞剂**:通常有效(推荐使用纳多洛尔或普萘洛尔)。
    - 自发的或运动诱发的 VT(Ⅰ类指征)。
    - 无症状的遗传学诊断(Ⅱa 类指征:儿童;Ⅱb 类指征:成人)。
  - **氟卡尼**:为辅助用药,无完全保护作用。
- 植入式心脏电复律除颤器
  - 心脏停搏生存者(Ⅰ类指征)。
  - 晕厥和(或)在 β-受体阻滞剂的情况下发生有证据的持续性 VT。
  - 左侧心脏交感神经去神经化(LCSD)。
    - 考虑用于 β-受体阻滞剂无效或不耐受的患者。
  - 预后。
    - CPVT 是恶性遗传性心律失常,可引起猝死。
      - 80%受累患者经历过晕厥。
      - 30%受累患者经历过心脏停搏。

Brugada 综合征

流行病学

- 发病率为(1~5)/10 000;在东南亚更常见。
- 有家族史的占 21%;男性患者占 80%。
- 有临床表现的平均年龄为 30~50 岁(2 月龄至 77 岁)。

分类

- Brugada Ⅰ型(B1):SCN5A 基因;Na^+通道(I_{Na})1α 亚单位。

○ 确认了 6 种其他基因突变，相对罕见。

12 导联 ECG

○ rSR'(不完全或完全 RBBB)。

■ 在 V_1~V_3 导联≥2mm 的 ST 段抬高(RV 侧的 R'波快速下降)。

• 迷走(张力增加)、心动过缓、运动、发热、三环抗抑郁药物(TCA)、可卡因、乙醇、普萘洛尔，以及Ⅰa 类、Ⅰc 类或Ⅲ类抗心律失常药物可使其升高。

• 运动、肾上腺素能、心动过速、异丙肾上腺素使其下降。

■ 穹顶样形态。

• 由这里 R'波的顶端开始斜形下降，止于倒置的 T 波。

○ **临床亚型**：1 型是诊断性的，2~3 型是推测性的。

■ **1 型**：穹顶样 ST 段抬高≥2mm，其后是倒置的 T 波。

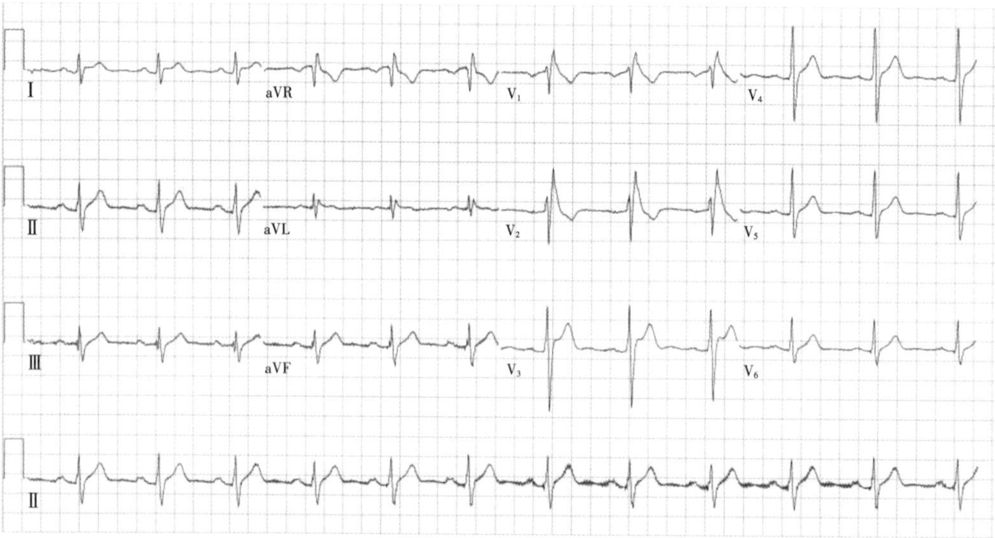

■ 2 型：马鞍状高抬的 ST 段抬高≥0.2mV，其后跟随正向的或双向的 T 波。

■ 3 型：马鞍状或穹顶状 ST 段，ST 段抬高幅度<0.1mV。

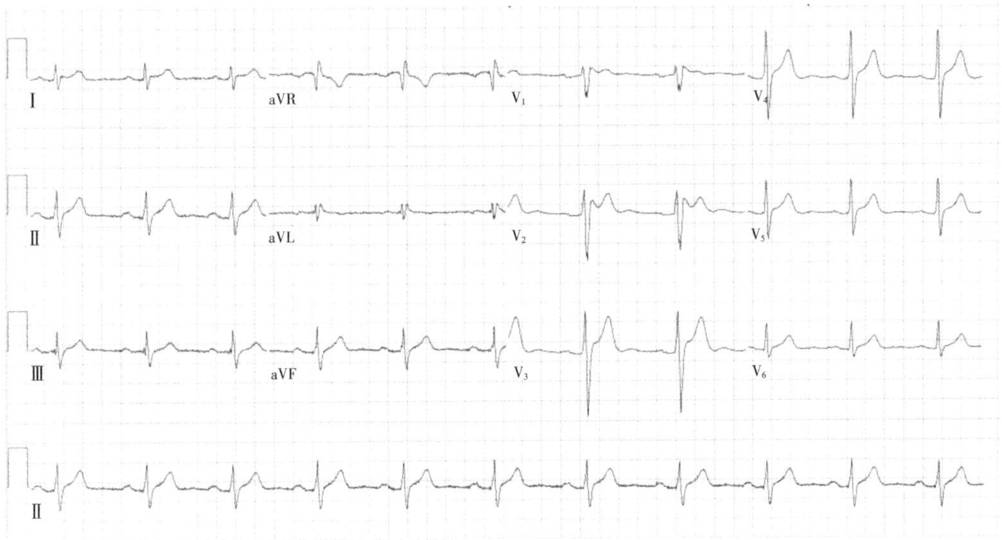

诊断

- 在右侧胸前将 V_1 和 V_2 导联置于第 2、第 3 和第 4 肋间，不论是自发的还是以静脉注射Ⅰ类抗心律失常药物激发的情况下，观察到 1 型 Brugada 波。
- 使用钠离子通道阻滞剂可将 2 型或 3 型转变为 1 型。

检查

- 钠激活试验
  - 药物。
    - 阿义吗啉 1mg/kg 静脉注射，>10mg/min。
    - 氟卡尼 2mg/kg 静脉注射，>10min（最大量为 150mg）或 400mg 口服。
    - 普鲁卡因胺 10~15mg/kg 静脉注射，10~30min（最大 50mg/kg，总量 1g）。
  - 监测。
    - 在输入药物的过程中，每 10min 监测 1 次 ECG，在输入药物后的 1~2h 内每 30min 监测 1 次 ECG。
    - 在第 2 肋间放置胸前导联（改善敏感性）。
  - 当出现下列情况时终止钠激活试验：
    - 出现有诊断意义的 1 型 ST 段抬高或 Brugada ECG。
    - 在 2 型出现 ST 段抬高增加≥2mm。
    - 出现室性期前搏动或其他心律失常。
    - QRS 宽度增加到基线的 130%及以上。
- EP 试验
  - PPV 较低（23%），但 NPV 较高（3 年以上随访，93%）。

■ 最近指南并不建议常规使用。
  • 但考虑将 ICD 作为一级预防应用时，可能有帮助。

处理

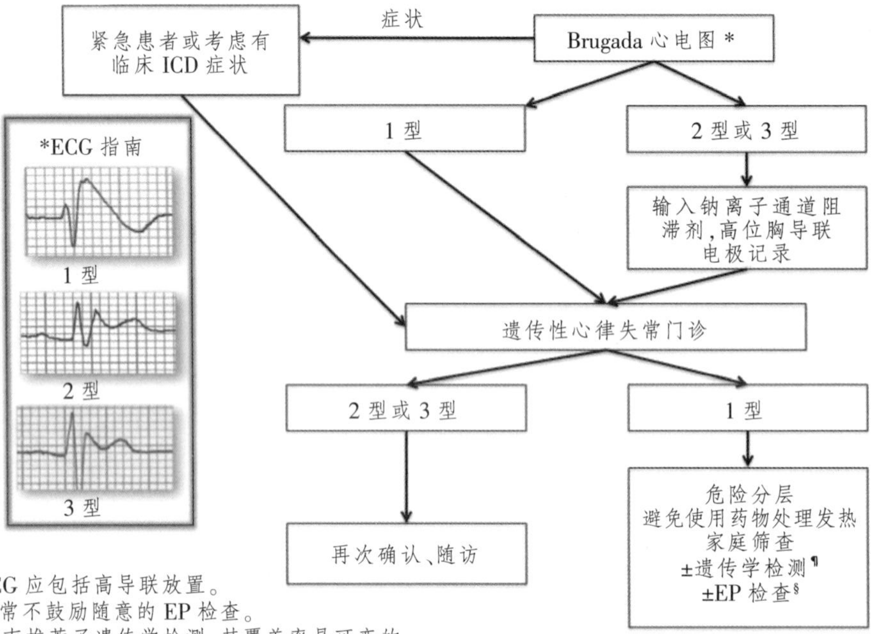

*ECG 应包括高导联放置。
§通常不鼓励随意的 EP 检查。
¶指南推荐了遗传学检测，其覆盖率是可变的。

○ 非药物治疗
  ■ 避免使用影响钠通道的药物(www.brugadadrugs.org)。
  ■ 积极治疗发热。
  ■ 限制运动：限制低强度运动。
    • 近来倾向于放宽对运动的限制。
  ■ 遗传学咨询。
○ 药物治疗
  ■ β-受体阻滞剂可能增加死亡率。
  ■ 奎尼丁已证明可预防 VT 风暴患者的电休克。
○ ICD
  ■ 猝死的生存者(Ⅰ类：17%~62%的患者在 4~8 年再发)。
  ■ 晕厥+有症状的Ⅰ型患者(Ⅱa 类：6%~19%在 2~3 年再发)。
  ■ 有证据的 VT[无突发心脏停搏(SCA)]：Ⅱa 类。

预后

○ 危险增加的无症状患者可根据以下情况来区别：
  ■ 存在自发的 1 型 ST 段抬高表现。

 - 存在晚电位,QRS 波有碎裂波或早复极。
 - 以程序电刺激可诱发 VT/VF。

并发症

- VT 风暴的发病率为 18%。
  - 异丙肾上腺素增强心脏 L 型钙通道。
  - 奎尼丁阻断 I_{to} 电流。
- 自发 VF 可采用下列治疗:
  - 奎尼丁或苄普地尔,阻断 I_{to} 电流。
  - 西洛他唑、磷酸二酯酶Ⅲ抑制剂增加内向 L-型钙通道电流。

致心律失常型心肌病

流行病学

- 发病率为 1/5000~1/1000。据统计,在意大利北部,ARVC 占 SCD 者的 11%,其他地区发病率较低。
- 诊断时的平均年龄为 31 岁(更常见于 20~50 岁,10 岁以前诊断较少)。

病因学

- 桥粒疾病:编码桥粒蛋白的基因突变,为常染色体显性遗传,伴不同程度的外显率和表显率。
- 罕见变异为 Naxos 病(家族性掌跖角化病;117q21)。
  - 心脏:RV 结构变化(100%),ECG 异常(92%),LV 受累(27%)。

病理学

- RV 游离壁心肌被伴有分散的肌细胞的纤维组织±脂肪组织替代。
- **纤维脂质瘤**:心肌细胞萎缩,室壁变薄,纤维脂肪组织替代±片状炎症。
  - 少部分可出现 RV 室壁瘤和 LV 受累。
- **脂肪瘤**:正常/增厚的心肌伴脂肪替代,炎症少见。
  - RV 小动脉瘤和 LV 受累。

分类

- "典型的"致心律失常型右心室心肌病(ARVC)。
  - 早期主要累及 RV[RV 流入道→心尖部→漏斗部(右心室流出道,RVOT)→LV]。
- 致心律失常型左心室心肌病(LDAC)。
  - 早期主要累及 LV(LV 环绕带的外 1/3 和右间隔)。

○ 双心室均有变化。

临床特征

○ 心悸(67%)、晕厥(32%)、不典型胸痛(27%)、呼吸困难(11%)和 RV 衰竭(6%)。

○ 有症状的室性心律失常(50%):随疾病的严重性而变化。

- RVOT 的持续性/非持续性单形性室性心动过速。

○ 心脏事件运动后可诱发,休息后可缓解。

○ RV 壁较 LV 更薄,所以其对机械力的作用更易感。

12 导联 ECG

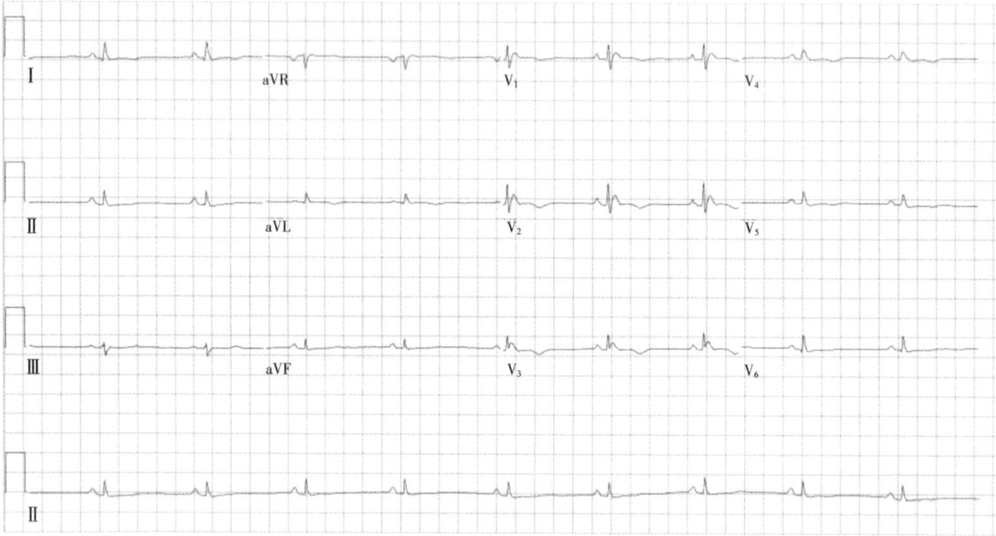

○ 40%~50%的患者 ECG 表现正常,但也可随时间而进展。

- 主要诊断发现是 V_1 以远的胸前导联 T 波倒置。
- 右侧胸前导联(V_1~V_3)QRS 波时程延长(>110ms)。
- S 波的上升支延长(S 波最低点至等电位线的间期是 55ms)。
- 伴有 Epsilon 波的不完全性 RBBB(V_1>I 或 V_6),Epsilon 波少见。

其他检查

○ 胸部 X 线可辨别全心扩大。

○ 超声心动图

- 特征性表现
  - RV 扩张或单纯 RVOT 扩张,或心尖部无动力。
  - 局部膨出和下基底部室壁动力异常,肌小梁排列紊乱。
  - 节制带形状不规则。

- **放射性核素血管造影**：具有 80%的敏感性和特异性，其 PPV 为 100%。
  - RV 收缩功能异常，右心室射血分数(RVEF)降低。
- MRI
  - 右心室扩大。
  - RVOT 扩张。
  - RV 游离壁舒张末皱褶(手风琴征)。
  - RVEF 降低或 RV 室壁运动异常。
  - RV 心肌脂肪组织浸润(非特异发现)。
- 其他
  - SAECG 显示 50%的患者存在晚电位。
    - 1/3 可符合诊断标准的要求。
    - 异常程度与 RV 扩大/纤维化呈正比。
  - 运动试验。
    - 显现出 RV 传导延迟，包括 Epsilon 波。
    - 可促发 RV 来源的 PVC 或 VT。
  - 异丙肾上腺素输入。
    - 3min 输入异丙肾上腺素 8~30mg →VT/持续性心律失常(LBBB 型)。
  - 心肌活检(理想情况应为影像±电压指引)。
    - 缺乏敏感性，这是由于 ARVC 可能不累及 RV 间隔。
    - 50%符合 ARVC 诊断标准的患者可能有局部心肌炎。
  - EP 检查。
    - 不用于危险分级。

诊断标准

- 修订的诊断标准
  - **确定诊断**需患者有不同范畴的 2 项主要标准；或 1 项主要和 2 项次要标准；或 4 项次要标准。
  - **临界诊断**：患者有不同范畴的 1 项主要和 1 项次要标准；或 3 项次要标准。
  - **可疑诊断**：患者有不同范畴的 1 项主要标准；或 2 项次要标准。
- 主要诊断标准
  - 整体和(或)局部功能异常和结构改变。
    - 二维超声：局部 RV 室壁无动力、动力异常或室壁瘤，并包含以下的任一个：
      - 胸骨旁长轴(PLAX)RVOT≥32mm[舒张末，PLAX/体表面积(BSA)≥19mm/m^2]。
      - 胸骨旁短轴(PSAX)RVOT≥36mm(舒张末，PSAX/BSA≥21mm/m^2)。
      - 面积变化分数≤33%。

- MRI：局部 RV 室壁无动力、动力异常或右心室收缩不同步，并包括以下的任一个：
  - RV 舒张末容积(EDV)与 BSA 的比≥110mL/m^2(男性)或≥100mL/m^2(女性)。
  - RVEF≤40%。
- RV 造影：局部 RV 室壁无动力、动力异常或室壁瘤。
- 心内膜心肌活检发现：
  - 心内膜心肌活检形态分析显示，残留心肌细胞<60%(或估计<50%)，在≥1 个样本中可见 RV 游离壁心肌的纤维组织替代，且伴或不伴心内膜下心肌的脂肪组织替代。
- 复极异常。
  - 右胸前导联(V_1~V_3)T 波倒置或年龄>14 岁(非完全性 RBBB QRS≥120ms)。
- 除极/传导异常。
  - 右胸导联(V_1~V_3)可见 Epsilon 波(重复出现的 QRS 波终点至 T 波起点之间的低振幅信号)。
- 心律失常。
  - 呈 LBBB 型电轴向上的持续或非持续性 VT(Ⅱ、Ⅲ、aVF 导联负向不确定的QRS 波，aVL 导联的正向波)。
- 家族史：
  - 符合现行 Task Force 标准的 ARVC/D 确诊的一级亲属。
  - 在一级亲属经尸检或手术病理确诊的 ARVC/D 患者。
  - 确认了与 ARVC/D 相关或可能相关的病理学突变。

○ 次要标准

- 全心和(或)局部功能异常和结构变化。
  - 二维超声：局部 RV 室壁无动力或动力异常，且有下列(舒张末)任何 1 项。
    - PLAX RVOT ≥29mm，<32mm(PLAX/BSA≥16mm/m^2，<19mm/m^2)。
    - PSAX RVOT≥32mm，<36mm(PSAX/BSA≥18mm/m^2，<21mm/m^2)。
    - 面积变化分数>33%，≤40%。
  - MRI：局部 RV 室壁无动力/功力异常，或 RV 收缩不同步，并伴有以下任何 1 项。
    - RV 的 EDV 与 BSA 的比值≥100mL/m^2，<110mL/m^2 (男性) 或≥90mL/m^2，<100mL/m^2(女性)。
    - RVEF>40%，≤45%。
- 心内膜心肌活检形态分析显示，残留心肌细胞为 60%~75%(或估计为 50%~65%)，在≥1 个样本中可见 RV 游离壁心肌的纤维组织替代，且伴或不伴心内膜下心肌的脂肪组织替代。
- 复极异常，包括：
  - 在 V_1 和 V_2 导联 T 波倒置，年龄>14 岁(无完全性 RBBB)或 V_4、V_5 或 V_6 导联 T

波倒置。

- 在 V_1、V_2、V_3 和 V_4 导联 T 波倒置，年龄>14 岁，无完全性 RBBB。

■ 除极/传导异常，包括：

- 标准 ECG 上的 QRS 波群持续时间≥110ms，SAECG 在以下 3 个参数≥1 个时显示出晚中位。
  - ▫ 滤过的 QRS 时程（fQRS）≥114ms。
  - ▫ QRS 波终末部分的低振幅信号（<40μV）的时程≥38ms。
  - ▫ QRS 终末部分 40ms（RMS40）电压的平方根<20μV。
- 由 ECG S 波最低点至 QRS 波终点测得的终末激动时程≥55ms，包括 V_1、V_2 或 V_3 导联可见 R'波，无完全性 RBBB。

■ 心律失常。

- RVOT 特征的持续或非持续性 VT，伴有向下电轴的 LBBB 形态 QRS 波（Ⅱ、Ⅲ、aVF 导联正向 QRS 波，aVL 为负向）或未知电轴。
- 每 24h 的心室异位搏动>500 个。

■ 家族史。

- 一级亲属中有 ARVC/D 病史，但无法证实该患者是否符合目前诊断标准。
- 在一级亲属中有疑因 ARVC/D 早发（<35 岁）猝死。
- 在二级亲属中有病理学或现行 Task Force 标准诊断的 ARVC/D。

处理

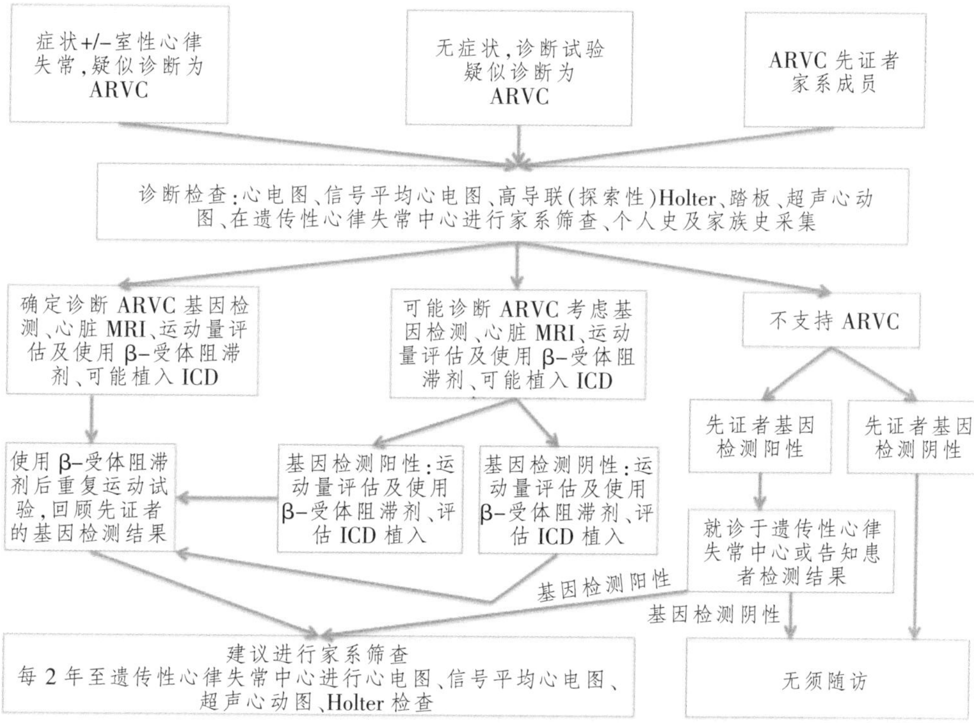

- 非药物治疗
  - 运动限制：限制于中等强度和非耐力性运动。
    - 桥粒起到保持细胞连接在一起的作用；当其处于异常时，在机械应力下心脏难以维持结构集合。
    - 强有力证据表明，耐力性运动可加速疾病进展并使临床表现恶化，恶性心律失常更倾向于发生于运动中。
  - 筛查家庭成员。
  - 遗传学咨询。
- 药物治疗
  - 经验性的β-受体阻滞剂治疗。
  - AAD 常作为 ICD 的辅助治疗。
    - 索他洛尔(有效率约为 70%)。
    - 胺碘酮(有效率约为 15%)。
- 侵入性
  - 导管消融。
    - 用于不能耐受 AAD 的患者。
    - 常需要心外膜消融。
  - 植入式心脏电复律除颤器。
    - 二级预防(复苏成功的心脏停搏)。
    - 一级预防。
      - 伴有严重疾病的 ARVC(包括 LV 受累)。
      - 家族成员中≥1 人有 SCD。
      - 为诊断的晕厥(VT/VF 不能排除为其原因)。

预后

- 高危 SCD 人群。
  - 较年轻的患者(每 5 年的 OR 值约为 0.8)。
  - 表现为晕厥或反复晕厥。
  - 之前有心脏停搏发作史，或有血流动力学降低的 VT 史。
  - 具有 RV 心力衰竭或 LV 受累的临床征象。
  - ARVC 5 型(ARVC 5)：恶性临床过程，但在纽芬兰和加拿大以外的地区此型不常见。
- 无症状患者的临床过程变化较大(患者的自然病史不完整)。
  - 随访 9 年：
    - 10%的患者超声最终出现异常。
    - 50%的患者发生有症状的 VT。

    - 5%的患者由轻度发展为中度。
    - 8%的患者由中度发展为重度。
  - 预期寿命为 40~60 岁。
- 有 VT 患者的病程转归：在 AAD 治疗的情况下，发生死亡的风险相对较低。

致心律失常型左心室心肌病(LDAC)

- **病理机制**：LV 纤维脂肪组织替代。
  - 在心肌圆周带的外 1/3 和室间隔的 RV 侧。
- **临床特征**
  - 与 RV 的 ARVC 相似：恶性室性心律失常继发的心悸、晕厥。
- **诊断标准**
  - ECG
    - 下-侧壁导联 T 波倒置(V_5~V_6±V_4，Ⅰ和 aVL 导联)。
  - 心律失常
    - 持续或非持续的 RBBB 形态的 VT(ECG、Holter 或运动心电图)。
    - 频繁的 PVC(RBBB 形态)。
  - 影像学
    - LV 室壁瘤。
    - 轻度的 LV 扩大和(或)收缩功能受损(伴有心律失常表现)。
  - 活检/心血管磁共振显像(CMR)
    - 组织学上可见心肌细胞丢失和纤维脂肪组织替代。
    - 大范围的 LV 心肌的 LGE(延迟钆增强)显像。

肥厚型心肌病(HCM)

流行病学

- 在不存在异常负荷的情况下，当患者有 LV 肥厚(间隔厚度>14mm)即可诊断。
- 患病率为 0.2%(1:500)，在世界范围内的差异不大("全球性疾病")。

分类和鉴别诊断

- HCM 伴或不伴肌小节蛋白突变。
  - 通常有阿尔茨海默病(AD)；占总体的 50%；>16 种基因；>430 个突变。
    - β-肌球蛋白重链(45%)，肌球蛋白结合蛋白 C(25%)，肌钙蛋白 T(15%)。
    - 其他：α-肌球蛋白重链、肌钙蛋白 I、肌钙蛋白 C、α-原肌球蛋白。

- 伴有 LVH 的非 HCM 综合征。
  - 获得性肥厚。
    - 运动员心脏。
    - 肥胖。
    - 淀粉样变。
    - 流出道梗阻伴有继发性肥厚。
  - 遗传性：
    - 存储异常。
      - 糖原：pompe 病、PRKAG2、Forbes 病、Danon 病。
      - 溶酶体：法布里病、Hurler 病。
    - 脂肪酸代谢异常疾病、卡尼汀或磷酸化酶激酶 B 缺陷。
    - 综合征(Noonan 病、LEOPARD 病、Friedreich 病、Beckwith-Wiedermann 病)。

临床特征

- 继发于心内膜下心肌缺血的心绞痛(心肌氧需↑、心肌血流↓)。
- 呼吸困难(90%，继发于舒张功能异常、因梗阻导致的 LV 排空↓)和 HF(10%~15%)。
- 由(心房/心室)心律失常、LV 流出道梗阻所致晕厥前/晕厥，或反射性晕厥。
  - 运动后、心室容量降低(心排血量↓、心率↓)和儿茶酚胺驱动。
- 伴有梗阻的 HCM 的标志特征。
  - 脉搏：快速的颈动脉上升波；分叉的或双分脉(“尖峰和穹隆”)。
  - 颈静脉压(JVP)：大的 A 波。
  - 心前区触诊：双心尖冲动，“三重波浪”(可触及的 S_4)。
  - 心前区听诊：
    - 正常或异常 S_2(更常见的是与 HCM 有关而非 AS)，$S_4>S_3$。
    - 在左胸骨下缘(LLSB)或心尖部闻及强的收缩期喷射性杂音(SEM)，并不向颈部传导，±二尖瓣反流的杂音。
      - 随前负荷和体循环血管阻力升高的动作而降低，如被动抬高下肢、站立→蹲下、等长的握力器动作等，还有负性肌力药物、血管收缩药物、扩容治疗、心动过缓等。
      - 随前负荷和体循环血管阻力降低的动作而升高(梗阻加重)，如瓦氏动作、蹲下→站立；还有正性肌力药物、血管扩张药、利尿剂/低容量、心动过速等。

12 导联 ECG

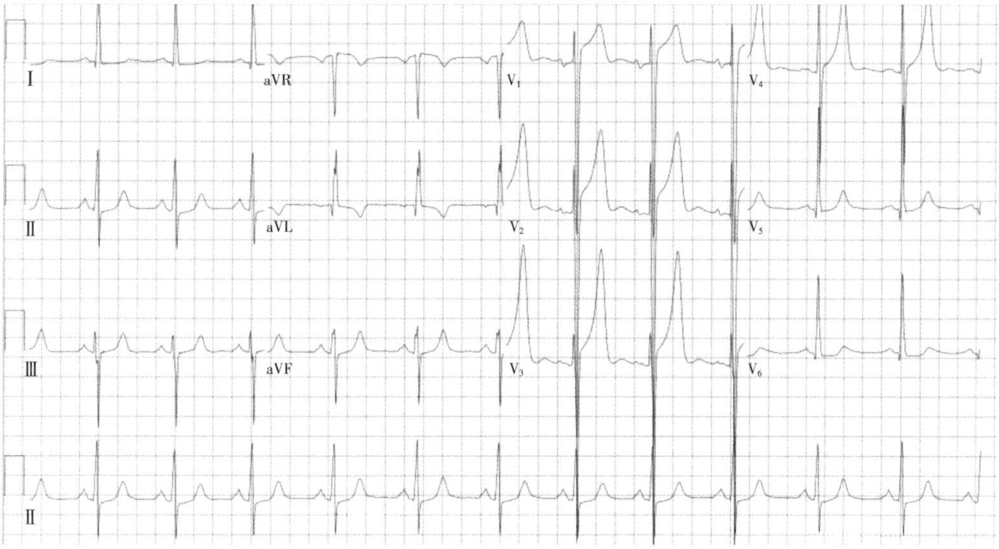

- 75%以上患者有 ECG 异常,ECG 异常可先于超声心动图异常。
  - LVH。
  - LA 扩大。
  - 伪梗死的表现:在 aVL 和 V_6 导联可见深而窄的 Q 波。

检查

- 超声心动图
  - LVH:不呈比例的肥厚(>14mm)±LV 正常或容量缩小。
    - 非均匀(向心性)的室间隔肥厚(ASH;60%):间隔是 LV±RV 游离壁的 1.5 倍。
    - 还包括:向心性肥厚(30%)和心尖肥厚(10%)。
  - 左心房扩大。
  - 收缩中期主动脉瓣关闭和扑动。
  - 二尖瓣前叶(AMVL)收缩中期前移(SAM),伴或不伴二尖瓣反流。
    - Venturi 效应(AMVL 被吸向 LVOT)、血流前向"推动"压和 AMVL。
  - LVOT 梗阻(心腔中部或流出道):1/3 患者无,1/3 患者静息状态下,1/3 患者诱发状态下。
    - **静息中**:压力阶差>30mmHg。
    - **潜在**:休息时无梗阻,激发动作时压力阶差升高,>30mmHg。
    - **诱发状态**:休息时为轻度梗阻,在瓦氏动作、PVC、运动、使用硝酸酯、钙通道阻滞剂以后升高,>30mmHg。
      - 注意:不推荐使用多巴酚丁胺,因为其在正常人中会激发梗阻而致"假阳性"。
  - 舒张功能异常(由于 LVH)。

- 运动试验
  - 4 种血压反应。
    - 正常。
    - 血压平稳改变:血压由基线升高<20%。
    - 低血压反应:开始血压上升,其后血压由峰值下降>20mmHg。
    - 低血压反应:连续降低。
- 心脏导管检查
  - 血管造影发现
    - 舒张期血管闭塞。
    - 可有较大的穿间隔支。
  - LV 舒张末压↑,伴随不同程度的跨 LVOT 的收缩压力阶差。
    - “尖峰和穹隆”压力轨迹。
  - Brockenbrough 现象。
    - PVC→舒张压↑→充盈↑→室壁应力↑→LV 收缩力和收缩性↑。
    - SAM 和 LVOT 梗阻随主动脉的脉压和收缩压降低而增加。
- 心脏活检发现
  - 肌纤维排列紊乱(诊断病症)。
  - 心肌细胞肥厚。
  - 间质纤维化。
- 心脏 MRI
  - 可作为 SCD 危险因素的评估,但瘢痕的定量估测尚未明确风险值。
  - 适应证。
    - 怀疑 HCM,但心脏超声无法得出结论。
    - 已知是 HCM,但需要更多信息以决定治疗措施。
  - 延迟增强程度并发生以下情况:
    - 室性心律失常(NSVT 和室性异位搏动)。
    - 运动诱发的心律失常。
    - 心脏性死亡和可能的 SCD,以及 ICD 放电。
- 遗传学试验
  - 50%~70%有意义,依赖于表型的强度。
  - 找到致病基因是可行的,但遗传学检测结果对预后无影响。
  - 主要用于筛查家庭成员,以决定是否纳入随诊监控,还是由随访中撤出。
- 电生理研究
  - 可诱发 VT:对 SCD 的敏感性为 82%,特异性为 68%,PPV 为 17%,NPV 为 98%。
- 寻找区分 HCM 和运动员心脏的特征(见表 14.5)。

表 14.5 区分 HCM 和运动员心脏的特征

	肥厚型心肌病	运动员心脏
临床表现	女性	
	HCM 家族史	
ECG	Bizarre ECG 模式	
Echo	左心室非对称性肥大	诱因去除后左心室厚度可减小
	IVSd>17mm	IVSd 14~17mm
	LV 内径<45mm	LV 内径>55mm
	明显的 LA 扩大	
	LV 充盈异常(舒张功能异常)	
其他		最大氧耗量(MVO_2)>45mL/(kg·min)
		最大氧耗量(MVO_2)>预计值的 110%

处理

- 筛查 HCM 患者的一级亲属。
  - 理想情况下,遗传学筛查可排除 50%的高危家庭成员。
  - 明确的基因携带者应每 2 年接受体检、ECG 和超声检查至 22 岁,以后每 5 年 1次。
  - 如果无法进行基因检测,一级亲属应在 25~60 岁每 3~5 年接受 1 次体检、ECG 和超声检查。
- 运动限制。
  - **无表型基因携带者**:无限制(Bethesda 36);限制运动如下述(ESC)。
  - **临床表型**:限制低强度和休闲式运动。
    - **避免以下运动**
      - 激烈和团队式竞技运动。
      - 暴发运动,使心率骤然增加,这种情况常见。
- 梗阻缓解(肥厚型梗阻型心肌病)。
  - 避免增加梗阻的因素。
  - 如症状持续,用维拉帕米或 β-受体阻滞剂(一线)或地尔硫䓬或丙吡胺(二线)。
    - 伴减缓心率的负性肌力药物。
  - 双腔非同步化起搏。
    - 理论上讲,可通过激动 RV 而后 LV 的方式降低梗阻。
    - 然而,在症状、SAM 或 LVOT 压力阶差等方面并无差异(RCT 结果为阴性)。
  - 室间隔消融和切除术。
    - 适应证。

- ▫ 症状(Ⅰ类指征)。
  - ■ NYHA 3~4 级,药物治疗无效。
  - ■ NYHA 2 级,指标受限(如最大 VO_2)。
  - ■ 运动诱发晕厥。
  - ■ 休息时压力阶差≥30mmHg,运动时≥60mmHg。
- ▫ 结果(Ⅱa 类指征)。
  - ■ 长期死亡数据显示仅外科切除术有用。
  - ■ 有可能降低 ICD 放电率。
- • 并发症。
  - ▫ 围术期死亡(手术治疗对比射频消融:0 对 3%)。
  - ▫ VF(2.2%)。
  - ▫ AV 阻滞(手术治疗对比室间隔射频消融:1%~2%对 5%~30%)。
  - ▫ MI、冠状动脉夹层(1.8%)或痉挛(1.4%室间隔消融)。

○ 猝死风险评估。
- ■ 应对所有 HCM 患者做初始评估(Ⅰ类指征)。
- ■ 每 12~24 个月重复评估(Ⅱa 类指征)。

○ 心房颤动的处理:
- ■ 由于快速心室率和失去心房收缩,可致突然恶化。
  - • HCM 患者的 AF 与血栓栓塞增加、HF 和死亡相关。
- ■ 心率控制(Ⅰ类指征)。
  - • 应需高剂量的 β-受体阻滞剂或非二氢吡啶类钙通道阻滞剂(ND-CCB)。
- ■ 心律控制。
  - • 胺碘酮和丙吡胺可作为推荐使用的 AAD(Ⅱa 类指征)。
  - • 索他洛尔、多菲利特和决耐达龙是二线选择(Ⅱb 类指征)。
  - • AF 的射频(RF)消融(Ⅱa 类指征):症状顽固或无法口服 AAD。
  - • Maze 手术并行 LAA 结扎(Ⅱa 类指征)。
- ■ 所有患者均应推荐抗凝治疗(Ⅰ类指征)。

并发症

○ 年死亡率为 2%~3%。

○ 5%~10%的患者发生 HF,并有年 0.5%的死亡率。
- ■ 开始的舒张功能异常进展到"糟糕"的收缩功能异常,此时类似扩张型心肌病。

○ 心律失常:VT、房性心律失常(AF、AFL)。
- ■ 心肌细胞排列紊乱和纤维化:异常传导和折返。
- ■ 肥厚:异质性复极。

- 基因突变:钙运转异常。
- 感染性心内膜炎(<10%)。

猝死与 HCM

- **流行病学**:年猝死总体发生率为 1%。
  - 初始高峰:<15 岁时年死亡率为 1.5%。
  - 静止期:16~65 岁时年死亡率<1%。
  - 晚期高峰:66~75 岁时年死亡率为 2%。
- **病因学**
  - 纤维化和心肌排列紊乱导致异常脉冲扩布±阻滞,引起折返。
  - 心肌肥大导致的复极不均一和异常冲动传导。
  - 基因突变导致钙运转异常,也引起脉冲扩布异常。
- **危险分层**
  - 二级预防(约 10%的患者每年发生适当 ICD 放电)。
    - 原先有心脏停搏或持续性 VT(Ⅰ类指征)。
  - 一级预防(4%~5%的患者每年发生适当 ICD 放电)。
    - 开始就有“确立的多个”危险因素,如果是,则有 ICD 治疗指征(Ⅱa 类指征)。
      - 一级亲属有早发 SCD 家族史。
        - 如果有多位亲属或发生时较年轻,较为严重。
      - 可疑心律失常性晕厥。
        - 特别是近期内(6 个月内),或发生时较年轻(<18 岁)。
      - LV 厚度≥30mm。
        - 室壁厚度<20mm 死亡率较低(和间隔肥厚>30mm 比为 2/1000:18/1000)。
        - 如果发生于年轻人将更严重(<30 岁)。
    - “危险性”待评估的风险因素。
      - 在 Holter 上有证据的非持续性 VT(定义为≥3 跳,心率≥120 次/分)。
        - 如果发生于<30 岁以下年轻人或运动中,尤其严重。
      - 运动后血压异常反应(Ⅱa 类指征)。
        - 平稳型(升高<20mmHg)或降压(下降 20mmHg)。
      - 解释。
        - 如果以上均不存在,则无须 ICD 治疗。
        - 如果存在任何 1 项,则需要进一步的危险分级。
  - 潜在危险因素。
    - 心脏 MRI 钆延迟增强(Ⅱb 类指征)。
    - “高危的”、双向或复合的多突变(Ⅱb 类指征)。

- 明显的 LVOT 梗阻(≥30mmHg:Ⅱb 类指征)。
- 解释。
  - 如果上述均不存在,则无须 ICD 治疗(Ⅱb 类指征)。
  - 如果存在上述任何 1 条,ICD 治疗可行(Ⅱa 类指征)。
- 新出现的危险因素。
  - HCM **形态学**:心尖部室壁瘤、曲面的间隔形态。
  - **多重危险因素**:1 RF(OR 2)、2 RF(OR 3)、3 RF(OR 6.5)、4 RF(OR 10)。

○ 装置的选择

- 在年轻的无须起搏的患者,选择单腔装置较为合理。
  - 双腔装置并未减少不恰当放电,反而会增加植入相关并发症。
- 患者有下列情况时选择双腔装置较为合理:
  - 窦性心动过缓。
  - 阵发性 AF。
  - 静息时升高的压力阶差>50mmHg 且有明显的心力衰竭症状,可能由 RV 起搏获益(更常见,但不限定于 65 岁以上患者)。
- 由于电极导线持久性较好,皮下 ICD 可能有一定作用,但感知和除颤阈值需谨慎考虑。

参考文献

- Corrado D, Basso C, Schiavon M, Pelliccia A, Thiene G. Pre-participation screening of young competitive athletes for prevention of sudden cardiac death. *J Am Coll Cardiol.* 2008;52(24):1981–1989.
doi.org/10.1016/j.jacc.2008.06.053
- Elliott PM, Anastasakis A, Borger MA, Borggrefe M, Cecchi F, Charron P, et al. 2014 ESC Guidelines on diagnosis and management of hypertrophic cardiomyopathy: The Task Force for the Diagnosis and Management of Hypertrophic Cardiomyopathy of the European Society of Cardiology (ESC). *Eur Heart J.* 2014;35(39):2733–2779.
doi.org/10.1093/eurheartj/ehu284
- Priori SG1, Wilde AA, Horie M, Cho Y, Behr ER, Berul C, et al. HRS/EHRA/APHRS expert consensus statement on the diagnosis and management of patients with inherited primary arrhythmia syndromes: document endorsed by HRS, EHRA, and APHRS in May 2013 and by ACCF, AHA, PACES, and AEPC in June 2013. *Heart Rhythm.* 2013;(12):1932–1963.
doi.org/10.1016/j.hrthm.2013.05.014

第15章

晕厥

晕厥的理解和处理

晕厥定义为一过性短暂意识丧失,可自行恢复。

- 晕厥的年发生率为 6.2/1000,伴 30%的复发率。
- 急诊室就医的晕厥统计发生率为 3%,且有 1%~6%的患者住院。
- 心源性晕厥的年死亡率为 20%。

病因学

- 心源性晕厥(20%)
  - 心律失常
    - 快速性心律失常:室上性心动过速(SVT)、心房颤动(AF)/心房扑动(AFL)、室性心动过速(VT)。
    - 缓慢性心律失常:心动过缓、AV 阻滞或束支阻滞(BBB)。
  - 机械性梗阻
    - 瓣膜的:主动脉狭窄、肺动脉狭窄、二尖瓣狭窄。
    - 肥厚型梗阻型心肌病。
    - 泵衰竭:心肌梗死(MI)、心脏压塞。
    - 其他:心房黏液瘤、肺栓塞。
- 神经源性晕厥(60%)
  - 病理生理学(Bezold-Jarisch 反射)
    - 外周静脉池引起触发低血压状态的前负荷骤降。其导致机械受体刺激(LV 后-下部位)促发髓血管压力感受器脑干反射。这一反射造成交感神经活动降低和迷走张力升高,由此引起心率(HR)减慢、血压(BP)降低和血管张力下降。
  - 亚型

- 颈动脉窦高敏(BP下降、HR减慢,或两者同时存在)。
- 血管迷走性晕厥:"一般性虚弱"、心脏抑制、血管压力感受器变化。
- 情境性晕厥:排尿、排便、吞咽、咳嗽、疼痛。

○ 神经性
- ■ 椎基底功能不全,通常与构音困难和吞咽困难有关。
- ■ 蛛网膜下隙出血。
- ■ 癫痫痉挛(双侧皮质衰竭):体位张力突然丧失而随之紧张性-阵挛运动。尿失禁和事件后的(神志)混乱常见。
- ■ 不典型偏头痛。

○ 直立性低血压
- ■ 病理生理学:直立性低血压导致脑低灌注症状,引起有效循环血容量降低。
- ■ 潜在原因
  - 由出血、利尿、腹泻、脓毒血症、盐丢失导致的容量缺失和平卧位高血压。
  - 甲状腺功能亢进、糖尿病(高血糖)、嗜铬细胞瘤、肾上腺功能不全、糖尿病性尿崩症(DI)。
  - 静脉池:体位性、晨起、餐后和妊娠。

○ 药物
- ■ 降压药(抑交感药、血管扩张药、利尿剂)、硝酸类药、乙醇。
- ■ 抗抑郁药物[三环抗抑郁药(TCA)]、抗紧张药、抗帕金森病药物、苯二氮䓬类药、致幻(麻醉)类药物。
- ■ 自主神经病(糖尿病、乙醇、维生素 B_{12}、淀粉样变、脑桥-小脑综合征、Shy-Drager病)。
- ■ 神经性(卒中、后颅窝肿瘤、上颈脊髓病变)。

○ 其他
- ■ 精神性:躯体化症状、疼痛、焦虑。
- ■ 代谢性:低血糖、倾倒综合征、低氧、低呼吸暂停。

临床

○ 病史/物理检查可诊断40%~50%的病例(50%的病例无法诊断)。

○ 询问病史可帮助诊断,证据是:
- ■ Calgary 评分(*Eur Heart J.* 2006;3:344-350);如果计分≥-2分,则为血管迷走性晕厥;见表15.1。

○ 心律失常性晕厥和神经源性晕厥的特征见表15.2。体位直立型心动过速综合征(POTS)与神经源性晕厥的鉴别见表15.3。

表 15.1 Calgary 评分

评分点	计分
1.双束支阻滞、停搏、SVT、糖尿病	–5
2.旁观者目击症状发作时皮肤发绀	–4
3.晕厥发作年龄>35 岁	–3
4.患者是否记得意识不清醒时的事情	–2
5.久坐或久站可引发头晕、虚弱等症状	1
6.患者是否在虚弱前出汗和感觉燥热	2
7.疼痛或在医疗环境中出现头晕或意识丧失	3

- ○ 发病年龄
  - ■ 年轻患者
    - • 大部分为血管迷走性晕厥。
    - • 发作不典型时需要考虑少见原因,如特发性 VT、QT 间期延长和 HCM 等。
  - ■ 年长患者
    - • 优先考虑有无心律失常。
- ○ 发作次数
  - ■ 一次/多次长时间发作(良性)。
  - ■ 多次短时间发作(恶性)。

表 15.2 心律失常性晕厥和神经源性晕厥的特征

	神经源性	心律失常性
触发因素	长时间站立、疼痛、情绪沮丧、担心/焦虑 CSH:转动头部、系安全带、刮胡须 情境性的:排便、咳嗽、进食、饮水	坐位或平卧
前驱症状	恶心、出汗、晕厥前兆、苍白、心悸、视力改变	突发 LOC 而无警示
发病-终止方式	突发—缓慢消失(停止)	突发-突止
缓解	躺下后迅速缓解	
残留症状	疲劳/无力(常较严重)、恶心、出汗、头痛	

CSH,颈动脉窦高敏;LOC,意识丧失。

- ○ 既往史
  - ■ 糖尿病。
  - ■ 精神疾病。
  - ■ 冠状动脉疾病(CAD)(如果存在,26%为心源性晕厥;如果不存在,24%为血管迷走性晕厥)。

- 治疗/药物(特别是药物变化)
  - 抗心律失常药物。
  - 降压药。
  - 毒品和乙醇。

表 15.3 体位直立型心动过速综合征(POTS)与神经源性晕厥的鉴别

POTS	神经源性晕厥
患病率 0.2%;80%为女性	患病率 37%;55%为女性
15~50 岁,其他健康	
有突出症状	通常无症状
● 交感症状	● 血管扩张症状:发热、面色潮红
● 震颤、消化道不适、疲劳、睡眠差	
频繁头晕/晕厥前兆	间断晕厥

- 检查
  - 患者平卧 2min 后直立很重要,站立 1min。
    - 异常表现
      - 有症状。
      - 低血压(BP 下降>20/10mmHg)。
      - 心动过速(HR 增加<10 次/分或>30 次/分)。
  - 检眼镜、颈动脉杂音、颈动脉射血。
  - 颈动脉窦按摩。
    - 异常:>3s 的间歇,BP 下降>50mmHg,或 BP 下降>30mmHg 并伴有症状。
    - 直立位时更易诱发。
  - 心血管相关检查:主动脉狭窄(AS)/HCM、肺动脉狭窄(PS)、二尖瓣脱垂(MVP)、心房黏液瘤、肺动脉高压。

检查

- 应根据病史和体格检查结果做相关研究。
- 对所有患者,应做以下试验。
  - **血液**:全血计数(CBC)、电解质、尿素/肌酐(Cr)、Mg/Ca、ABG、肌钙蛋白、血糖/HbA1c、维生素 B_{12}、甲状腺素刺激激素(TSH)、血清蛋白电泳(SPEP)。
    - 注意:除非过去有启发性,否则效果不好。
  - **12 导联** ECG:判断有无缺血/心肌梗死、左心室肥厚 (LVH)、BBB、AV 阻滞、WPW、ARVC、长 QT 综合征、Brugada 综合征。
  - 连续监测。

    - 24~48h Holter **监测**：针对频繁发作患者。
    - **急症留观间期的监测**：连接贴片式监护。
    - **植入事件记录器**：针对发作不频繁和非侵入检查阴性患者。
      - 提供 3 倍收益率事件记录、倾斜台、电生理检查。
  - **超声**：LV 功能异常、动脉狭窄、HCM、心肌病[扩张型心肌病(DCM)、ARVC]。
- 提示应做的其他试验。
  - **负荷试验**：缺血、LQTS、运动诱发的心律失常。
  - **直立倾斜试验**：血管迷走性晕厥。
  - **信号叠加** ECG：可确认晚电位或心律失常基质(VT)。
  - EPS：罕有指征，在间歇、室性/室上性心律失常、冠状动脉疾病(CAD)、LV 功能异常(<40%)可能有作用。
  - **腺苷(三磷酸)**20mg，**静脉输注**：间歇>6s 或 AVB>10s 为阳性(预示症状反复)，可能需要起搏器植入，但应有限制地使用。
  - **自主神经功能试验(罕有应用)**
    - 站立时间(正常>10min)、握拳(正常 BP 上升>10mmHg)。
    - 心算(正常 BP 上升>5mmHg)。
    - 药物反应(阿托品：HR 升高>25 次/分)。

处理

- 急诊风险评估工具(旧金山规则、Rose 规则、OESIL 评分)常用于决定预后和入院。
  - 评估工具主要用于反映疾病负担和评估有无心脏病。
  - 无证据显示这一方法可影响结果。
- 晕厥专家建议可设立晕厥单元，召集多学科专家联合会诊，快速给出专家意见和合适的辅助检查。
  - 可能降低住院率，但未显示影响结果。
- 驾驶限制
  - 受当地管辖权政策的影响。
  - 可考虑设置自愿或强制性上报体系及国家指南。
- 住院
  - 基础心脏病，是否有 VT/心脏性猝死(SCD)风险、老龄、存在严重损伤、频繁/反复的症状。
  - 有严重心血管或神经病因学诊断。
- 根据潜在病因治疗。

神经心源性晕厥、直立性低血压和 POTS

- 非药物措施

- 避免高风险活动。
- 增加食盐和水的摄入,避免血容量降低。
  - 自然摄入/补充 NaCl[如果无慢性心力衰竭(CHF),每天补充 150mEq]。
- 避免触发因素
  - 通常为个体化。
  - 可能包括:热、乙醇、长时间站立/久坐、疼痛、过饱。
- 辨别前驱症状
  - 如果存在,强烈建议坐位和(或)平卧位。
  - 利用等长运动做对抗压力性动作(如交叉手臂动作、按压腿)可防止晕厥发作。

○ 药物

- 增加血容量的药物
  - 氟氢可的松(盐皮质激素)0.1mg/d 或口服 0.1mg(可以增加到每 24h 1mg)±非甾体抗炎药(NSAID)。
  - 副作用:液体潴留(CHF/平卧位高血压)、血钾降低(50%)、血镁降低(5%)。
  - 监测:血钾(每周 1 次,连续 1 个月,如果稳定则每 2~3 个月验 1 次)和血镁。
- 拟交感药物
  - 美多君 2.5~10mg,每天 3 次(α 拮抗剂)。
  - 唯一有证据支持应用的药物,受限于频繁调整剂量。
  - 副作用包括平卧位高血压、毛孔竖立、瘙痒和感觉异常。

○ **特殊处理**

- 神经心源性晕厥
  - 要安慰患者:
    - 这种疾病通常是良性的。
    - 有特定诱因且很少发作的晕厥无须治疗。
  - 非药物和药物治疗(如上)。
    - 42 岁以上患者采用 β-受体阻滞剂可能获益(POST 试验)。
    - 选择性 5-羟色胺再摄取抑制剂(SSRI)减少脊髓刺激引起的 5-羟色胺释放。
    - 茶碱阻断腺苷的外周血管扩张作用。
  - 起搏器。
    - 通常无帮助。
    - 在患者伴有明显心动过缓的情况下可能获益。
- POTS
  - 寻找心动过速的其他原因。
  - 去除刺激因素,如咖啡因、乙醇、药物等。
  - 要安慰患者:良性;警觉性等待常可缓解 POTS。

- 可良好耐受的处理：靠墙锻炼、弹力袜、增加盐水摄入、氟氢可的松可能有帮助。
- 耐受不良的处理：β-受体阻滞剂、CCB、地高辛、美多君、可乐定、溴吡斯的明。

■ **直立性低血压**

- 明确可逆性原因，如低血容量。
  - 注意：500mL 液体可使血压升高 30mmHg，且持续 3h。
- 非药物干预。
  - 由平卧到缓慢直立的姿势训练。
  - 考虑使用弹力袜：主要是加大肌肉压力。
- 药物干预。
  - 增加血容量的药物（食盐、氟氢可的松）和拟交感药物（美多君）。
  - 多巴胺受体拮抗剂：多潘立酮、甲氧氯普胺。
  - 其他情况：非选择性 β-受体阻滞剂、夜间时段的血管扩张药。

○ 起搏器适应证

■ 反复发作的晕厥。

  - 继发于自发颈动脉窦高敏+颈动脉窦按摩（CSM）导致≥3s 的停搏（Ⅰ类指征）。
  - 无明确激发事件且 CSM 导致≥3s 的停搏（Ⅱa 类指征）。

■ 反复的与心动过缓有关的神经心源性晕厥。

- 适合自发停搏≥6s 或晕厥时持续心动过缓的患者（ISSUE 3 试验）。
- 直立倾斜试验无法预测自发晕厥，并难以预测起搏器治疗是否获益。

■ 不明原因晕厥排除其他病因（如室性心动过速）或经电生理检查发现严重窦房结功能异常（Ⅱa 类指征）。

■ 存在 LBBB 或分支阻滞情况下的晕厥（POST-3 或 SPRITELY 研究）。

直立倾斜试验

适应证

○ 直立倾斜试验的适应证。

■ 晕厥反复发作而无法确定病因。

- 无器质性心脏病。
- 排除心源性晕厥后存在器质性心脏病。

■ 高危情况下无法解释的单次晕厥发作。

- 物理性损伤或职业危险下发生或有潜在危险的患者。

■ 对于发现神经心源性晕厥患者具有临床价值。

- 可帮助训练物理对抗动作。

操作

- 患者准备:以 75mL/h NPO 溶液静脉输注、3 导联 ECG 监测、连续 BP 监测。
- 卧位(倾斜前阶段)。
  - 静脉置管前 5min 平卧。
  - 在建立静脉通道前连接 BP 和 ECG 监护，因为建立静脉通路的过程会诱发迷走事件。
  - 静脉置管后持续输液最少 10min。
- 基线倾斜 60°~80°(增加角度则敏感性增加,但特异性降低)。
  - 被动期持续最少 20min,最长 45min。
- 如果被动期为阴性,药物激发期为 15~20min。
  - 静脉输入异丙肾上腺素 1~3μg/min。
    - 目标是较基线心率增加 20%~30%。
    - 静脉输注异丙肾上腺素时,患者可卧位或维持倾斜角度。
  - 在直立位舌下含服硝酸甘油 400μg。
- 试验终点定为:
  - 诱发晕厥(阳性试验)。
  - 完成了直立倾斜试验的计划程序,包括药物激发(阴性)。

反应类型

- 1 型:混合型
  - 在晕厥的时间段 HR 下降,但不<40 次/分;或 HR 下降<40 次/分,但持续时间<10s,伴或不伴有<3s 的心脏停搏。
  - 在 HR 下降前出现 BP 下降。
- 2A 型:不伴心脏停搏的心脏抑制型
  - HR 下降<40 次/分并>10s,但不出现超过 3s 的停搏。
  - 在 HR 下降前出现 BP 下降。
- 2B 型:伴心脏停搏的心脏抑制型
  - 心脏停搏发生>3s。
  - BP 下降发生于 HR 下降的同时或之前。
- 3 型:血管抑制型
  - 晕厥发生时间段,HR 下降不超过峰值时的 10%。
  - 特例之一:变时功能不全。
    - 在直立倾斜试验中无 HR 升高(如<10%的直立倾斜试验前)。
  - 特例之二:HR 过度上升(POTS)。

- 在直立位起始和整个试验过程中,出现过度 HR 上升(如>130 次/分)。

直立倾斜试验的解释

- ○ 对直立倾斜试验的判定依赖于临床环境。
  - ■ 不伴结构性心脏病的患者
    - 直立倾斜试验被认为是诊断性的(尤其是出现阳性的话)。
    - 当再诱发晕厥,无须进一步检查。
  - ■ 伴有结构性心脏病的患者
    - 如以直立倾斜试验阳性作为诊断神经心源性晕厥的依据,应排除心律失常和其他心源性晕厥。

警示

- ○ 直立倾斜试验在特异性、敏感性和重复性上均有限。
  - ■ 大多数专家认为询问病史比直立倾斜试验更有价值。
- ○ 直立倾斜试验的血流动力学反应可能与自发晕厥的血流动力学机制不同。

索　引